DOR NO PÉ E NO TORNOZELO

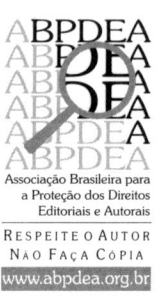

Associação Brasileira para
a Proteção dos Direitos
Editoriais e Autorais

RESPEITE O AUTOR
NÃO FAÇA CÓPIA
www.abpdea.org.br

C134d   Cailliet, Rene
            Dor no pé e no tornozelo / Rene Cailliet; trad. Jacques Vissoky – 3.ed. – Porto Alegre: Artmed, 2005.

            1. Fisioterapia – Reabilitação – Pé – Tornozelo – Dor.
    I. Título.

CDU 615.82/.825:611.986

Catalogação na publicação: Mônica Ballejo Canto – CRB 10/1023
ISBN 85-363-0286-0

DOR NO PÉ E NO TORNOZELO
3ª edição

RENE CAILLIET

*Professor Emeritus and Chairman, Department
of Physical Medicine and Rehabilitation, University
of Southern California School of Medicine,
Los Angeles, California*

Tradução:
Jacques Vissoky
Médico. Mestre em Biociências.

Consultoria, supervisão e revisão técnica desta edição:
José Antônio Veiga Sanhudo
Coordenador do Grupo de Pé e Tornozelo do Serviço
de Traumatologia do Hospital Mãe de Deus, Porto Alegre/RS

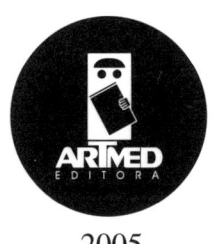

2005

Obra originalmente publicada sob o título
Foot and Ankle Pain, 3. ed.
© F.A. Davis Company, 1997
ISBN 0-8036-0216-2

Capa: *Mário Röhnelt*

Preparação do original: *Clóvis Victória Junior*

Leitura final: *Ivaniza Oschelski de Souza*

Supervisão editorial: *Cláudia Bittencourt*

Editoração eletrônica: *Formato Artes Gráficas*

Reservados todos os direitos de publicação, em língua portuguesa, à
ARTMED® EDITORA S.A.
Av. Jerônimo de Ornelas, 670 – Santana
90040-340 Porto Alegre RS
Fone (51) 3330-3444 Fax (51) 3330-2378

É proibida a duplicação ou reprodução deste volume, no todo ou em parte, sob quaisquer formas ou por quaisquer meios (eletrônico, mecânico, gravação, fotocópia, distribuição na Web e outros), sem permissão expressa da Editora.

SÃO PAULO
Av. Rebouças, 1073 – Jardins
05401-150 São Paulo SP
Fone (11) 3062-3757 Fax (11) 3062-2487

SAC 0800-703-3444

IMPRESSO NO BRASIL
PRINTED IN BRAZIL

PREFÁCIO

Como mencionado na primeira edição de *Dor no pé e no tornozelo*, o pé do homem está sujeito a estresses e pressões diárias. Em caso de disfunção, ele se presta para uma avaliação cuidadosa e significativa, já que todos os ossos, ligamentos e músculos do pé humano são acessíveis ao exame, à palpação e à avaliação mecânica, o que não ocorre com outras estruturas das extremidades do corpo humano.

Aprendeu-se muito sobre função e disfunção do pé desde a primeira edição, em 1983. Nesta edição, a técnica precisa do exame manual constitui um capítulo separado para elucidar essa premissa.

Os aspectos mais recentes da neurofisiologia relacionados à maioria dos componentes neuromusculares do corpo serão aplicados ao pé e ao tornozelo, tornando o estudo mais científico e clinicamente significativo.

Serão salientadas as outras condições clínicas, como a distrofia simpático-reflexa e as condições diabéticas.

As ilustrações apresentam-se em maior volume, já que sua presença constitui fator importante no sucesso dos outros livros da série.

Rene Cailliet, M.D.

SUMÁRIO

CAPÍTULO 1
ANATOMIA FUNCIONAL 19
   Articulação do tornozelo 19
   Articulação talocalcânea 24
   Ligamentos da articulação talocalcânea 25
   Articulação transversa do tarso 27
   Articulação talonavicular 27
   Articulação calcaneocubóidea 29
   Os arcos do pé 29
   Articulações distais à articulação transversa 32
   Articulações metatarsofalângicas 33
   Músculos 35
   O grupo posterior 43
   Os músculos profundos 45
   Terminologia 47
   A fáscia plantar 48
   Suprimento nervoso 49
   Suprimento sangüíneo 52
   Estrutura e função ligamentares 54
   Mecanismos sensoriais dos tendões e dos ligamentos 57
   Referências bibliográficas 58

CAPÍTULO 2
O PÉ QUE CAMINHA: A MARCHA 61
   Determinantes da marcha 63
   Determinantes rotacionais da marcha 70
   Absorção de choque 71
   Ação muscular da marcha 71
   O complexo pé-tornozelo na marcha 75

Controle muscular 76
Contato com o solo 76
Desvios anormais do pé-tornozelo em marchas patológicas 78
Referências bibliográficas 80

CAPÍTULO 3
O EXAME DO PÉ 83
   Histórico 83
   Exame clínico 85
   Circulação 98
   Avaliação neurológica 101
   Avaliação da tíbia-fíbula e do fêmur 105
   Referências bibliográficas 109

CAPÍTULO 4
O PÉ NA INFÂNCIA 111
   Classificação das deformidades do pé 111
   Conceitos etiológicos 112
   Exame do pé do recém-nascido 115
   O pé pronado ou "plano" 115
   Metatarso varo 122
   Metatarso primo varo 126
   Pé eqüinovaro (pé torto congênito) 127
   Coalizão tarsal 129
   Tálus vertical congênito 130
   Referências bibliográficas 130

CAPÍTULO 5
DISTÚRBIOS DOLOROSOS DO PÉ DO ADULTO 133
   Torção do pé 134
   Metatarsalgia 150
   Síndrome de Morton: primeiro dedo encurtado 156
   Fratura de marcha 156
   Pé cavo 157
   Protocolos de tratamento 160
   Referências bibliográficas 169

CAPÍTULO 6
O HÁLUX 171
   Hálux valgo 171
   Hálux rígido 184
   Dedos em martelo 186
   Referências bibliográficas 187

CAPÍTULO 7
O CALCANHAR 189
    Fasciite plantar 189
    Dor no coxim do calcanhar 195
    Contratura de Dupuytren 196
    Peritendinite de Aquiles 196
    Ruptura do tendão do calcâneo 198
    Ruptura do músculo gastrocnêmio 200
    Bursite posterior do calcâneo 200
    Apofisite do calcâneo 200
    Artrite subtalar 201
    Dor no pé do corredor 202
    Fraturas do calcâneo 205
    Referências bibliográficas 207

CAPÍTULO 8
LESÕES NO TORNOZELO 209
    Articulação do tornozelo 209
    Articulação subtalar 220
    Torções em eversão 221
    Osteoartrite do tornozelo 222
    Fraturas e fraturas-luxações 222
    Referências bibliográficas 224

CAPÍTULO 9
DISTÚRBIOS NEUROLÓGICOS DO PÉ 225
    Inervação do pé 225
    Paresia de origem espinal 229
    Nervo isquiático 230
    Nervo safeno 231
    Nervo fibular comum 232
    Nervo fibular superficial 233
    Nervo tibial posterior 234
    Nervo tibial anterior 235
    Neuropatias interdigitais 236
    Neuroma de Morton 238
    Paresia flácida 238
    Paralisia espástica 241
    Pé em varo na paralisia cerebral 242
    Referências bibliográficas 244

CAPÍTULO 10
CAUSALGIA E OUTRAS DISTROFIAS SIMPÁTICO-REFLEXAS 247
    Distrofia simpático-reflexa 247

Distrofia simpático-reflexa na extremidade inferior 257
Síndrome de DSR perna-tornozelo-pé 257
Condições vasculares do pé 263
Referências bibliográficas 270

CAPÍTULO 11
CONDIÇÕES DERMATOLÓGICAS DO PÉ 275
Calosidades 275
Calos 276
Cravos neurovasculares 276
Verrugas plantares 276
Joanetes 278
Joanete do quinto dedo 278
Ceratodermia plantar 278
Pé-de-atleta 278
Tumores de partes moles 279
Referências bibliográficas 279

ÍNDICE 281

ILUSTRAÇÕES

1.1	Os três segmentos funcionais do pé	20
1.2	Vista superior do tálus	21
1.3	Movimentos do tálus no encaixe	22
1.4	Eixo de rotação da articulação do tornozelo	22
1.5	Relação entre o encaixe do tornozelo e o tálus	23
1.6	Relação dos ligamentos colateral medial e lateral do eixo de movimento do tornozelo	23
1.7	Os ligamentos colaterais da articulação do tornozelo	24
1.8	A articulação subtalar (talocalcânea)	26
1.9	Aspecto lateral da articulação talocalcânea	26
1.10	Prevenção do cisalhamento anterior da perna sobre o pé	26
1.11	O leito para o tálus no calcâneo	27
1.12	Movimento da articulação subtalar (talocalcânea)	28
1.13	Articulação transversa do tarso	28
1.14	Os três ligamentos plantares	29
1.15	Os arcos transversos do pé	30
1.16	Ligamentos articulares laterais sustentando o arco tarsal	30
1.17	Os arcos longitudinais	31
1.18	Tendão tibial posterior	31
1.19	Inserções tendíneas no primeiro osso metatarsal	32
1.20	Comprimento relativo da projeção dos metatarsais e das falanges	33
1.21	Articulações metatarsofalângicas	34
1.22	Bainha do tendão (esquema)	34
1.23	Ação dos tendões flexores	35
1.24	Musculatura extrínseca do pé	36
1.25	Esforço muscular na posição relaxada de pé com apoio bilateral	37
1.26	Músculos intrínsecos da sola do pé: primeira camada	37
1.27	Músculos intrínsecos da sola do pé: segunda camada	38

1.28 Músculos da sola do pé: terceira camada 38
1.29 Músculos intrínsecos da planta do pé: quarta camada 38
1.30 Ação muscular que estabiliza lateralmente durante a passada de uma perna 39
1.31 Centro de gravidade na passada com ambas as pernas 40
1.32 Mecanismo musculotendíneo 41
1.33 Secções através da perna: músculos anteriores 42
1.34 Retináculo extensor e fibular 42
1.35 Musculatura extrínseca do pé 43
1.36 Músculos crurais posteriores 44
1.37 Esforço muscular na posição relaxada de pé 45
1.38 Músculo plantar 46
1.39 Inserção tendínea do tendão tibial posterior 46
1.40 Inserção tendínea dos flexores longo e curto do hálux 47
1.41 Fáscia plantar 48
1.42 Porção anterior da fáscia plantar 49
1.43 Inervações da perna e do pé 50
1.44 Divisões e ramos do nervo isquiático (esquema) 51
1.45 Divisões e distribuição do nervo sural 51
1.46 Divisão do nervo tibial posterior em nervos plantares 52
1.47 Músculos do pé inervados pelos nervos plantares 53
1.48 Suprimento arterial da extremidade inferior 54
1.49 Suprimento sangüíneo distal do pé 55
1.50 Molécula de colágeno do tipo I 55
1.51 O papel do tipo IX na cartilagem 56
1.52 Bainha do tendão e suprimento sangüíneo 56
1.53 Mecanismo musculotendíneo 58

2.1   Divisão do contato com o solo durante a marcha 62
2.2   Porcentagem da marcha dividida em apoio e balanceio 62
2.3   Ciclo da marcha 63
2.4   Curso oscilante do centro da pelve na marcha sem determinantes 64
2.5   Suporte do pé na fase de apoio 64
2.6   O centro de gravidade do tórax 65
2.7   Rotação pélvica e vertebral lombar na marcha 66
2.8   Rotação pélvica: um determinante da marcha 66
2.9   Inclinação pélvica: segundo determinante da marcha 66
2.10 Composição dos determinantes da marcha 67
2.11 Flexão do joelho na fase de apoio da marcha: terceiro determinante 68
2.12 Relação da articulação do tornozelo com o centro de gravidade 68
2.13 Relação pé-tornozelo na marcha: quarto determinante 69
2.14 Desaceleração do tibial anterior e do quadríceps 69
2.15 Movimento da articulação subtalar na marcha 70
2.16 Angulação dos pés para fora na marcha 71
2.17 Ação do gastrocnêmio-sóleo no apoio e na iniciação da marcha 72

2.18 Trajetória de apoio do pé na marcha 72
2.19 Atividades musculares na marcha normal 73
2.20 Atividades musculares da extremidade inferior na marcha normal 74
2.21 As principais articulações funcionais do pé 75
2.22 Supinação do pé na rotação externa da perna 75
2.23 Atividades musculares da perna e do tornozelo na marcha normal 77
2.24 Ação pé-tornozelo na subida e na descida de degraus 78
2.25 Subida e descida de escadas 79
2.26 Sistema de mapeamento de pressão para análise da marcha 80

3.1   Componentes do calçado 84
3.2   Exame da sola do calçado 84
3.3   Falsa impressão de dorsiflexão do tornozelo 85
3.4   Influência do joelho ao testar a amplitude de movimento do tornozelo 86
3.5   Dorsiflexão do tornozelo: amplitude de movimento 86
3.6   Flexão plantar do tornozelo: amplitude de movimento 87
3.7   Translação da articulação do tornozelo: amplitude de movimento 87
3.8   Teste da inversão do antepé 88
3.9   Teste da eversão do antepé 88
3.10 Avaliação do movimento talocalcâneo 89
3.11 Arcos transversos 90
3.12 Arco transverso 90
3.13 Teste da adução do antepé 91
3.14 Teste de movimento das articulações mediotarsais 91
3.15 Exame da primeira articulação metatarsal-cuneiforme 92
3.16 Exame do hálux: movimento passivo 92
3.17 Palpação do ligamento deltóide 93
3.18 Ligamentos colaterais laterais do tornozelo 93
3.19 Palpação do seio do tarso 94
3.20 Palpação do tendão tibial posterior 95
3.21 Palpação do tendão tibial anterior 96
3.22 Teste da função fibular 96
3.23 Palpação do processo estilóide e inserção dos tendões fibulares 96
3.24 Teste do músculo extensor longo do hálux 97
3.25 Teste dos extensores longo e curto dos dedos 97
3.26 Teste manual dos flexores dos dedos (que não o hálux) 97
3.27 "Concavidade" da sola do pé 98
3.28 Suprimento arterial da extremidade inferior 99
3.29 Palpação da artéria tibial posterior 99
3.30 Membrana interóssea 100
3.31 Compartimento anterior da perna 100
3.32 Palpação da artéria tibial anterior 101
3.33 Inervações da perna e do pé 102
3.34 Distribuição dermatômica dos nervos plantares 102

3.35	Músculos do pé inervados pelos nervos plantares	103
3.36	Músculos da sola do pé: segunda camada	103
3.37	Músculos da sola do pé: terceira camada	104
3.38	Músculos da sola do pé: quarta camada	104
3.39	Padrões sensoriais dos nervos periféricos na extremidade inferior	105
3.40	Torção tibial normal	106
3.41	Torções da extremidade inferior	106
3.42	Ângulo de anteversão	107
3.43	Ângulo de inclinação	108
3.44	Deformidades do joelho	108
4.1	A terminologia das posições anormais do pé	112
4.2	Posturas fetais e durante o sono	113
4.3	Radiografia do pé de um recém-nascido	114
4.4	Idade de aparecimento e fechamento dos centros de ossificação do pé	114
4.5	Pé plano congênito	116
4.6	Correção manual da deformidade do pé plano	119
4.7	Necessidade de contraforte firme no calçado de correção	120
4.8	Cunha interna do calçado	120
4.9	Função do salto de Thomas	121
4.10	Palmilha UC-BL	121
4.11	"Rotadores" ortóticos para controle das rotações interna ou externa	122
4.12	Metatarso varo	123
4.13	Metatarso varo comparado ao pé normal	123
4.14	Tala de Denis Browne	124
4.15	Técnica de correção manual do metatarso varo antes da colocação do gesso	125
4.16	Calcanhares em varo e valgo	126
4.17	Primeiro metatarsal em varo	126
4.18	Pé eqüinovaro: "pé torto congênito"	128
4.19	Coalizão tarsal	129
5.1	Forças normais e excessivas sobre o sistema musculoesquelético	135
5.2	Seqüência de lesão tecidual criando nociceptores	135
5.3	Vias neurológicas da nocicepção	136
5.4	Nutrição da cartilagem	137
5.5	Função mecânica da cartilagem	138
5.6	Alterações progressivas da cartilagem	138
5.7	Base da sinovite	139
5.8	Estágios da doença articular degenerativa	139
5.9	Áreas sensíveis na torsão do pé	140
5.10	Articulação talocalcânea	140
5.11	Complexo ligamentar da articulação talocalcânea	141
5.12	Mecanismo de torsão do pé	142
5.13	Ligamento talocalcâneo	143

5.14	Palpação do túnel do tarso	144
5.15	Palpação da fáscia plantar sensível	144
5.16	Palpação do tubérculo do calcâneo	145
5.17	Teste da estabilidade talocalcânea	146
5.18	Palpação do tendão tibial posterior e ligamento da mola	146
5.19	Palpação do tendão do calcâneo	147
5.20	Palpação do complexo gastrocnêmio-tendão do calcâneo	147
5.21	Palpação da bolsa do tendão do calcâneo	148
5.22	O pé cronicamente tensionado	149
5.23	Palpação da articulação entre o cuneiforme e o primeiro metatarsal	149
5.24	Palpação do primeiro cuneiforme e da articulação cuneiforme-metatarsal	150
5.25	Palpação dos ossos sesamóides	150
5.26	Palpação da primeira articulação metatarsofalângica	151
5.27	Avaliação da mobilidade do hálux valgo	151
5.28	Exame da bursite do hálux valgo	152
5.29	Aspectos do pé plano pronado	153
5.30	Pé plano	153
5.31	Pontos de apoio do pé	153
5.32	Local de pressão diagnóstica da metatarsalgia	154
5.33	Mecanismo muscular formando o arco transverso	154
5.34	Local de pressão diagnóstica do neuroma interdigital	155
5.35	O primeiro metatarsal encurtado: síndrome de Dudley Morton	156
5.36	Fratura de marcha no segundo metatarsal	157
5.37	Pé cavo	158
5.38	Cavo: posterior ou anterior	158
5.39	Palpação da articulação calcaneocubóidea	159
5.40	Palpação da articulação entre o pé e o cubóide e o quinto metatarsal	159
5.41	Palpação do processo estilóide e da articulação do quinto metatarsal	159
5.42	Palmilhas e acolchoamento para minimizar os locais de pressão	161
5.43	Exercício de alongamento do tendão do calcâneo	162
5.44	Calçados adequados	163
5.45	Exame do solado do calçado	163
5.46	Componentes do calçado	164
5.47	Dispositivo ortótico moldado	165
5.48	Cunha interna para tratar valgo do calcâneo	165
5.49	Contraforte firme para controle de valgo ou varo	166
5.50	Modificações no calçado para o tratamento da metatarsalgia	166
5.51	Palmilha de várias camadas no tratamento de calos	167
5.52	Barra do solado	168
5.53	Solado convexo	168
6.1	Efeito de guindaste do hálux sobre o arco longitudinal	172
6.2	Efeito de guindaste da fáscia plantar sobre a falange proximal	172
6.3	Hálux valgo	173

6.4 Articulação metatarsofalângica do hálux 174
6.5 Vias dos sesamóides junto à cabeça metatarsal 175
6.6 Conceitos de etiologia do hálux valgo 176
6.7 Mecanismos do hálux valgo 176
6.8 Formação do "joanete" 177
6.9 Mecanismo de luxação do segundo dedo pelo hálux valgo 178
6.10 O pé com hálux valgo e joanete 180
6.11 Ângulo do hálux valgo 180
6.12 Imobilizador noturno para o hálux valgo juvenil 181
6.13 Procedimentos cirúrgicos para corrigir o hálux valgo 182
6.14 Modificação do calçado no joanete com hálux valgo 183
6.15 Hálux rígido 185
6.16 Dedo em martelo 186

7.1 Mecanismo e seqüência da torção do pé 190
7.2 Áreas sensíveis na torção do pé 191
7.3 Mecanismo da fáscia plantar no arco longitudinal 191
7.4 Efeitos dos dedos sobre a fáscia plantar 192
7.5 Mecanismo de fasciite plantar 192
7.6 Modificação no calçado para prevenir esporão de calcâneo 193
7.7 Técnica de injeção na fasciite plantar 194
7.8 Suprimento nervoso ao músculo abdutor do quinto dedo 194
7.9 Coxim 195
7.10 Fibra trielicoidal de tropocolágeno 197
7.11 Fibras de colágeno 197
7.12 O papel do tipo IX na cartilagem 198
7.13 Ruptura do tendão do calcâneo 199
7.14 Cicatrização sem sutura do tendão seccionado 199
7.15 Rupturas no complexo gastrocnêmio-sóleo 200
7.16 Articulação talocalcânea 203
7.17 Complexo ligamentar da articulação talocalcânea 203
7.18 Dor no pé do corredor 204
7.19 Compartimento anterior 205
7.20 Efeito da dorsiflexão do pé na membrana interóssea 206

8.1 Ligamentos colaterais mediais (deltóide) 210
8.2 Ligamentos colaterais laterais 210
8.3 Relação dos ligamentos colaterais mediais e
     laterais ao eixo de rotação do tornozelo 211
8.4 Ligamento tibiofibular durante o movimento do tornozelo 212
8.5 Deslocamento mediolateral do tornozelo 212
8.6 Direção do ligamento talofibular anterior na flexão plantar 214
8.7 Ruptura do ligamento colateral lateral 214

8.8   Teste de esforço em inversão do tornozelo 215
8.9   Teste de esforço sagital do tornozelo: sinal da "gaveta" 215
8.10 Enfaixamento de tornozelo torcido 216
8.11 Imobilização no manejo conservador da subluxação crônica do tornozelo . 218
8.12 Prancha inclinada 219
8.13 Prancha inclinada e prancha lateral para treinamento proprioceptivo 219
8.14 Prancha inclinada para treinamento proprioceptivo 220
8.15 Os ligamentos da articulação talocalcânea: ângulo
      tibiotalar e ângulo calcaneotalar 221
8.16 Ruptura do ligamento colateral medial 222
8.17 Intervenção cirúrgica para a estabilidade lateral do tornozelo 223
8.18 Torção e avulsão ligamentar lateral 223

9.1   Formação de um nervo periférico 226
9.2   Mapeamento dermatômico das raízes lombares e sacrais 227
9.3   Origem das raízes nervosas aos segmentos espinais 228
9.4   Relação das raízes nervosas com os espaços discais lombares 229
9.5   Nervo isquiático 230
9.6   Incisura isquiática 231
9.7   Nervo safeno 231
9.8   Nervo fibular comum 232
9.9   Nervo fibular superficial 233
9.10 Nervo tibial posterior 234
9.11 Nervo fibular profundo: síndrome do túnel do tarso anterior 235
9.12 Compartimentos que contêm feixes neurovasculares interdigitais 237
9.13 Compressão de um nervo interdigital 237
9.14 Neuroma interdigital de Morton 238
9.15 Órtese curta com fixador de ângulo reto 239
9.16 Órtese de dorsiflexão tipo corda de piano 239
9.17 Órtese noturna que alonga o complexo
      tendão do calcâneo-gastrocnêmio-sóleo 240
9.18 Imobilizador plástico moldado para a perna 240
9.19 Correia em T adaptada à órtese curta para corrigir o valgo 241
9.20 Supinação do pé na rotação da perna 242
9.21 Aspecto do pé e do tornozelo na marcha 243

10.1 Transporte axoplasmático: uma teoria 250
10.2 Crescimentos axonais formando um neuroma (esquema) 251
10.3 Vias neuronais da dor 252
10.4 Vias de transmissão da dor autonômica (causalgia) 253
10.5 Os principais núcleos do hipotálamo 254
10.6 Mecanismo postulado da dor simpaticamente mediada (DSM) ... 255
10.7 Técnica de injeção epidural 262

10.8 Vias antidrômicas excitatórias-inibitórias (esquema) 263
10.9 Um nodo de Ranvier 267
10.10 Conceito esquemático das seqüelas vasoquímicas do trauma ... 267
10.11 Teste do toque 269
10.12 Órtese pé-tornozelo para eqüinismo 269

11.1 Condições dermatológicas do pé 277

CAPÍTULO 1

Anatomia funcional

Os 26 ossos do pé incluem 14 falanges, cinco metatarsais e sete tarsais. O pé pode ser dividido em três segmentos funcionais (Fig. 1.1). O segmento posterior, formado por tálus e calcâneo, é o ápice do pé e parte da articulação do tornozelo. Ele basicamente sustenta o corpo por sua articulação com a tíbia, no encaixe do tornozelo. O calcâneo é a porção posterior do pé em contato direto com o solo.

O segmento médio do pé consiste de cinco ossos tarsais: o navicular, o cubóide e os três cuneiformes. Eles formam um rombóide irregular. O segmento anterior contém cinco ossos metatarsais e 14 falanges, formando os dedos. Há duas falanges no hálux e três em cada um dos outros dedos.

ARTICULAÇÃO DO TORNOZELO

Os maléolos de tíbia e fíbula formam o encaixe. Ele se encaixa no tálus, que funciona como uma dobradiça, embora o ângulo no encaixe seja lateralmente inclinado, já que o maléolo medial está anterior ao maléolo lateral no plano transverso (Fig. 1.2).

Ao caminhar, o peso do corpo é transmitido ao tálus pela tíbia. O maléolo fibular forma o aspecto lateral do encaixe do tornozelo, mas não recebe carga.

O pé articula-se no encaixe em virtude da contração do tríceps sural (as duas cabeças do músculo gastrocnêmio e o músculo sóleo), que faz a *flexão plantar*, e os dois músculos crurais, que promovem a *dorsiflexão* (Fig. 1.3). A superfície superior do tálus é convexa, enquanto a superfície inferior da tíbia é côncava, para permitir, assim, o deslizamento rotacional naquela articulação.

O corpo do tálus tem a forma de cunha, com a porção anterior mais alargada. Com a dorsiflexão do tornozelo no encaixe, a porção mais larga fica entre os dois maléolos e se acunha entre eles. A flexão plantar faz com que a menor porção posterior do tálus fique no encaixe, permitindo algum movimento lateral. Na posição plantar, o tálus executa um movimento que deixa a articulação "instável", colocando todo o suporte sobre os ligamentos.

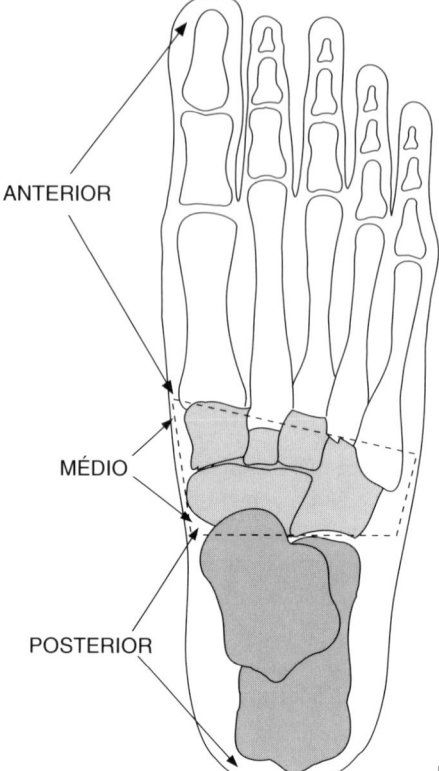

Figura 1.1 Os três segmentos funcionais do pé.

O encaixe do tornozelo é flexível, pois a tíbia e a fíbula se separam. Esta última ascende quando alargada a limites fisiológicos em virtude do ângulo oblíquo do ligamento tibiofibular (Fig. 1.3).

A dorsiflexão e a flexão plantar do tornozelo ocorrem sobre o eixo do corpo do tálus (Figs. 1.4 e 1.5). A linha do eixo passa a ponta da fíbula e está localizada centralmente entre as inserções dos ligamentos colaterais laterais (Fig. 1.6).

A articulação do tornozelo recebe o seu suporte mais forte a partir dos ligamentos colaterais. O ligamento colateral lateral sustenta o aspecto lateral do tornozelo, minimizando a inversão. Eles são compostos de três bandas: (1) ligamento talofibular anterior, que se origina no colo do tálus e se prende na ponta da fíbula (Fig. 1.7); (2) ligamento calcaneofibular, a partir do calcâneo até a ponta da fíbula; e (3) ligamento talofibular posterior, do corpo do tálus até a ponta da fíbula.

O ligamento talofibular anterior e o calcaneofibular são os mais freqüentemente lesionados nas torções em *inversão* do tornozelo. Isso porque, com o pé em flexão plantar, o tálus é mais instável no encaixe do tornozelo e, portanto, mais dependente do suporte ligamentar.

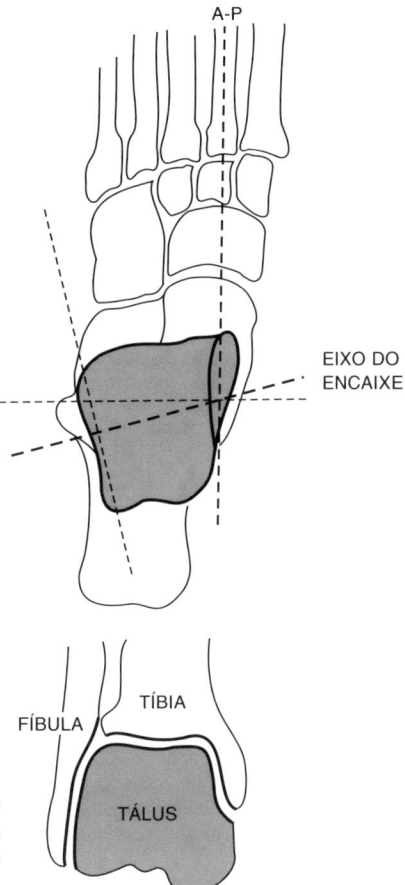

Figura 1.2 Vista superior do tálus. Visto por cima, o tálus apresenta-se sob a forma de cunha, sendo mais largo anteriormente. Ele se encaixa entre os maléolos tibial e fibular, que formam o encaixe do tornozelo.

O aspecto medial da articulação do tornozelo é firmemente sustentado pelos ligamentos colaterais mediais, o ligamento *deltóide*. Este é composto de quatro bandas: (1) tibionavicular, (2) talotibial anterior, (3) calcaneotibial e (4) talotibial posterior. Essas bandas partem do maléolo medial até o navicular, ao sustentáculo e ao aspecto posterior do tálus. O ligamento deltóide é forte e resiste a significativas lesões de eversão.

O eixo de rotação, mencionado anteriormente (ver Figs. 1.3 e 1.4), influencia a estabilidade dos ligamentos colaterais (ver Fig. 1.5). O eixo de rotação situa-se na ponta da fíbula, por isso fica central a todas as bandas do ligamento colateral. Isso permite a elas permanecerem retesadas em todos os movimentos. A extremidade medial desse eixo de rotação é excêntrica em relação ao local de inserção de todas as bandas mediais do ligamento deltóide. O ligamento medial posterior retesa-se em dorsiflexão, e o ligamento medial anterior, em flexão plantar. Isso restringe a amplitude de movimento da dorsiflexão, mas o ligamento não sofre lesão, uma vez que as bandas ligamentares mediais são muito fortes.

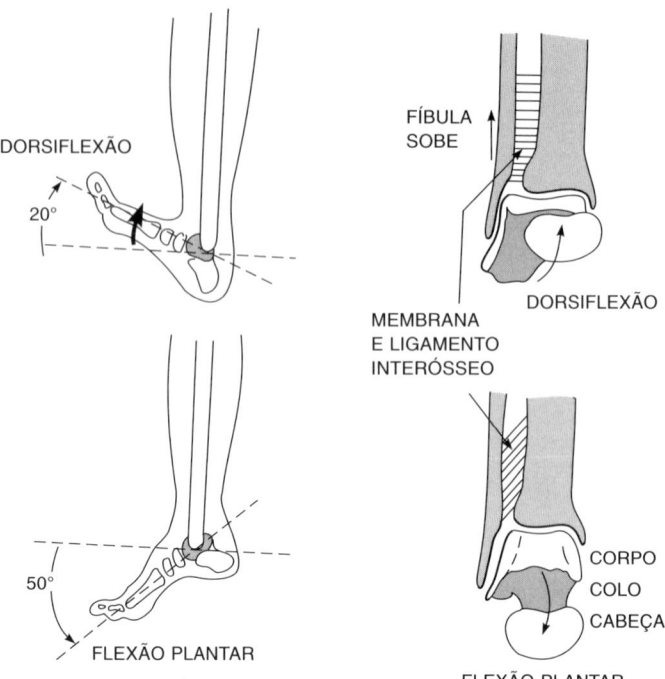

Figura 1.3 Movimentos do tálus no encaixe. O pé sofre dorsiflexão e flexão plantar no encaixe do tornozelo. Quando o pé faz a dorsiflexão, a porção anterior e mais alargada do tálus acunha-se no encaixe, alargando o espaço articular talofibular e fazendo com que o ligamento talofibular fique horizontal. Isso limita o grau de dorsiflexão. Quando o pé faz a flexão plantar, a porção posterior estreita do tálus se apresenta dentro do encaixe; a articulação talofibular se estreita, quando o ligamento interósseo retorna a sua direção oblíqua normal.

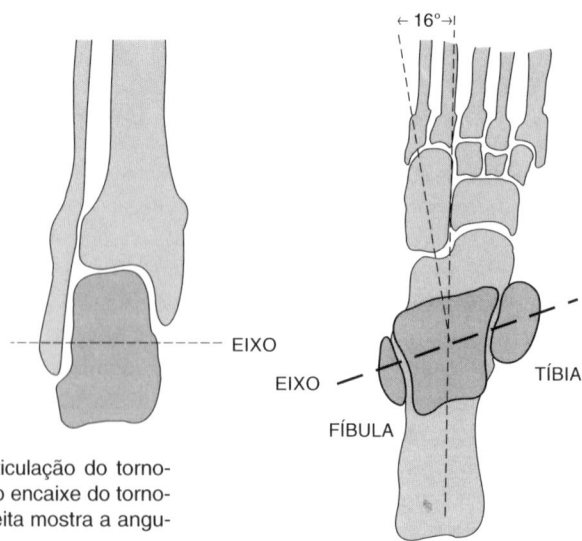

Figura 1.4 Eixo de rotação da articulação do tornozelo. A figura da esquerda mostra o encaixe do tornozelo e os maléolos. A figura da direita mostra a angulação de 16° do tálus no encaixe.

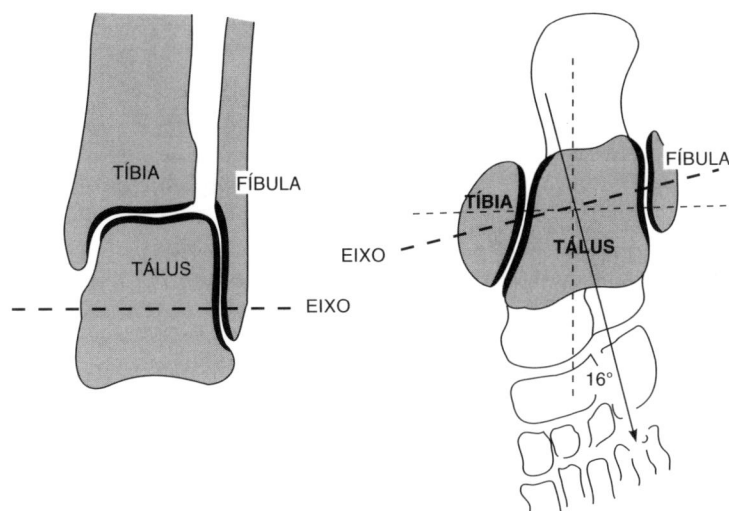

Figura 1.5 Relação entre o encaixe do tornozelo e o tálus. À esquerda, vista anterior do eixo de rotação do tálus no encaixe do tornozelo, através da tíbia. À direita, visto de cima, o eixo passa anteriormente à fíbula, em 16° de rotação externa dos dedos do pé.

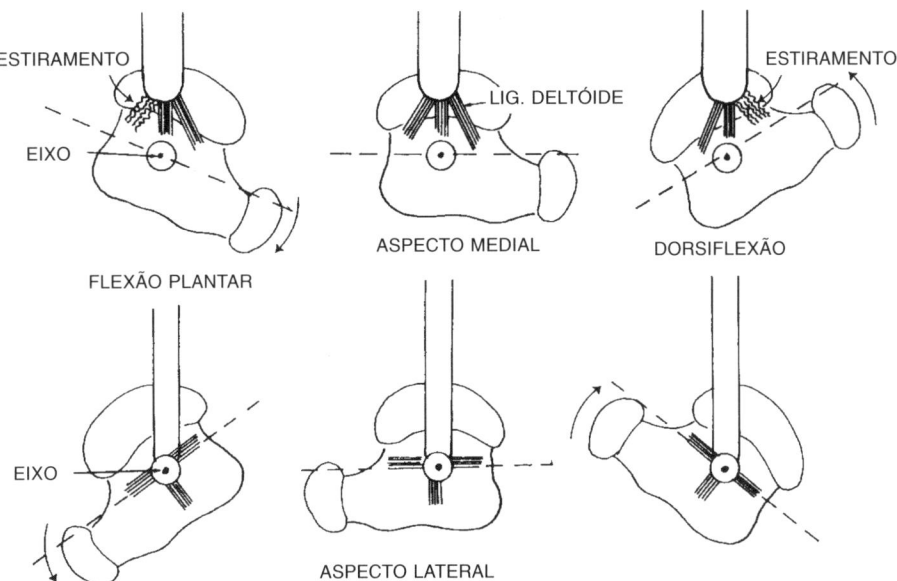

Figura 1.6 Relação dos ligamentos colateral medial e lateral e do eixo de movimento de rotação do tornozelo. A série superior de desenhos mostra o aspecto medial do tornozelo: a tíbia sobre o tálus. O eixo de rotação é excêntrico até a ponta da tíbia. Com a dorsiflexão do tornozelo, os ligamentos colaterais anteriores afrouxam. A flexão plantar afrouxa os ligamentos colaterais posteriores. A série inferior de desenhos mostra o aspecto lateral: da fíbula até o tálus. O eixo de rotação está diretamente na ponta distal da fíbula, o que faz com que os ligamentos colaterais permaneçam retesados durante todo o movimento do tornozelo.

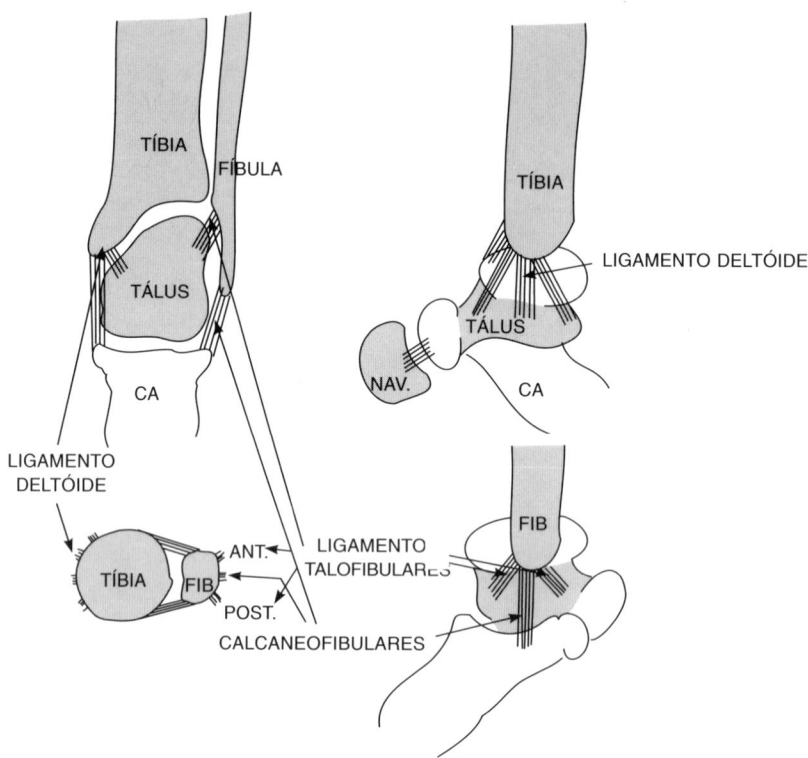

Figura 1.7 Os ligamentos colaterais da articulação do tornozelo. Os ligamentos da articulação do tornozelo unem a tíbia e a fíbula (FIB) ao tálus e ao calcâneo (CA). Os ligamentos são denominados de acordo com os dois ou mais ossos que conectam. NAV é o osso navicular. A figura superior à esquerda é a vista posterior; a superior à direita, a vista medial; a inferior à esquerda, a vista superior; e a inferior à direita, a vista lateral.

ARTICULAÇÃO TALOCALCÂNEA

Grande parte da inversão e eversão do pé atinge essa articulação. Todo o corpo e parte da cabeça do tálus estão nos dois terços anteriores do calcâneo, dividido em três áreas: (1) o terço posterior, que tem a forma de uma sela; (2) o terço anterior, que forma uma superfície horizontal; e (3) o terço intermediário, que forma um plano inclinado entre as duas outras áreas.

A articulação talocalcânea (subtalar) contém várias articulações em diferentes planos, para permitir o movimento simultâneo em diferentes direções (Fig. 1.8). A articulação posterior sobre a superfície superior do calcâneo é convexa, ao passo que a superfície articular no aspecto inferior do tálus é côncava. Essa relação permite a inversão e a eversão. A maior parte da inversão e da eversão do tornozelo se processa na articulação talocalcânea quando o tálus é "bloqueado" no encaixe do tornozelo.

Todo o corpo e parte da cabeça do tálus ficam sobre os dois terços anteriores do calcâneo e se projetam levemente na sua frente (Fig. 1.9).

As facetas anteriores da articulação subtalar (ver Fig. 1.8) consistem de duas facetas similares sobre os aspectos superior do calcâneo e inferior do corpo e colo do tálus. As facetas do tálus são convexas, as do calcâneo são côncavas, o oposto das facetas posteriores.

Um sulco profundo, o *seio do tarso* (ver Fig. 1.8), separa as facetas posteriores das facetas médias. No interior do seio fica o ligamento *interósseo calcâneo*, formado por duas bandas: (1) a banda interóssea e (2) a banda talocalcânea lateral.

LIGAMENTOS DA ARTICULAÇÃO TALOCALCÂNEA

Há dois principais ligamentos conectando o tálus ao calcâneo:
1. O ligamento talocalcâneo interósseo – relativamente fraco.
2. O ligamento talocalcâneo lateral – meramente um feixe.

Por serem ligamentos fracos, a articulação talocalcânea é mais habilmente reforçada por:
3. Porção calcaneofibular do ligamento lateral do tornozelo.
4. Porção calcaneotibial do ligamento medial (deltóide) da articulação do tornozelo.

O suporte é também provido pelos tendões dos músculos fibular longo, fibular curto, flexor longo do hálux, tibial posterior e flexor longo dos dedos.

Todos os tendões que cruzam o eixo da articulação passam para a frente, inserindo-se no pé: quatro tendões anteriores ao eixo articular e cinco posteriores[1]. Esses ligamentos e superfícies articulares resistem ao deslocamento anterior da perna sobre o pé e o tornozelo (Fig. 1.10).

A articulação talocalcânea é dividida pelo ligamento interósseo em porções posterior e anterior. A articulação talocalcânea posterior tem cavidade sinovial, sendo conhecida como *articulação subtalar*. A articulação talocalcânea anterior divide a cavidade sinovial com a articulação talonavicular, a *articulação talocalcaneonavicular*.

Esta última é formada superiormente pela superfície posterior do navicular; por baixo, pelas facetas média e anterior do tálus; e entre o navicular e o sustentáculo, por um firme ligamento, o calcaneonavicular plantar, chamado de "mola" (Fig. 1.11).

O ligamento talocalcâneo interósseo corre no comprimento do túnel do tarso, o qual, na sua extremidade fibular, se espessa em banda fibrosa, que conecta os dois pequenos tubérculos opostos entre o tálus e o calcâneo. Essa banda firme, o *ligamento cervical*, permite alguma rotação.

O ligamento talocalcâneo interósseo corre perpendicularmente ao eixo subtalar e o ligamento cervical fica lateralmente. Assim, o ligamento talocalcâneo fica tenso durante a inversão do pé e frouxo na eversão. Esse movimento melhora a estabilidade do pé supinado, com o objetivo de manter o pé estável. Clinicamente, quando o pé é invertido, esse ligamento pode ser palpado na grande abertura do canal do tarso, logo anterior ao maléolo fibular.

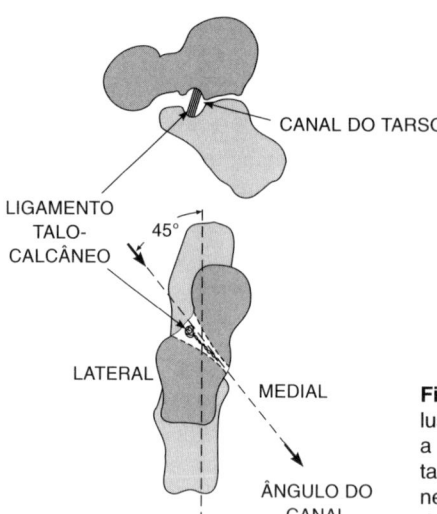

Figura 1.8 A articulação subtalar (talocalcânea). O tálus e o calcâneo são unidos por três facetas: a anterior, a média e a posterior. No seu curso oblíquo, o seio do tarso (túnel do tarso)* contém o ligamento talocalcâneo, que une os dois ossos. A extremidade arredondada do ligamento é o ligamento cervical.

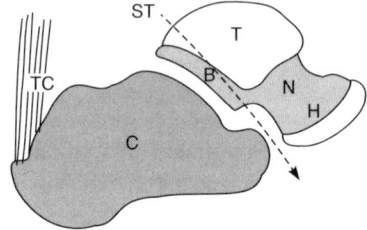

Figura 1.9 Aspecto lateral da articulação talocalcânea. O tálus (T) é divido em corpo (B), colo (N) e cabeça (H). Ele se articula com o calcâneo (C). Há o seio do tarso (ST) entre eles. O tendão do calcâneo (TC) prende-se ao aspecto posterior do calcâneo.

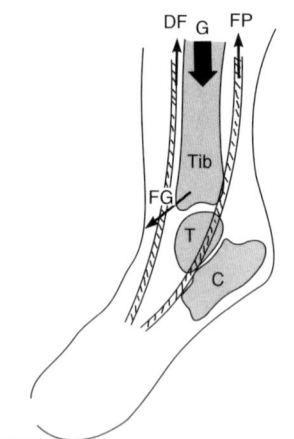

Figura 1.10 Prevenção do cisalhamento anterior da perna sobre o pé. Os ligamentos e músculos (dorsiflexores [DF] e flexores plantares [FP]) da perna (tíbia [Tib]) evitam o cisalhamento anterior (deslizamento para a frente [FG]), que é iniciado pela gravidade (G) e pelo movimento de rotação para baixo do tálus (T) sobre o calcâneo (C). (Modificado de Basmajian, JV: *Grant's Method of Anatomy*, ed. 8, The Williams & Wilkins Co., Baltimore, 1971, p 406)

---

* N. de R.T. Embora este autor considere o seio e o canal do tarso como sinônimos, é importante sabermos que para muitos autores o seio do tarso corresponde ao espaço entre o tálus e o calcâneo e que contém o ligamento talocalcâneo ao passo que o túnel do tarso corresponde ao espaço situado medialmente abaixo do retináculo dos flexores e que contém estruturas vasculonervosas e tendíneas.

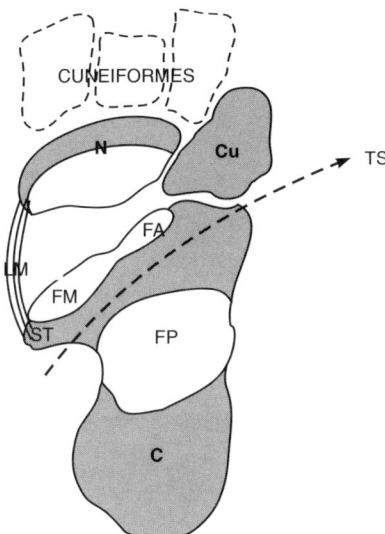

Figura 1.11 O leito para o tálus no calcâneo: o ligamento mola (vista de baixo sobre o calcâneo [C], com o tálus removido). O navicular (N) mostra a faceta que se articula com a cabeça do tálus. A faceta média (FM), a faceta anterior (FA) e a faceta posterior (FP) formam as bordas do seio do tarso (TS). O sustentáculo talar (ST) é o local de inserção do ligamento mola (LM). O cubóide (Cu) e os cuneiformes são mostrados para orientação.

Pequenos processos ósseos (Fig. 1.12) localizados no aspecto inferior do corpo do tálus colidem com um tubérculo oposto ao calcâneo, limitando a inversão e a eversão.

ARTICULAÇÃO TRANSVERSA DO TARSO

A articulação transversa do tarso consiste das articulações talonavicular e calcaneocubóidea (Fig. 1.13). Essa articulação, também chamada de "articulação tarsal dos cirurgiões", articulação mediotarsal ou de Chopart, é um local freqüente de amputação do pé.

Os movimentos do pé requerem a definição, bem como o local articular:

Supinação e *pronação* são rotações no eixo longo (ântero-posterior) do pé.

Adução e *abdução* são movimentos horizontais da parte anterior do pé, para longe do eixo sagital.

Inversão e eversão são a rotação da planta do pé em direção à planta oposta. A inversão combina supinação e adução, e a eversão é uma combinação de pronação e abdução. A inversão e a eversão são movimentos de "todo o pé", mas o tálus ainda envolve todas as articulações abaixo e em frente a si: também na parte anterior do pé até a parte posterior.

ARTICULAÇÃO TALONAVICULAR

A cabeça arredondada do tálus encaixa-se na superfície abobadada do navicular. O movimento é a rotação em um eixo através do tálus, que corre para a frente, para baixo e medialmente. A superfície articular do tálus é mais larga que a superfície articular do navicular, por isso permite um deslizamento significativo na articulação talonavicular, promovendo inversão e eversão. Os dois músculos da inversão (os tibiais anterior e posterior) e os três da eversão (fibulares) inserem-se em frente à articulação tarsal transversa.

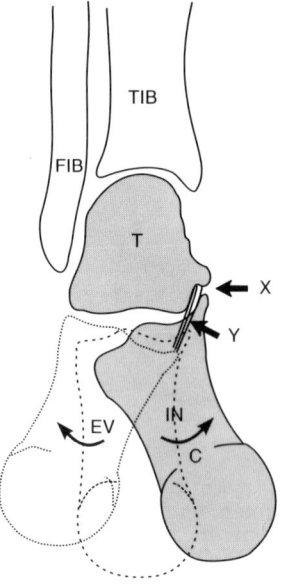

Figura 1.12 Movimento da articulação subtalar (talocalcânea). O tálus (T) está fixo dentro do encaixe da tíbia (TIB) e da fíbula (FIB). Ele se articula sobre o calcâneo (C). Embora de forma limitada, ocorre algum movimento lateral nessa articulação. Um processo ósseo do aspecto inferior e lateral do corpo do tálus (X) colide sobre o processo superior do calcâneo, limitando a inversão (IN). A eversão (EV) é limitada por um ligamento entre esses dois processos (Y).

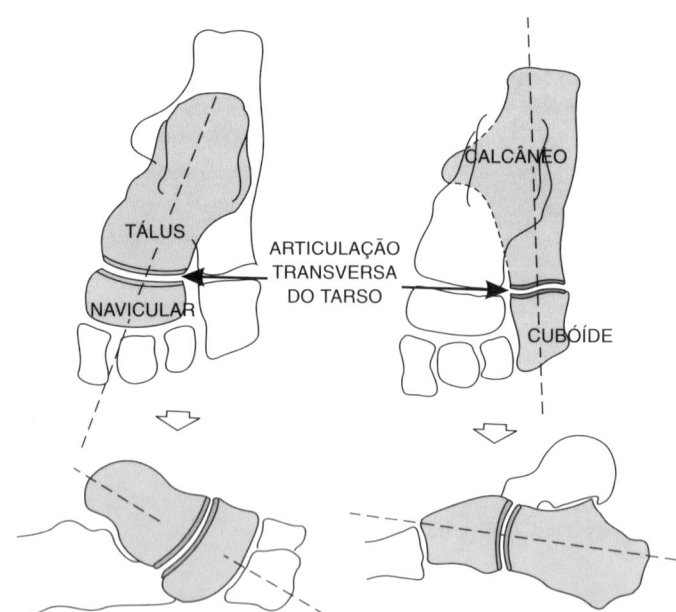

Figura 1.13 Articulação transversa do tarso.

ARTICULAÇÃO CALCANEOCUBÓIDEA

Essa articulação é acessória na inversão e na eversão. A superfície anterior do calcâneo é arredondada (convexa) medialmente e a superfície posterior do cubóide é côncava. As duas unem-se por dois ligamentos: os plantares longo e curto (Fig. 1.14). O primeiro estende-se da superfície plantar do calcâneo até a crista do cubóide. Suas fibras mais superficiais inserem-se nas bases do segundo, terceiro, quarto e, ocasionalmente, quinto metatarsais. Essas fibras convertem o sulco do cubóide em um túnel com o tendão do músculo fibular longo. Este último, por sua vez, procede distalmente por um sulco na base do quinto osso metatarsal.

O ligamento plantar curto estende-se do tubérculo anterior do calcâneo até o cubóide. Esse ligamento, especificamente, une a articulação calcaneocubóidea.

OS ARCOS DO PÉ

O segmento funcional médio (ver Fig. 1.1) consiste de cinco ossos tarsais: o navicular, o cubóide e os três ossos cuneiformes. Sua configuração e seus firmes ligamentos interósseos formam um arco rijo, em que o cuneiforme funciona como o esteio (Fig. 1.15). Esses ossos no arco constituem articulações "lado a lado" sustentadas por ligamentos (Fig. 1.16).

O *arco longitudinal lateral* do pé (Fig. 1.17) é formado pelo calcâneo, pelo cubóide e pelos quarto e quinto ossos metatarsais. Ele é pequeno e suporta o peso da passada na fase inicial, antes que o pé realize pronação para colocar o peso sobre o arco medial (ver "Marcha", Capítulo 3). Ele pode achatar o gínglimo entre o cubóide e os quarto e quinto ossos metatarsais.

O *arco longitudinal medial* do pé é formado pelo calcâneo, pelo tálus, pelo navicular, por três cuneiformes e por três metatarsais mediais. É mais alto que o lateral, tendo seu ápice nas cabeças do tálus e do navicular. O tendão tibial posterior (Fig. 1.18),

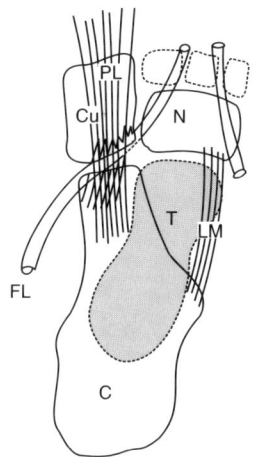

Figura 1.14 Os três ligamentos plantares. O ligamento plantar longo (PL) estende-se da superfície plantar do calcâneo (C) até o cubóide; suas fibras superficiais estendem-se até as bases do segundo, terceiro, quarto e quinto metatarsais (não-mostrado). Essas fibras convertem um sulco no cubóide em um túnel para o tendão fibular longo (FL). O ligamento plantar curto (não-rotulado) estira-se a partir do tubérculo anterior do calcâneo até o cubóide. O ligamento mola conecta o calcâneo ao navicular.

que se insere nos segundo, terceiro e quarto ossos metatarsais, após passar sob o ligamento da base da mola, pode atuar como suporte para o arco. O arco medial pode achatar-se no gínglimo entre o tálus e o osso navicular.

Os arcos transversos do pé (ver Fig. 1.15) incluem o arco metatarsal posterior, criado pelas bases dos ossos metatarsais e também razoavelmente firme. O arco metatarsal anterior é flexível e se achata nas fases de carga da marcha e na pronação e supinação.

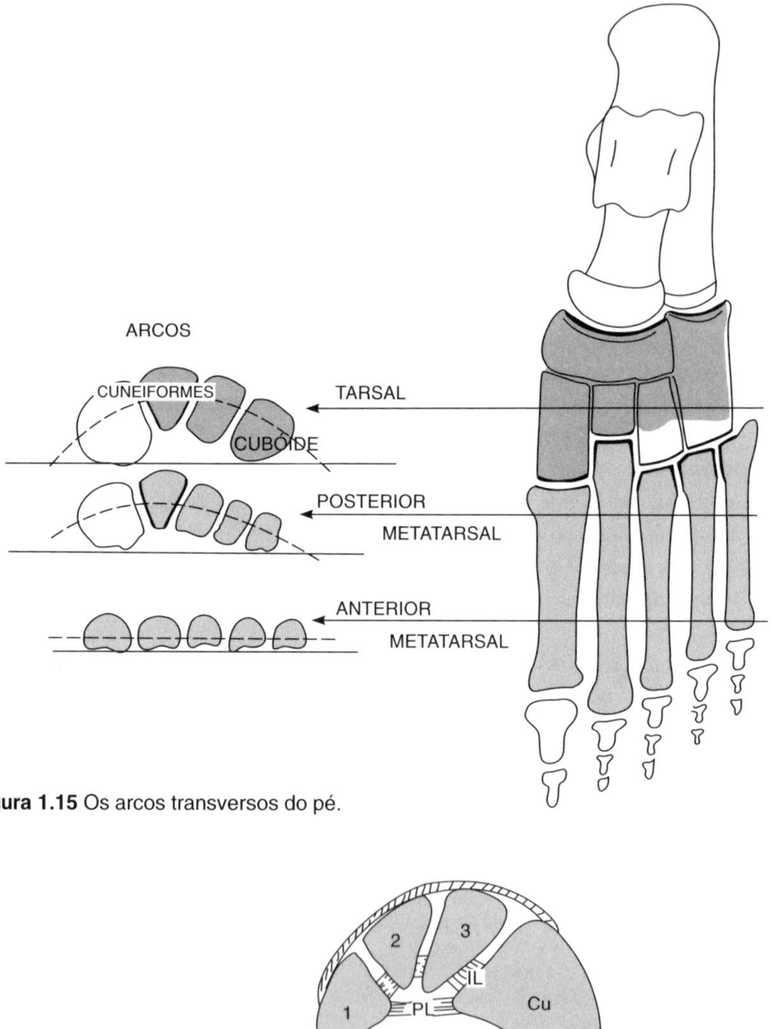

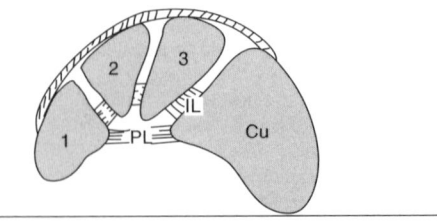

Figura 1.15 Os arcos transversos do pé.

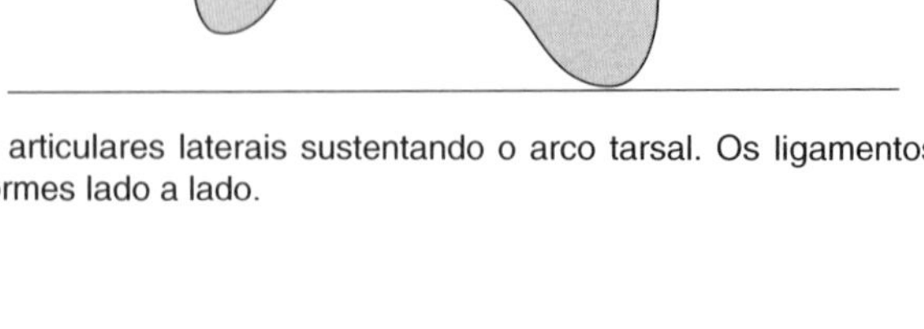

Figura 1.16 Ligamentos articulares laterais sustentando o arco tarsal. Os ligamentos conectam o cubóide e os três cuneiformes lado a lado.

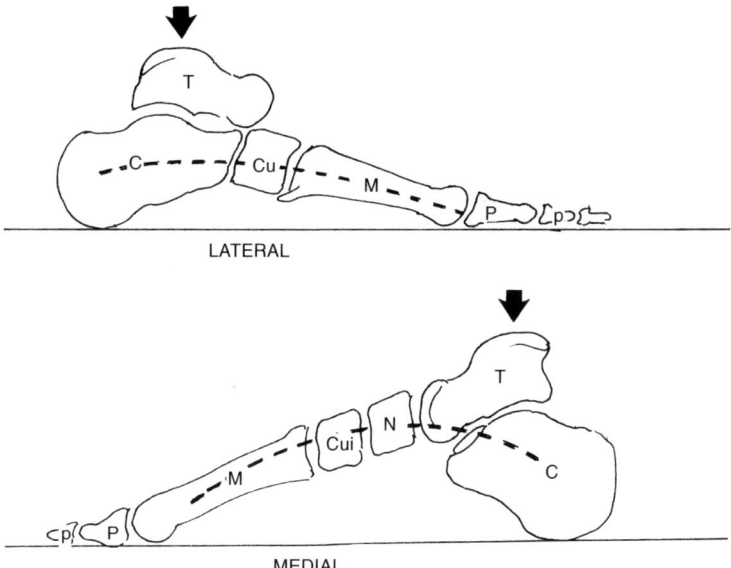

Figura 1.17 Os arcos longitudinais. Visto lateralmente, o arco longitudinal consiste do calcâneo (C), do cubóide (Cu) e do metatarsal (M). As falanges (P e p) não estão no arco. O tálus (T) suporta o peso do corpo (seta). O arco longitudinal medial é formado pelo calcâneo (C), pelo tálus (T), pelo navicular (N), pelos cuneiformes (Cui) e pelos três metatarsais mediais (M).

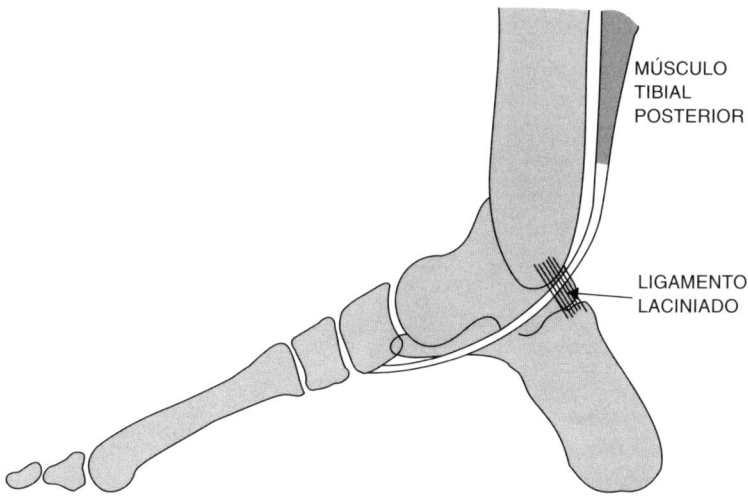

Figura 1.18 Tendão tibial posterior. O músculo tibial posterior origina-se dos dois terços superiores da membrana interóssea e dos ossos de cada lado da membrana. Seu tendão inclina-se medialmente para alcançar a fossa atrás do maléolo medial, onde é coberto pelo ligamento laciniado, formando um túnel. O resultado é a produção de um efeito em polia para o tendão, que se insere na base do segundo, terceiro e quarto metatarsais. Suas ações são a flexão plantar e a inversão do pé.

ARTICULAÇÕES DISTAIS À ARTICULAÇÃO TRANSVERSA

A margem anterior do segmento médio não apresenta borda reta articulada com as bases dos metatarsais. O segundo cuneiforme é menor e levado para trás, o que forma endentação acunhada à base do segundo metatarsal.

O segundo osso metatarsal, estando acunhado entre o primeiro e o terceiro cuneiformes, pode mover-se apenas em direção flexão-extensão plantar. As bases do terceiro, quarto e quinto metatarsais têm forma oblíqua, permitindo movimento rotatório do terceiro sobre o segundo, do quarto sobre o terceiro e do quinto sobre o quarto. O quinto metatarsal faz contato somente na base do quarto. Já o cubóide proximalmente move a maior parte da angulação, permitindo o "acoplamento" dos outros metatarsais, o que aumenta seus arcos de curvatura.

O primeiro metatarsal é o mais espesso e o mais curto dos cinco ossos metatarsais. Sua base apresenta-se sob a forma de rim, que se articula na área distal do cuneiforme. Tal sistema permite não apenas flexões dorsal e plantar, mas também rotações sobre a base do segundo osso metatarsal e sobre o primeiro cuneiforme. Os tendões tibial anterior e fibular longo prendem-se na superfície plantar do primeiro metatarsal (Fig. 1.19).

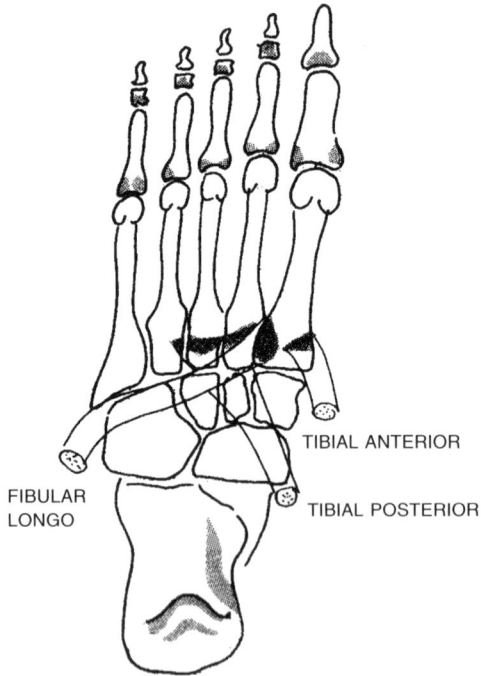

Figura 1.19 Inserções tendíneas no primeiro osso metatarsal. Visto da superfície plantar, o tendão tibial anterior prende-se ao aspecto medial da base do primeiro metatarsal. O tendão fibular longo prende-se ao aspecto lateral do primeiro metatarsal. O tendão tibial posterior prende-se nas bases do segundo, terceiro e quarto metatarsais.

Sob a cabeça do primeiro metatarsal aparecem duas pequenas facetas sobre as quais se articulam dois pequenos ossos sesamóides. Estes, equivocadamente chamados de ossos "acessórios", são incorporados nos tendões do flexor curto do hálux e atuam como fulcro na função dos tendões. Também sustentam carga.

O comprimento projetado para a frente dos metatarsais segue uma seqüência de 2 > 3 > 1 > 4 > 5. A cabeça do segundo metatarsal normalmente protrui mais longe, com o primeiro metatarsal sendo mais curto que o terceiro (Fig. 1.20). O encurtamento excessivo do primeiro metatarsal, por qualquer razão, pode ter significado patológico, uma vez que isso faz com que a cabeça do segundo metatarsal receba carga excessiva na marcha.

ARTICULAÇÕES METATARSOFALÂNGICAS

As falanges articulam-se sobre as amplas superfícies articulares convexas dos metatarsais com característica deslizante (Fig. 1.21). A cobertura cartilagínea das cabeças metatarsais estende-se a partir da superfície plantar destas até os seus dorsos, permitindo a dorsiflexão excessiva dos dedos. Na marcha normal, o dedo maior "hiperestende" a cada passo, o que permite estimar que realiza esse movimento 900 vezes durante uma caminhada de 1,6 quilômetros.

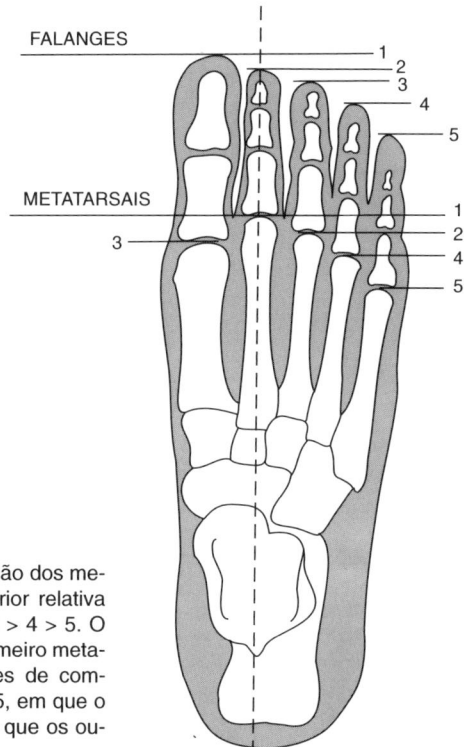

Figura 1.20 Comprimento relativo da projeção dos metatarsais e das falanges. A protrusão anterior relativa dos metatarsais segue o padrão: 2 > 3 > 1 > 4 > 5. O segundo metatarsal é o mais longo. Já o primeiro metatarsal é o terceiro mais longo. Os padrões de comprimento das falanges são 1 > 2 > 3 > 4 > 5, em que o primeiro dedo protrui mais para a frente do que os outros que estão em seqüência.

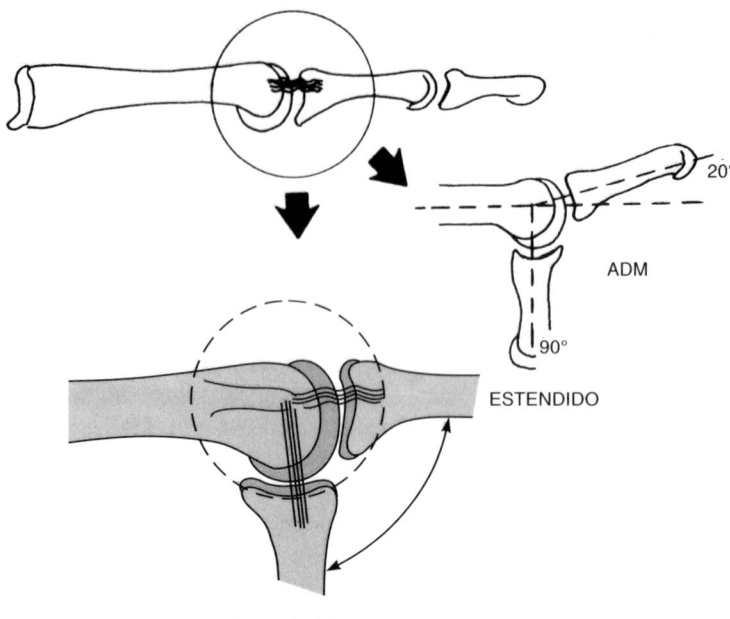

Figura 1.21 Articulações metatarsofalângicas. Como resultado do raio de rotação excêntrico sobre o eixo da cabeça do metatarsal (linha tracejada), a flexão da falange é possível em mais de 90°. Contudo, pelo fato de haver cartilagem no aspecto superior da cabeça metatarsal, é possível a hiperextensão da articulação.

Há duas falanges no primeiro dedo (hálux) e três nos outros. Para amplitude de movimento adequada, os dedos devem ficar em alinhamento apropriado, com as cápsulas flexíveis e os tendões de comprimento também adequado em suas bainhas (Fig. 1.22).

A projeção óssea metatarsal – 2 > 3 > 1 > 4 > 5 – difere da projeção das falanges, que é normalmente 1 > 2 > 3 > 4 > 5, com o dedo maior projetando-se mais longe (ver Fig. 1.20).

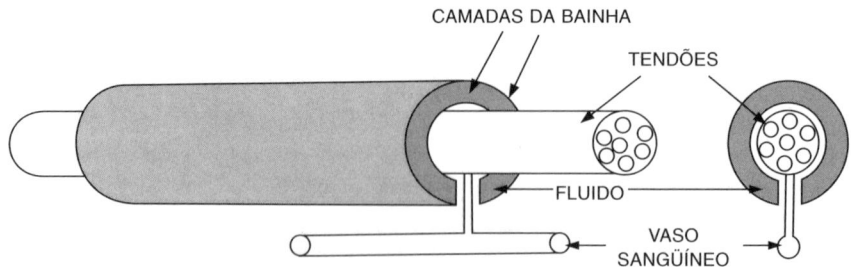

Figura 1.22 Bainha do tendão (esquema). A bainha do tendão tem duas camadas – parietal e visceral – entre as quais há fluido sinovial funcionando como lubrificante. O suprimento sangüíneo ao tendão flui por um pequeno vaso que penetra por uma dobra na bainha.

Os tendões atuam de forma diferente sobre as falanges do primeiro dedo em comparação aos dos outros quatro. O primeiro dedo tem apenas duas falanges; a distal é "pressionada para baixo" contra o solo quando flexionada (Fig. 1.23). Os outros dedos têm três falanges, com os tendões cruzando as três articulações, fazendo com que eles "agarrem" a superfície do solo.

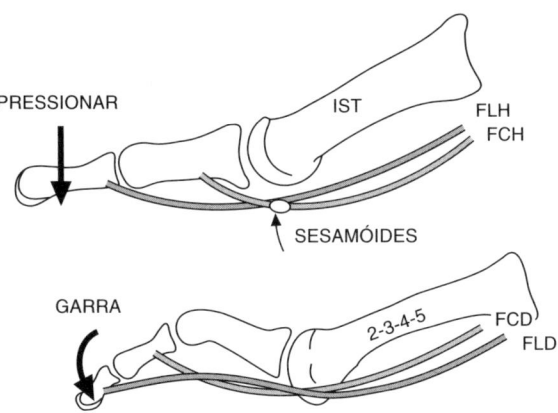

Figura 1.23 Ação dos tendões flexores. Os tendões do hálux cruzam duas articulações e assim atuam ao "pressionar" a falange distal contra o solo. Os ossos sesamóides estão incorporados nos tendões do flexor curto do hálux (FCH) e atuam como fulcro para a ação flexora. Os tendões flexores dos outros dedos cruzam três articulações e formam uma "garra" no solo. Essa ação é realizada pelos flexores curto (FCD) e longo (FLD) dos dedos. FLH é o flexor longo do hálux.

MÚSCULOS

Os músculos que se originam* fora do pé e atuam nele constituem os músculos "extrínsecos" do pé (Figs. 1.24 e 1.25). Já os "intrínsecos" se originam e inserem-se dentro do pé (Figs. 1.26 até 1.29).

Dentre os principais músculos extrínsecos estão os flexores plantares, gastrocnêmio e sóleo. O *gastrocnêmio* origina-se acima do joelho por duas cabeças, cada qual conectada a um côndilo femoral. Na metade do caminho para a perna, o gastrocnêmio termina em um tendão achatado, o *tendão do calcâneo*, que se prende ao aspecto posterior do calcâneo. Com o pé recebendo carga, o músculo gastrocnêmio-sóleo eleva o calcanhar do solo. Com a perna elevada, ele faz a flexão plantar do pé sobre a perna. Em razão do ângulo oblíquo

---

* Os termos *origem* e *inserção* são empregados na maioria dos livros-texto para descrever a ação muscular com o apêndice distal livre para se mover enquanto o tendão e seu músculo são direcionados. Essa descrição varia conforme o músculo. Por exemplo, quando o pé é firmado ao solo, a ação muscular indica que os músculos da perna "originam-se" do pé e se inserem na perna. Quando a perna se move durante a fase do balanceio, os músculos "originam-se" da perna e se "inserem" no pé.

do encaixe do tornozelo (Fig. 1.5), o músculo gastrocnêmio-sóleo é considerado um potente supinador da articulação subtalar com o pé firme sobre o solo.

O músculo *sóleo* fica sob o gastrocnêmio e origina-se a partir da parte superior da tíbia e da fíbula, abaixo da articulação do joelho. Também atua sobre o pé e, diferentemente do gastrocnêmio, um músculo biarticular, o sóleo não tem a capacidade de flexionar o joelho. Ele termina na porção profunda do tendão do calcâneo, na metade do caminho da perna.

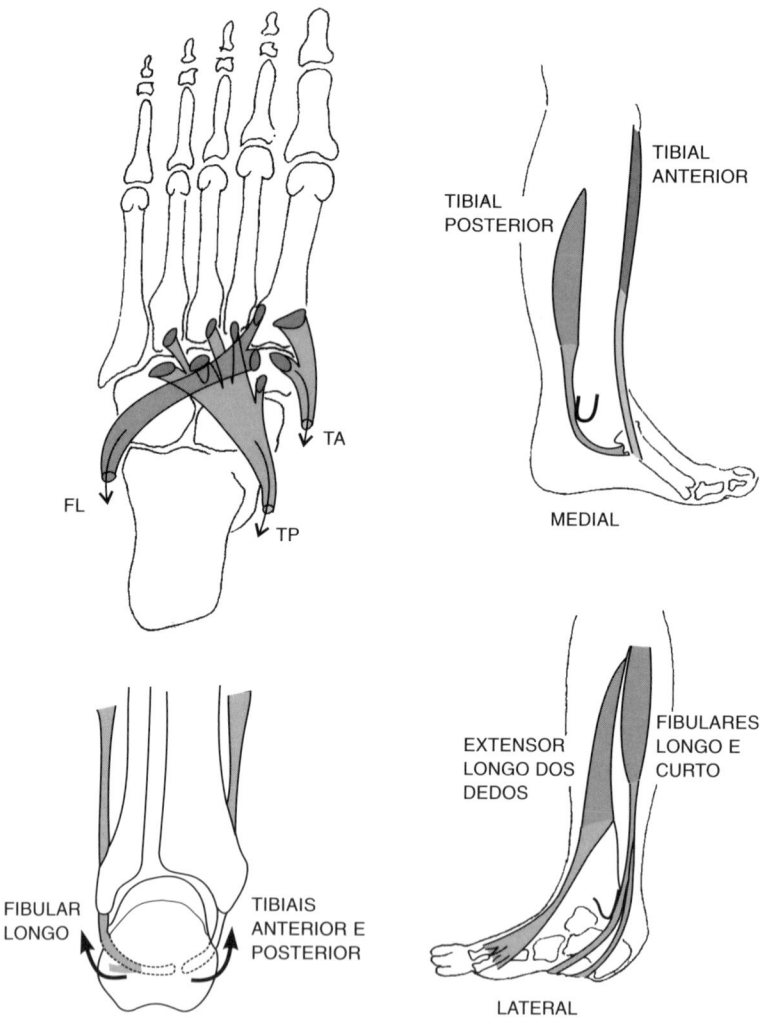

Figura 1.24 Musculatura extrínseca do pé. São mostradas origem, direção e inserção dos músculos extrínsecos que atuam sobre o pé. O tibial anterior (TA) e o tibial posterior (TP) são músculos mediais que invertem o pé. O fibular longo (FL) everte o pé. Tanto o tibial posterior quanto o fibular longo promovem a flexão plantar do pé. O extensor dos dedos e o tibial anterior fazem a dorsiflexão.

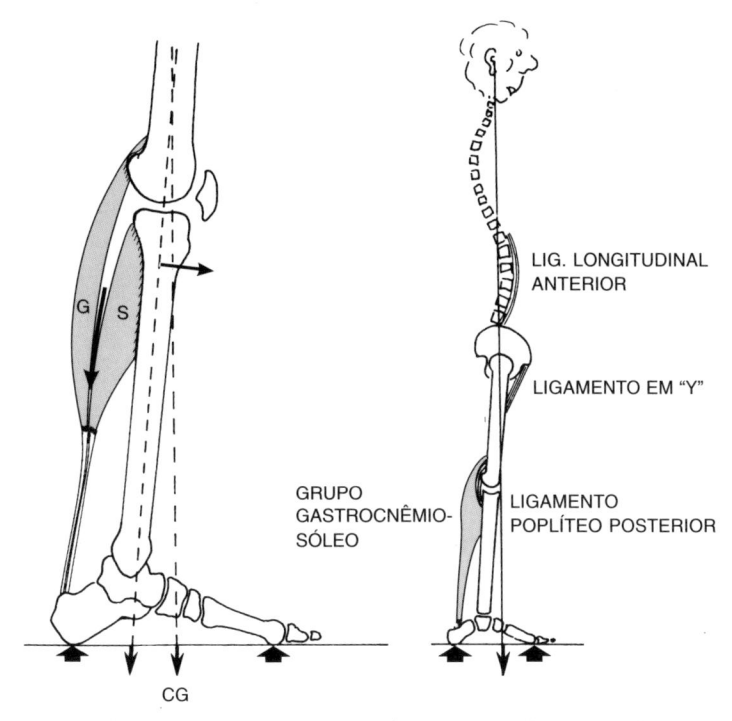

Figura 1.25 Esforço muscular na posição relaxada de pé com apoio bilateral. Ao ficar-se em bipedestação de forma relaxada, a coluna inclina-se sobre o ligamento longitudinal anterior, o quadril sobre o ligamento iliofemoral (Y) e os joelhos estendem-se para inclinar-se sobre os ligamentos poplíteos posteriores. O gastrocnêmio-sóleo deve manter o tônus para tracionar para trás as pernas, porque o centro de gravidade cai aproximadamente 3° para a frente do tálus. A postura ereta relaxada é principalmente ligamentar, tendo apenas o grupo gastrocnêmio-sóleo ativo. (De Cailliet, R: *Low Back Pain Syndrome*, ed. 3. F. A. Davis, 1968, com permissão.)

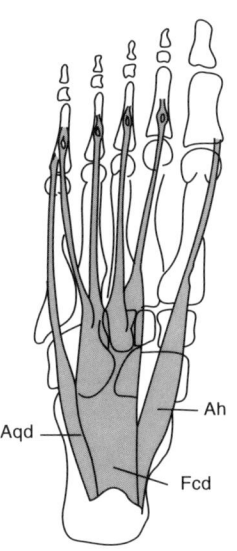

Figura 1.26 Músculos intrínsecos da sola do pé: primeira camada. Aqd = abdutor do quinto dedo; Ah = Abdutor do hálux; Fcd = flexor curto dos dedos.

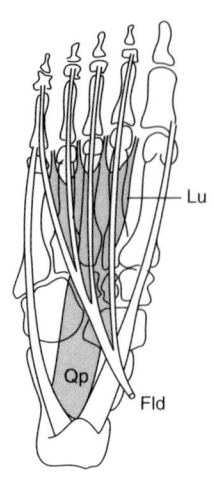

Figura 1.27 Músculos intrínsecos da sola do pé: segunda camada. Qp = quadrado plantar; Lu = lumbricais; Fld = flexor longo dos dedos.

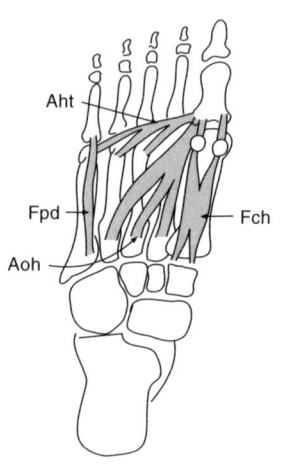

Figura 1.28 Músculos da sola do pé: terceira camada. Aht = adutor do hálux, cabeça transversa; Aho = adutor do hálux, cabeça oblíqua; Fch = flexor curto do hálux; Fqd = flexor curto do quinto dedo.

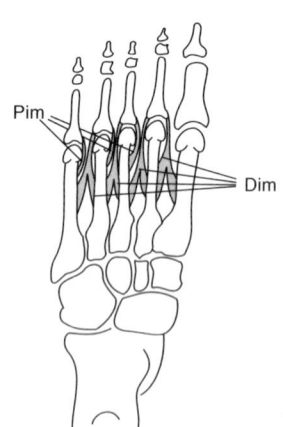

Figura 1.29 Músculos intrínsecos da sola do pé: quarta camada. Pim = músculos interósseos plantares; Dim = músculos interósseos dorsais.

Com o pé fixo sobre o solo, o grupo gastrocnêmio-sóleo muda a sua relação de origem e inserção. O pé passa a ser origem, e os músculos movem a tíbia para trás. Com o joelho fixo, o sóleo torna-se o principal flexor plantar do tornozelo. Nesse caso, fica sem função.

Todos os tendões que passam atrás dos maléolos são considerados flexores plantares. Medialmente eles são o tibial posterior, os flexores longos dos dedos e do hálux. Lateralmente esses músculos são os fibulares longo e curto. Esses músculos exercem somente 5% da força necessária para elevar o calcanhar do solo. O grupo gastrocnêmio-sóleo é o movimentador primário.

Conforme mencionado, os flexores longos dos dedos garantem a firme pressão dos dedos sobre o solo. Além disso, pelo fato de correrem sobre o aspecto medial do tornozelo, os tendões oferecem estabilidade lateral ao mesmo, minimizando a eversão (Fig. 1.30).

Se o corpo gira lateralmente a partir do centro de gravidade (Fig. 1.31), os tendões do lado medial do tornozelo puxam medialmente a perna sobre o pé. Os músculos responsáveis por esse movimento são principalmente os *tibiais posterior* e *anterior*.

A ação sensorimotora implementa a ação de "acerto" da passada no pé e no tornozelo. Ela constitui o mecanismo de retroalimentação do sistema neuromuscular (Fig. 1.32).

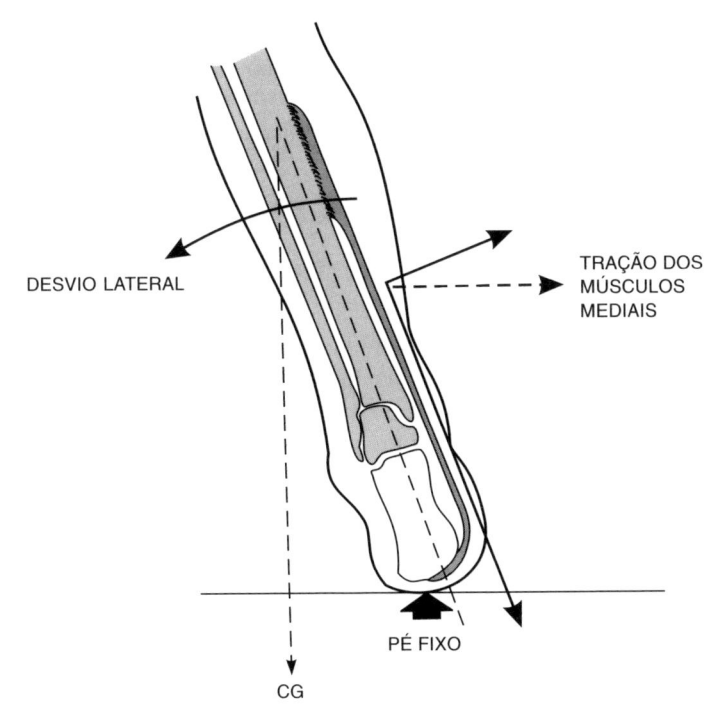

Figura 1.30 Ação muscular que estabiliza lateralmente durante a passada de uma perna. Quando o corpo se move lateralmente a partir do centro de gravidade (CG), os músculos mediais (tibiais anterior e posterior) agem puxando medialmente o corpo. Sua ação origina-se no pé e insere-se na perna (setas).

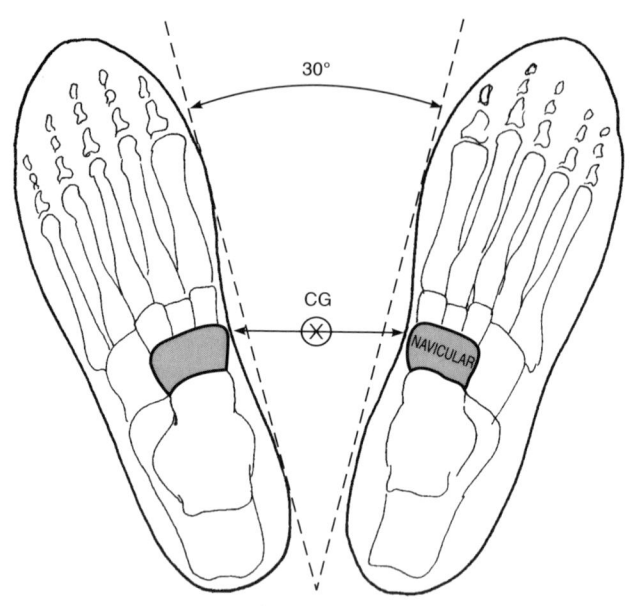

Figura 1.31 Centro de gravidade na passada com ambas as pernas. Com a pessoa de pé e equilibrada, os pés descrevem arco de 30°, com os dedos virados para fora. O centro de gravidade (CG) do corpo fica a meio caminho entre os dois ossos naviculares.

Os músculos extrínsecos que atuam sobre o pé e o tornozelo são divididos em três grupos: lateral, anterior e medial. O *grupo lateral* contém os fibulares longo e curto. Ambos se originam do aspecto lateral da fíbula. O fibular longo origina-se mais alto na fíbula, sendo também o mais superficial. Ambos dividem uma bainha sinovial comum ao passar atrás do maléolo lateral. O fibular curto prende-se à base do quinto metatarsal, enquanto o longo corre profundamente pela superfície plantar do pé, inserindo-se na base do primeiro metatarsal (ver Fig. 1.19). Sua função primária é everter o tornozelo.

O *grupo anterior* dos músculos extrínsecos compreende o extensor longo dos dedos, o fibular acessório, o extensor longo do hálux e o tibial anterior. Este último origina-se a partir do aspecto lateral da tíbia e cruza medialmente o dorso do pé para inserir-se no cuneiforme medial e na base do primeiro metatarsal. Sua ação consiste em promover a inversão e a dorsiflexão do pé sobre o tornozelo (Fig. 1.33).

O *extensor longo dos dedos* origina-se em toda a extensão da superfície anterior da fíbula, da membrana interóssea e na fáscia profunda. Ele se insere nas duas falanges distais dos quatro dedos mais laterais. O quarto inferior desse músculo unipenado é conhecido como *fibular acessório*, que se insere nos dorsos do quarto e do quinto metatarsais. Promove a eversão do pé.

O *extensor longo do hálux* origina-se dos dois terços médios da superfície anterior da fíbula e na membrana interóssea. Ele se insere na base da falange distal do hálux.

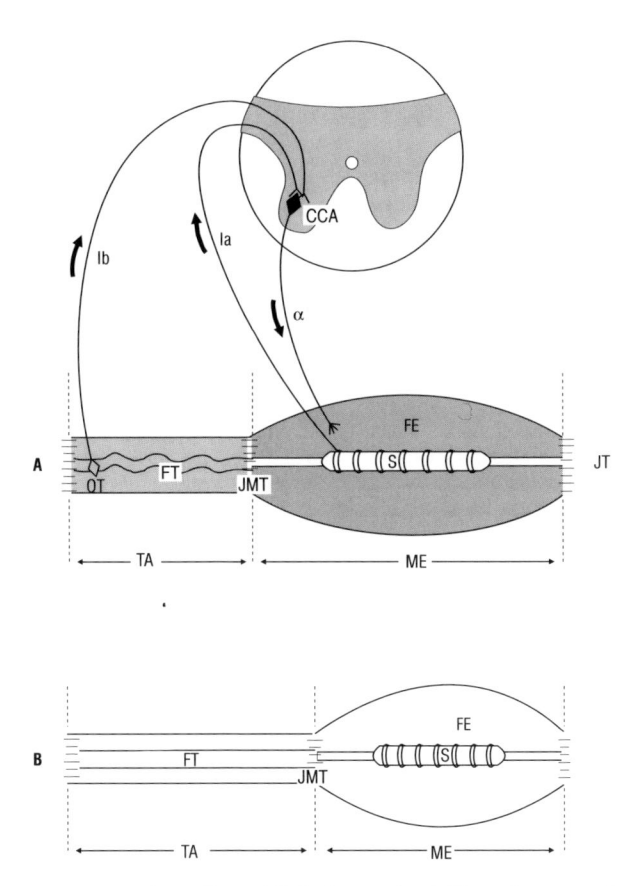

Figura 1.32 Mecanismo musculotendíneo. (*A*) O sistema fusal (S) mede o comprimento do músculo (ME); os órgãos tendíneos (Golgi) (OT) monitorizam a tensão. O alongamento do sistema fusal ativa a fibra Ia, enquanto o alongamento do órgão tendíneo ativa as fibras Ib. Estas últimas influenciam as células do corno anterior (CCA), que enviam atividade motora via fibras alfa para as fibras extrafusais (XF). Com o músculo em repouso (*A*), as fibras do tendão (FT) ficam levemente encolhidas. Quando as fibras extrafusais contraem (*B*), o músculo (ME) encurta, e o tendão se alonga (TL) até o grau que as fibras possam alongar-se. As fibrilas tendíneas (TF), compostas de fibras de colágeno, se desenrolam. A contração muscular excessiva pode romper a junção musculotendínea (MT).

O *extensor curto dos dedos* origina-se nas superfícies anterior e superior do calcâneo e do retináculo extensor. Este último divide-se em dois segmentos (Fig. 1.34). O superior estende-se dos aspectos inferior e medial da fíbula, insere-se no aspecto medial da parte inferior da tíbia e cobre o músculo tibial anterior. O segmento inferior forma uma banda em forma de Y que contém os tendões do fibular acessório e os extensores longo dos dedos e do hálux. Ele evita o arqueamento desses tendões na contração. O retináculo fibular superior origina-se na área distal do maléolo lateral e contém os tendões fibulares.

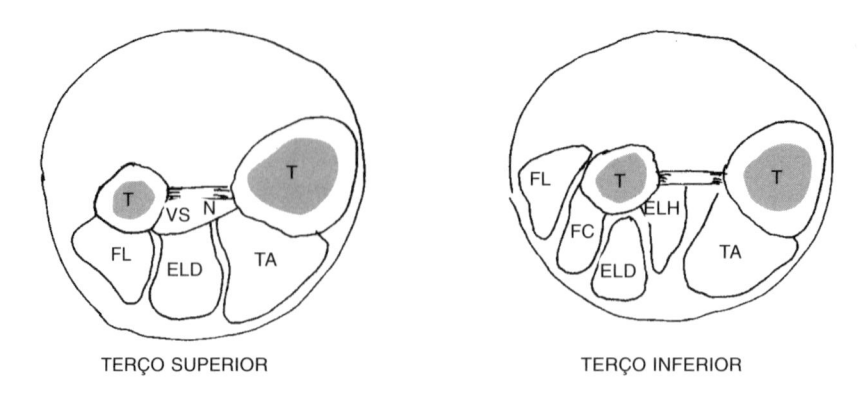

Figura 1.33 Secções dentro da perna: músculos anteriores. O *terço superior* contém o tibial anterior (TA), o fibular longo (FL) e o extensor longo dos dedos (ELD). Os vasos sangüíneos (VS) e os nervos (N) estão contidos no compartimento formado pela fáscia muscular. O *terço inferior* contém o tibial anterior (TA), o extensor longo do hálux (LH), o extensor longo dos dedos (ELD), que contém o fibular acessório (não-mostrado), fibular curto (FC); e o fibular longo (FL). A tíbia (T) e a fíbula (F) formam a perna.

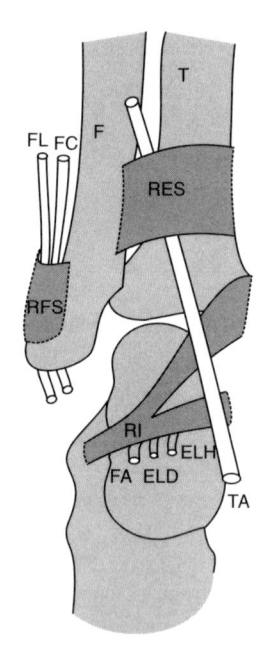

Figura 1.34 Retináculo extensor e fibular. Os retináculos que estão localizados na frente do tornozelo (tíbia [T] e fíbula [F], são divididos em retináculo extensor superior (RES); retináculo inferior (RI), com formato de Y; e em retináculo fibular superior (RFS). Eles contêm os tendões que passam na frente do tornozelo para evitar arqueamento).

TA = tendão anterior
FL = fibular longo
FC = fibular curto
FA = fibular acessório
ELD = extensor longo dos dedos
ELH = extensor longo do hálux

O GRUPO POSTERIOR

O grupo posterior dos músculos da perna é também chamado de *músculos crurais posteriores* (Fig. 1.35). Eles se dividem em dois grupos: *superficial* e *profundo*.

O grupo superficial inclui o gastrocnêmio, o plantar e o sóleo. O gastrocnêmio tem duas cabeças cobrindo a fossa poplítea. O sóleo origina-se nos limites inferiores da fossa. E o plantar fica entre eles (Fig. 1.36). Todos se mesclam em uma aponeurose, formando o tendão do calcâneo, que se insere nos aspectos posterior e superior do osso do calcanhar (calcâneo), fazendo-o subir durante a marcha. Todos os três músculos são inervados pelo nervo tibial.

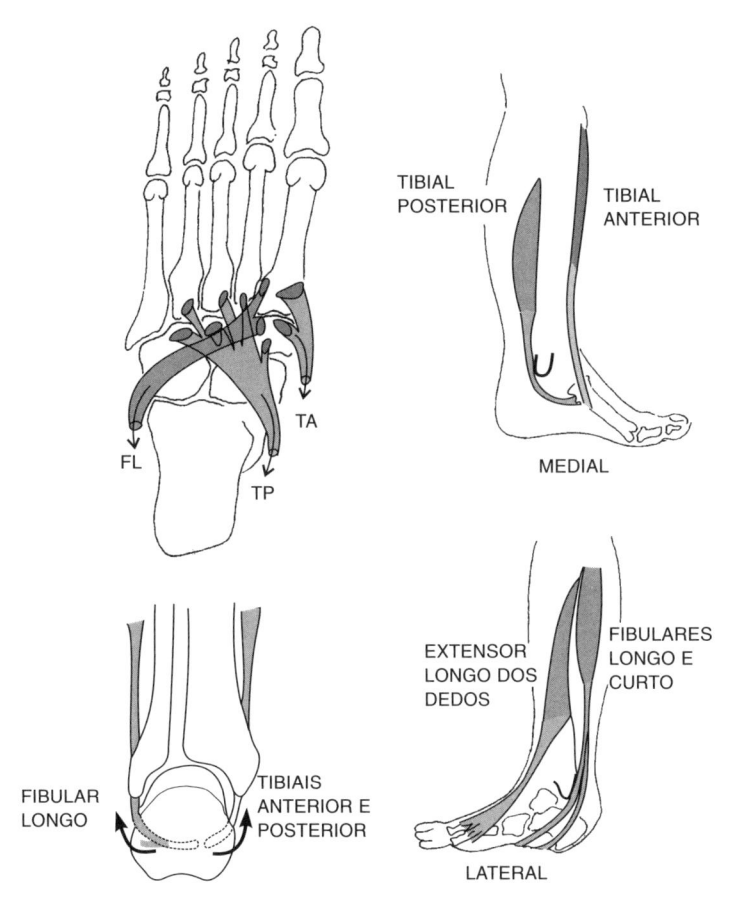

Figura 1.35 Musculatura extrínseca do pé. Estão mostradas a origem, a direção e a inserção dos músculos extrínsecos que atuam no pé. O tibial anterior (TA) e o tibial posterior (TP) são os músculos mediais que promovem a inversão do pé. O fibular longo (FL) everte o pé. Tanto o tibial posterior quanto o fibular longo fazem a flexão plantar do pé. O extensor longo dos dedos e o tibial anterior promovem a dorsiflexão do pé.

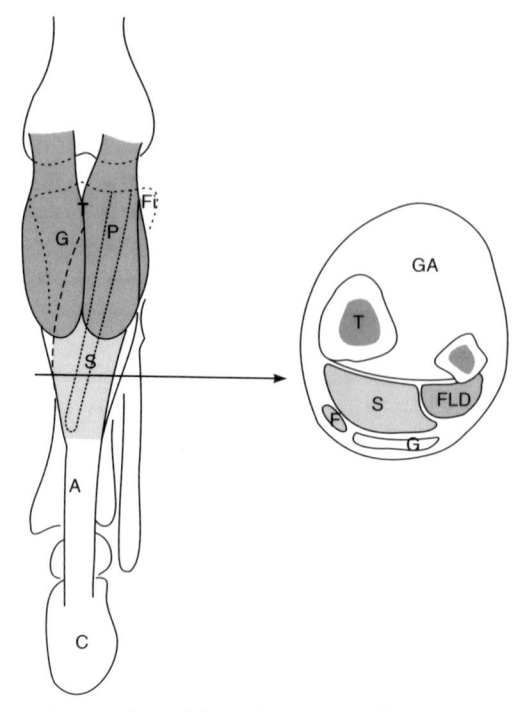

Figura 1.36 Músculos crurais posteriores. Vistos de trás, os músculos crurais posteriores são gastrocnêmio (G), sóleo (S) e plantar (P). A é o tendão do calcâneo; C, o calcâneo; T, a tíbia; e Fi, a fíbula. A seta longa divide a perna com a figura da direita, sendo uma secção transversa. G é a porção tendínea do gastrocnêmio, quando torna-se o tendão do calcâneo. FLD é o flexor longo do hálux e GA é o grupo muscular anterior.

Uma bolsa sinovial fica entre o músculo semimembranáceo e a cabeça medial do gastrocnêmio. Essa bolsa comunica-se com outra bolsa entre o gastrocnêmio e a cápsula do joelho. A lesão (estiramento) do músculo gastrocnêmio pode causar derrame na articulação do joelho.

O músculo plantar, entre os músculos gastrocnêmio e sóleo, tem um tendão com aproximadamente 12 cm de comprimento. Sua origem é próxima à cabeça lateral do músculo gastrocnêmio, enquanto a inserção ocorre no aspecto medial do tendão do calcâneo.

O *sóleo* é assim chamado porque tem a forma de uma sola de sapato. O sóleo origina-se em uma linha com formato de ferradura no aspecto posterior da parte superior da tíbia. Como flexor plantar, ele é mais poderoso que o músculo gastrocnêmio.

Como mostrado na Figura 1.31, o centro de gravidade passa a 3° em frente ao tálus, e o grupo gastrocnêmio-sóleo traciona a perna para trás com o objetivo de manter o equilíbrio (Fig. 1.37). Quando o centro de gravidade do corpo está mais para a frente, o grupo dos músculos posteriores da perna a puxa para trás. Já o grupo anterior a puxa para a frente.

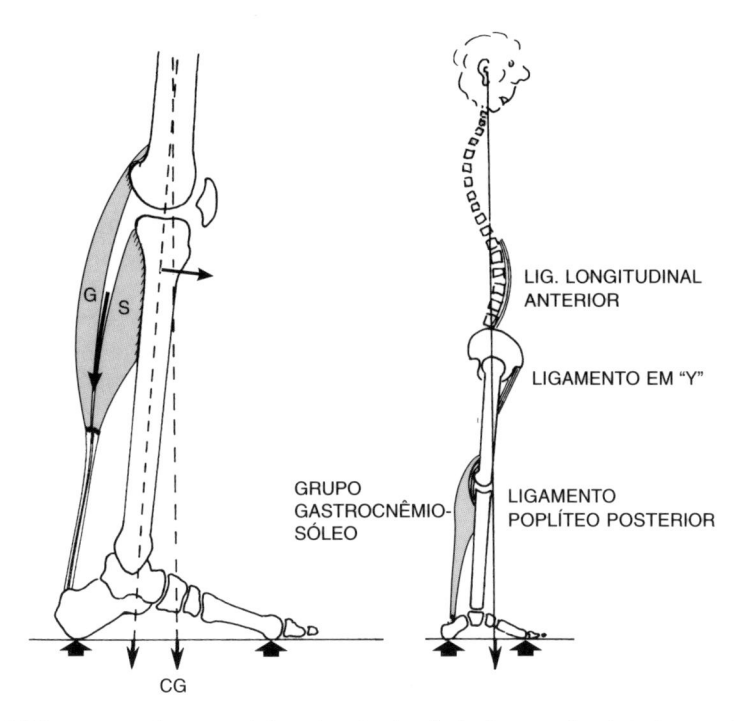

Figura 1.37 Esforço muscular na posição relaxada de pé. Ao ficar-se de pé de forma relaxada, a coluna inclina-se sobre o ligamento longitudinal anterior, o quadril sobre o ligamento iliofemoral (Y) e os joelhos estendem-se para inclinar-se sobre os ligamentos poplíteos posteriores. O gastrocnêmio-sóleo deve manter o tônus para tracionar as pernas para trás, porque o centro de gravidade cai aproximadamente 3° para a frente do tálus. A postura ereta relaxada é principalmente ligamentar, tendo apenas o grupo gastrocnêmio-sóleo ativo. (De Cailliet, R: *Low Back Pain Syndrome*, ed. 3. F. A. Davis, 1968, com permissão.)

OS MÚSCULOS PROFUNDOS

O músculo *plantar* origina-se em um tendão localizado no epicôndilo lateral do fêmur, correndo por trás para inserir-se no aspecto posterior da tíbia. Ele corre entre o ligamento colateral fibular (lateral) do joelho e o menisco lateral (Fig. 1.38).

O *tibial posterior* origina-se a partir dos dois terços superiores da membrana interóssea e dos ossos de cada lado da membrana. Ele se inclina medialmente para alcançar o maléolo medial e passa posteriormente a ele em uma "tipóia" (ver Fig. 1.18). Envia dois terços do seu tendão para inserir-se no osso navicular, com algumas fibras estendendo-se até o primeiro cuneiforme (Fig. 1.39).

O *flexor longo dos dedos* origina-se na superfície posterior da área distal da tíbia até a linha do sóleo e a partir da fáscia do tibial posterior. Seu tendão cruza o tendão tibial posterior. Ele se insere na falange distal dos quatro dedos mais laterais (ver Fig. 1.23).

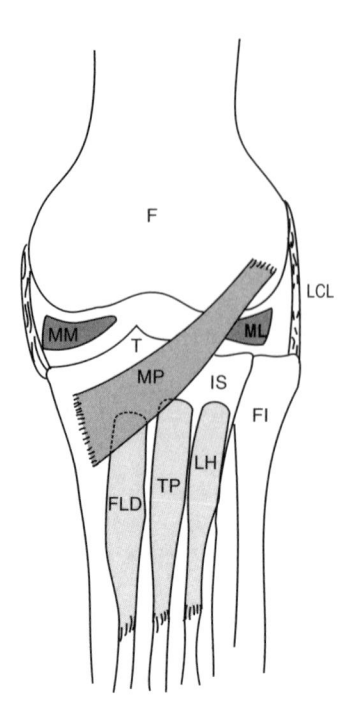

Figura 1.38 Músculo plantar. O músculo plantar (MP) origina-se do epicôndilo lateral do fêmur (F) para inserir-se no aspecto póstero-superior da tíbia (T). Ele corre lateralmente entre o ligamento colateral lateral (LCL) e o menisco lateral (ML). O menisco medial (MM) é notado, como também a cabeça da fíbula (Fi). Os três músculos bipenados – flexor longo dos dedos (FLD), tibial posterior (TP) e flexor longo do hálux (FLH) – originam-se abaixo do local de inserção do músculo sóleo (IS).

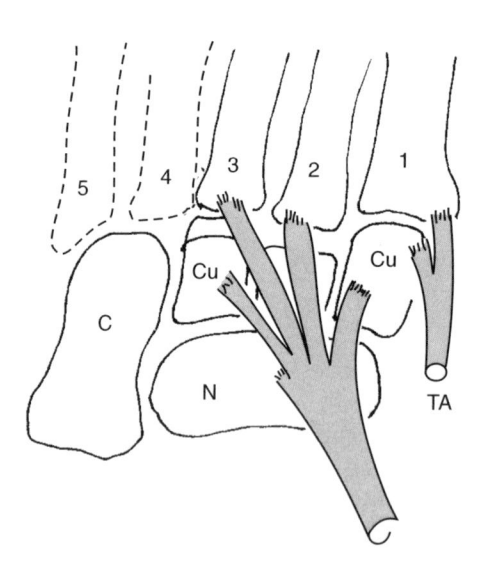

Figura 1.39 Inserção tendínea do tendão tibial posterior. O tendão tibial posterior (TP) tem dois terços de sua inserção no navicular (N), com uma banda para o primeiro cuneiforme (Cu) e para o segundo e terceiro metatarsais. Algumas fibras podem conectar-se com o cubóide (C). O tendão tibial anterior (TA) insere-se no cuneiforme medial e na base do primeiro metatarsal.

O *flexor longo do hálux* origina-se da fíbula, da fáscia tibial posterior e da membrana interóssea, inserindo-se na falange terminal do hálux (ver Fig. 1.23). Passa, então, entre os dois ossos sesamóides, localizados nos tendões do flexor curto do hálux. Ele também envia bandas fibrosas para os tendões do flexor longo dos dedos, quando este passa para os segundo e terceiro dedos (Fig. 1.40).

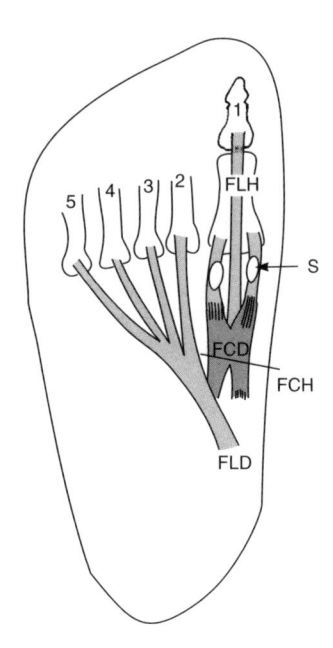

Figura 1.40 Inserção tendínea dos flexores longo e curto do hálux. O tendão do flexor longo do hálux (FLH) passa entre os dois ossos sesamóides (S) presentes dentro dos tendões do flexor curto do hálux (FCH) para prender-se na base da primeira (1) falange distal. O flexor longo dos dedos (FLD) prende-se nas bases do segundo, terceiro, quarto e quinto dedos.

TERMINOLOGIA

O movimento do tornozelo consiste, essencialmente, de flexão e extensão[2]. Entretanto, a definição desses termos varia em relação ao pé. O termo *flexão* habitualmente implica que o ângulo entre os dois ossos seja estreitado. Já *extensão* indica alongamento ou retificação, ou seja, aumento do ângulo. Alguns autores consideram que o movimento para cima do pé sobre a tíbia deveria ser extensão, porque o movimento dos dedos do pé é também chamado de extensão. Por conseguinte, o oposto deveria ser chamado de flexão.

Neurologicamente o movimento para cima do pé constitui parte da sinergia flexora, tal como as flexões do quadril e do joelho. Correntemente o movimento para baixo é denominado de *flexão plantar,* e o movimento para cima, de *dorsiflexão* – no que tange ao complexo pé-tornozelo.

Todos os tendões que passam atrás dos maléolos são considerados flexores plantares. Medialmente eles são o tibial posterior, o flexor longo dos dedos e o flexor longo do hálux. Lateralmente, esses músculos são os fibulares longo e curto. Porém, estes dois são responsáveis por apenas 5% da tração total que levanta o calcanhar do solo. O principal flexor plantar é o grupo gastrocnêmio-sóleo.

Outro termo indica que o movimento do complexo pé-tornozelo se processa nas *articulações do tornozelo*.[3,4] O *tornozelo* é a junção entre a tíbia e o tálus (dentro do encaixe), ou seja, a *articulação tibiotalar*. A articulação *inferior* é a *articulação subtalar*, sobre a qual há inversão-eversão e pronação-supinação, propiciadas pelos tendões lateral e medialmente posicionados.

A FÁSCIA PLANTAR

A fáscia plantar é uma continuação do tendão plantar. Ela se origina no tubérculo medial do calcâneo e passa anteriormente, dividindo-se em cinco bandas, cada uma inserindo-se em um dedo (Fig. 1.41). Cada banda distal divide-se na articulação metatarsofalângica para inserir-se nos lados interno e externo da articulação. Por essa divisão passam os tendões do flexor longo e do flexor curto (Fig. 1.42). Há, freqüentemente, uma banda fibrosa curta que se projeta a partir do aspecto lateral do tubérculo do calcâneo e prende-se na base do quinto metatarsal, formando parte do ligamento "mola" lateral.

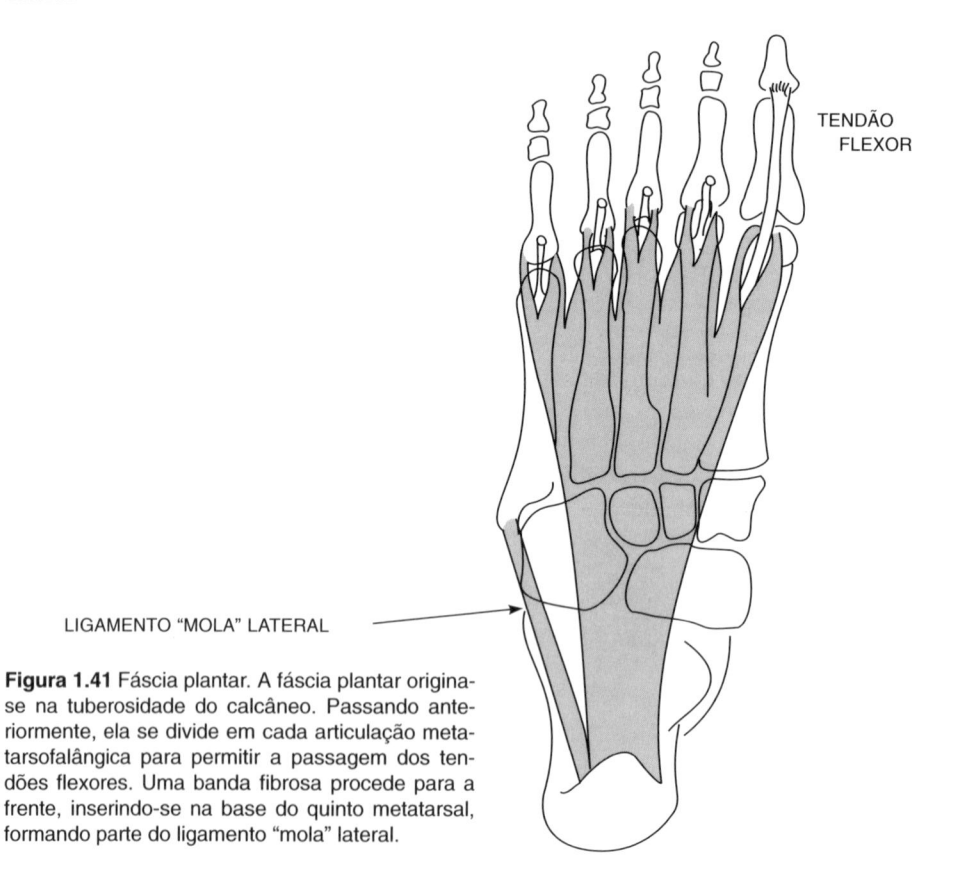

Figura 1.41 Fáscia plantar. A fáscia plantar origina-se na tuberosidade do calcâneo. Passando anteriormente, ela se divide em cada articulação metatarsofalângica para permitir a passagem dos tendões flexores. Uma banda fibrosa procede para a frente, inserindo-se na base do quinto metatarsal, formando parte do ligamento "mola" lateral.

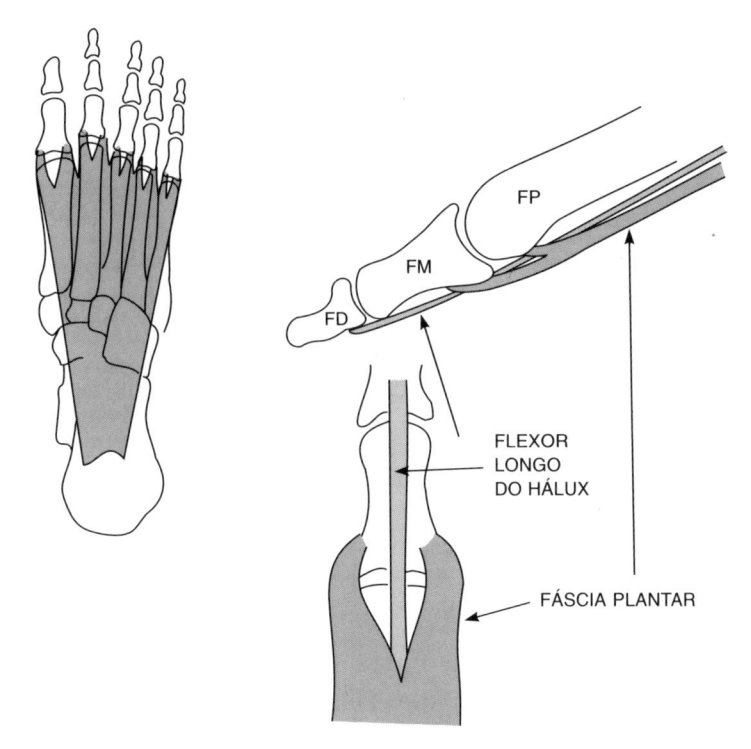

Figura 1.42 Porção anterior da fáscia plantar. As divisões anteriores da fáscia plantar (ver Fig. 1.41) mostram a passagem dos tendões flexores.

SUPRIMENTO NERVOSO

Os nervos para os músculos da perna, tornozelo e pé suprem a sensibilidade. Portanto, mediam a dor e suprem a função nervosa para perna, pé, dedos e tornozelo. Os principais nervos da extremidade inferior são os ramos do nervo isquiático, que se divide no ângulo poplíteo para formar os nervos tibiais, e fibular comum (Fig. 1.43).

O *nervo isquiático* origina-se dos ramos primários não-divididos de L4, L5, S1, S2 e S3.[4] É um tronco único dividido em dois componentes: o nervo tibial e o nervo fibular comum. Estes, por sua vez, dividem-se em ramos com nomes variados (Fig. 1.44).

O *nervo tibial*, essencialmente uma continuação do nervo isquiático, deriva de todos os ramos primários anteriores não-divididos do plexo sacral. Após separar-se do nervo fibular comum, ele penetra na perna entre a origem das duas cabeças do músculo gastrocnêmio e passa profundamente ao músculo sóleo para entrar no compartimento posterior da perna.

No trajeto, o nervo tibial supre ambas as cabeças do músculo gastrocnêmio, o sóleo, o plantar e o músculo tibial posterior. Ele contribui para a formação do nervo sural (ver Fig. 1.46), que perfura a fáscia profunda do terço médio da perna e, então, continua para trás, formando o *nervo do calcâneo lateral*, que supre o calcanhar (Fig. 1.45).

O *nervo tibial posterior* é uma continuação do nervo tibial. Ele inicia ao nível do arco fibroso do sóleo, cruza por baixo da tíbia e, então, termina (sob o retináculo flexor, atrás e inferiormente ao maléolo medial) nas divisões medial e lateral do nervo plantar (Fig. 1.46).

O *nervo fibular comum* é comparativamente curto e contém segmentos das raízes de L4, L5, S1 e S2. Ele cruza por baixo junto à borda lateral da fossa poplítea para alcançar posteriormente a cabeça da fíbula. Enrola-se ao redor do colo da fíbula, onde se divide em nervos fibulares profundo e superficial.

O *nervo fibular superficial* desce na perna em frente à fíbula. Após descer por dois terços, ele perfura a fáscia e penetra na pele da frente, na área lateral da perna e no dorso do pé.

O *nervo fibular profundo* começa logo abaixo da cabeça da fíbula. Após enrolar-se ao redor do colo da fíbula, desce pela perna em frente à membrana interóssea. Ao alcançar o tornozelo, passa sob o retináculo extensor superior (ver Fig. 1.34), onde se divide em dois ramos, medial e lateral, indo à superfície cutânea da área lateral do hálux e ao segundo dedo. Sua função motora é para o extensor curto dos dedos, tibial anterior, extensor longo do hálux, fibular acessório e primeiro interósseo dorsal.

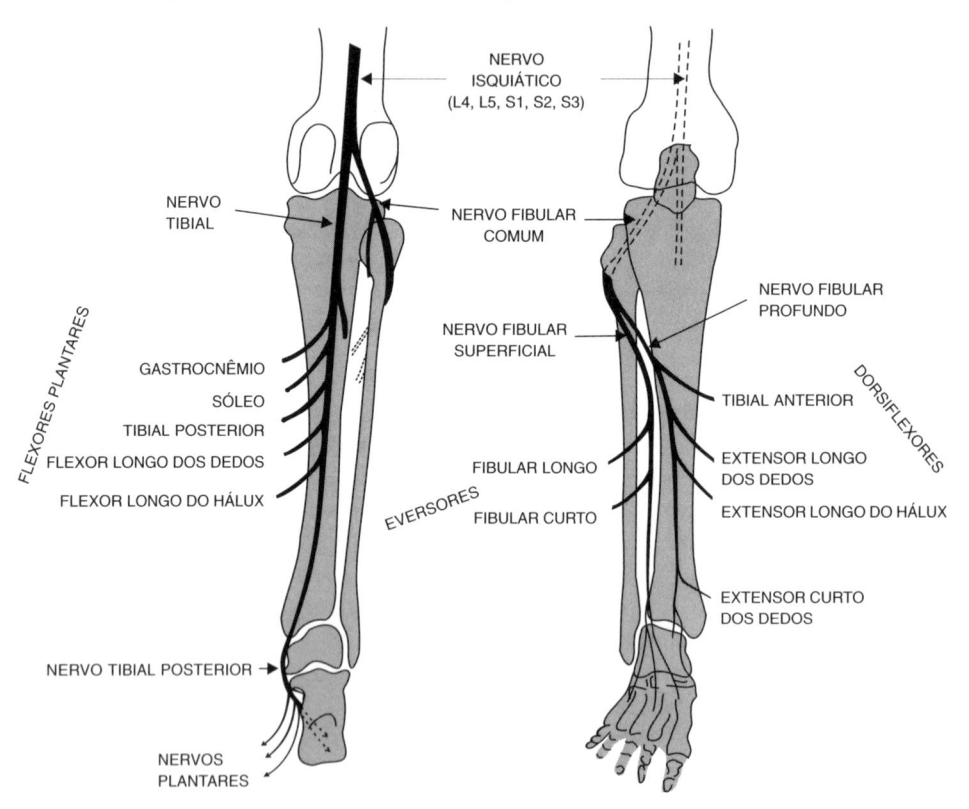

Figura 1.43 Inervações da perna e do pé.

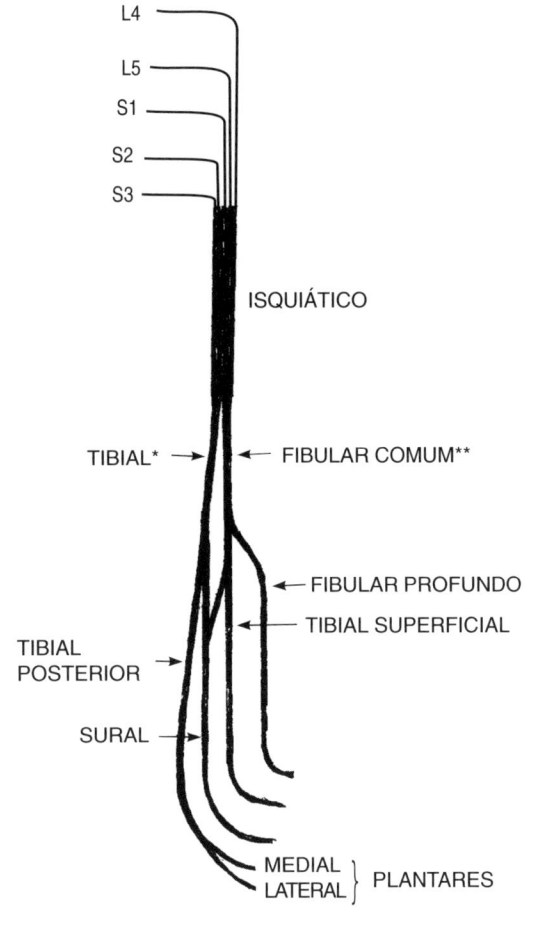

Figura 1.44 Divisões e ramos do nervo isquiático (esquema). O nervo isquiático origina-se das raízes L4, L5, S1, S2 e S3. Divide-se em dois ramos principais – o tibial e o fibular comum. A terminologia varia, de forma que o nervo tibial (*) é também denominado de poplíteo interno ou medial. O fibular comum (**) é também chamado de poplíteo externo ou lateral. O fibular profundo é também chamado de nervo tibial anterior, e o superficial, de musculocutâneo. O sural é freqüentemente chamado de nervo safeno externo. (Diagrama modificado de Haymaker, W, e Woodhall, B: *Peripheral Nerve Injuries*, ed. 2. W. B. Saunders, Philadelphia, 1953.)

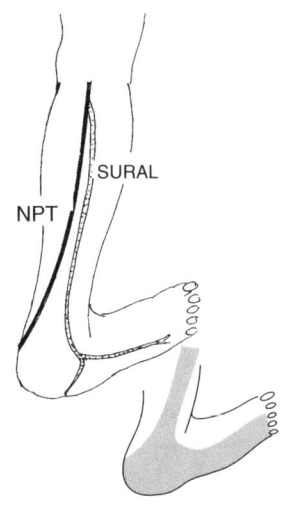

Figura 1.45 Divisões e distribuição do nervo sural.

Os *nervos plantares* são divisões do nervo tibial posterior (ver Fig. 1.46). O *nervo plantar medial* (Fig. 1.47) envia ramos sensitivos cutâneos para a superfície plantar dos três dedos mais mediais e para o aspecto medial do quarto dedo. Seus ramos motores suprem o abdutor e o flexor curto do hálux, o flexor curto dos dedos e os primeiros dois lumbricais (ver Fig. 1.47).

O *nervo plantar lateral* passa pela superfície plantar do pé. Após dividir-se em ramos profundo e superficial, supre a sensibilidade da superfície plantar dos dedos remanescentes do aspecto lateral do pé. Ele confere inervação motora ao quadrado plantar, ao flexor curto do quinto dedo, ao abdutor do quinto dedo e aos músculos plantares interósseos e lumbricais remanescentes.

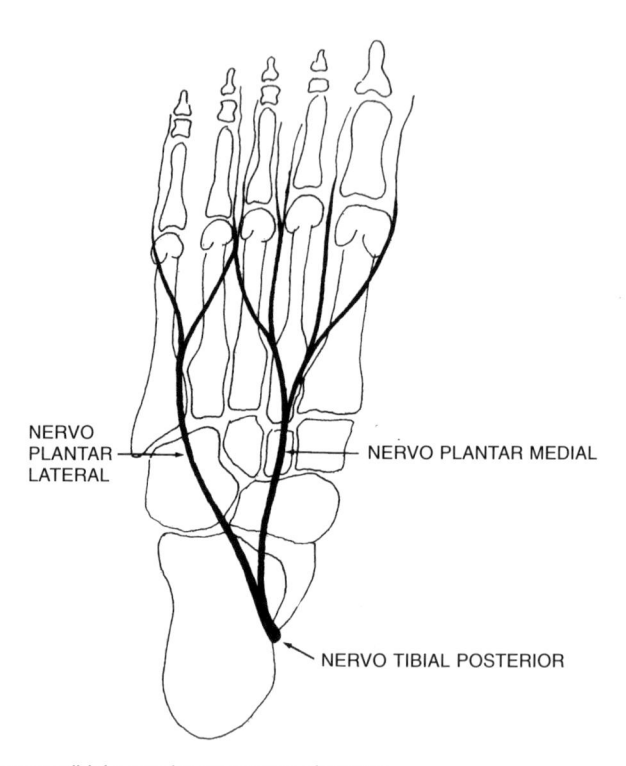

Figura 1.46 Divisão do nervo tibial posterior em nervos plantares.

SUPRIMENTO SANGÜÍNEO

A *artéria poplítea* é a continuação direta da artéria femoral. Esta última passa para o interior do quadrante poplíteo posterior e se divide em artérias tibiais anterior e posterior ao descer o joelho. A artéria tibial posterior segue o mesmo curso do nervo tibial (Fig. 1.48), suprindo os músculos posteriores da perna. Ao alcançar o maléolo medial, ela passa para a superfície plantar do pé, dividindo-se em artérias plantares medial e lateral. Abaixo da bifurcação, a artéria poplítea ramifica-se lateralmente, passando pela membrana interóssea, descendo o aspecto lateral da perna e suprindo os músculos laterais. Ela termina como a *artéria calcânea lateral*.

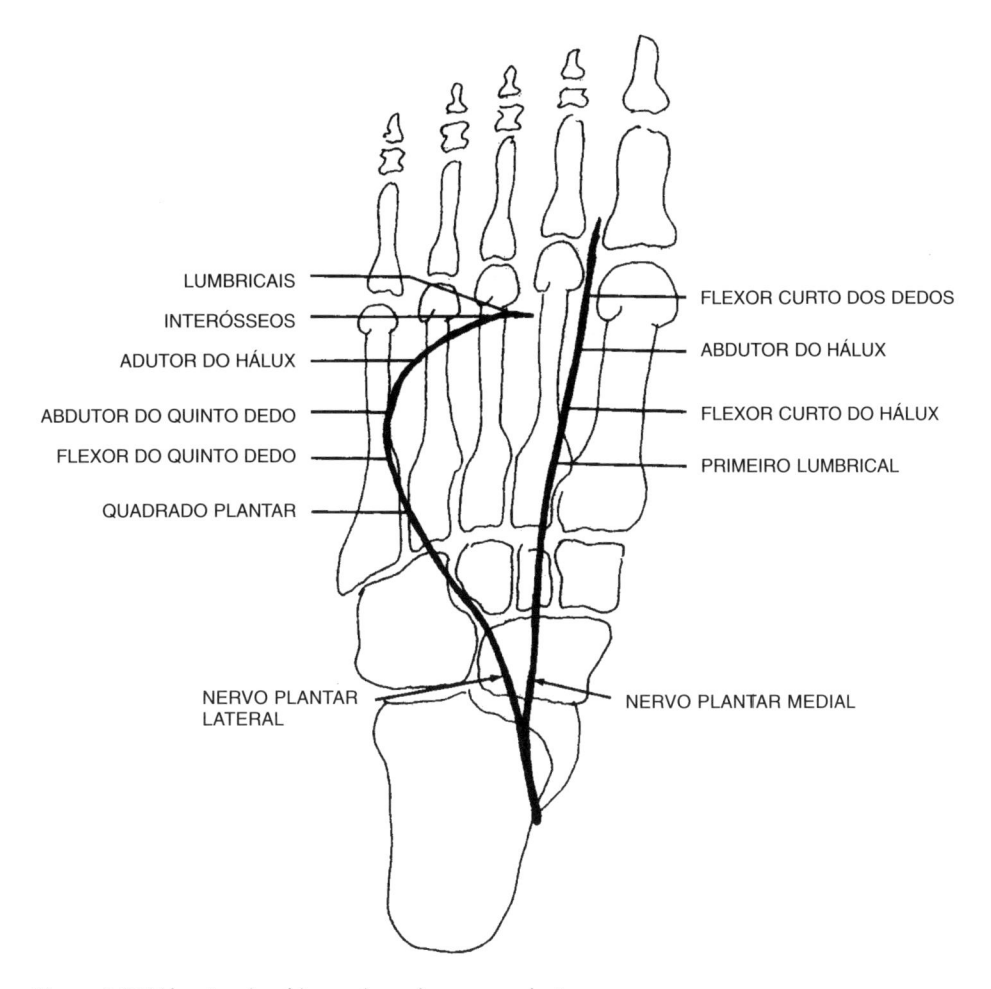

Figura 1.47 Músculos do pé inervados pelos nervos plantares.

Abaixo do quadrante poplíteo, a artéria poplítea se bifurca, originando a *artéria tibial anterior*. Esta última passa anteriormente entre a tíbia e a fíbula pela margem superior da membrana interóssea, dirigindo-se para a superfície anterior da membrana, onde supre os músculos do compartimento anterior. Ao alcançar o dorso do pé, ela se transforma em artéria dorsal do pé, cujos ramos terminais são as *artérias metatarsal dorsal e digital dorsal*. Elas se comunicam com os ramos distais das artérias plantares (Fig. 1.49).

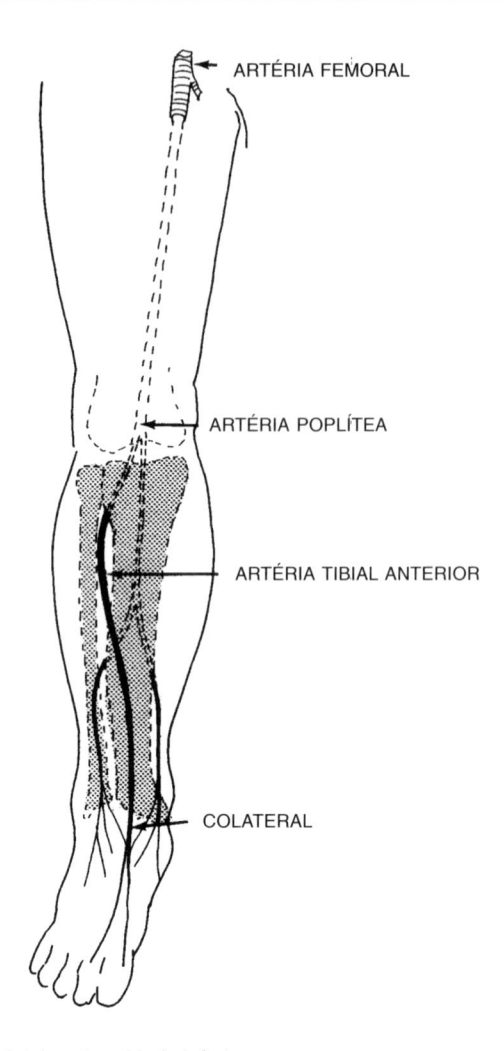

Figura 1.48 Suprimento arterial da extremidade inferior.

ESTRUTURA E FUNÇÃO LIGAMENTARES

Uma discussão dos *ligamentos* é necessária. Eles são muito importantes para definir a estrutura e a função do tornozelo e do pé, ajudando a compreender melhor a função e a incapacidade.

O tecido conjuntivo denso, que forma a base dos tendões e dos ligamentos, é um complexo de células, de substância basal e de fibras. As fibras incluem o colágeno, a elastina e o retículo. A proporção de cada um desses componentes da fibra é determinada pela estrutura necessária para um órgão ou função específica.

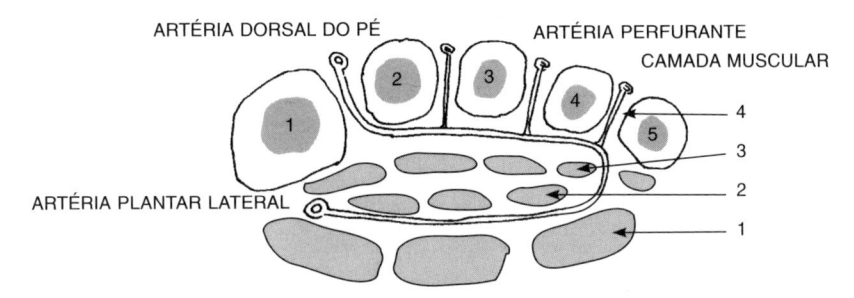

Figura 1.49 Suprimento sangüíneo distal do pé. A artéria plantar lateral passa medialmente entre a primeira (1) e a segunda (2) camadas dos músculos da sola do pé, para então se mover lateralmente sob o metatarsal e sob a quarta camada de músculos intrínsecos (não mostrados na figura). O suprimento arterial terminal na artéria dorsal do pé com artérias perfurantes intermediárias.

A base fibra de colágeno é a molécula de *tropocolágeno* (Fig. 1.50). Essa molécula é formada por uma tripla cadeia de polipeptídeos, constituindo uma fibra de colágeno. Na cadeia trielicoidal de aminoácidos, cada terceiro resíduo é a glicina (Fig. 1.51). Cada cadeia tem comprimento uniforme e encaixa-se com as outras cadeias em uma configuração precisa.

Um *tendão* é uma banda de fibras longitudinais de colágeno inseridas no periósteo de áreas articulares relacionadas para suportar uma articulação ativa e específica. As fibras de colágeno reagem ao alongamento mecânico de forma determinada. Seu comprimento e tensão resultantes formam uma *curva tensão-deformação*. Os tendões estão habitualmente envolvidos por uma bainha, sob regime de suprimento sangüíneo intrínseco (Fig. 1.52).

Tensão refere-se à quantidade de carga por unidade de área transversa. *Deformação* é o alongamento proporcional que ocorre.

Há cinco regiões distintas de colágeno na *curva tensão-deformação*:[5]
1. *Região do dedo.* Há pouco aumento na deformação (comprimento) pela tensão.
2. *Região linear.* A rigidez é basicamente consistente. Com o aumento do alongamento, também aumenta a tensão, sendo esta a região na qual ocorre cedo a microfalência.
3. *Falência progressiva.* Embora intacto a olho nu, ocorre falência gradual com a deformação progressiva repetida.
4. *Falência maior.* O tendão permanece grosseiramente intacto, mas há pontos de ruptura e falência visíveis.
5. *Região de ruptura completa.* Quebra grosseira da continuidade do tendão.

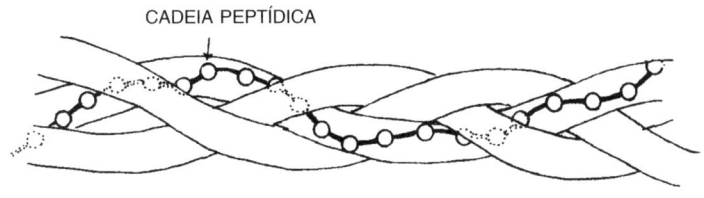

Figura 1.50 Molécula de colágeno do tipo I.

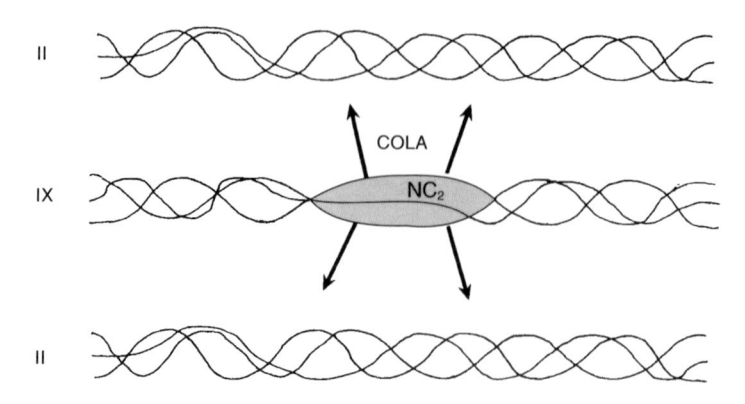

Figura 1.51 O papel do tipo IX na cartilagem.

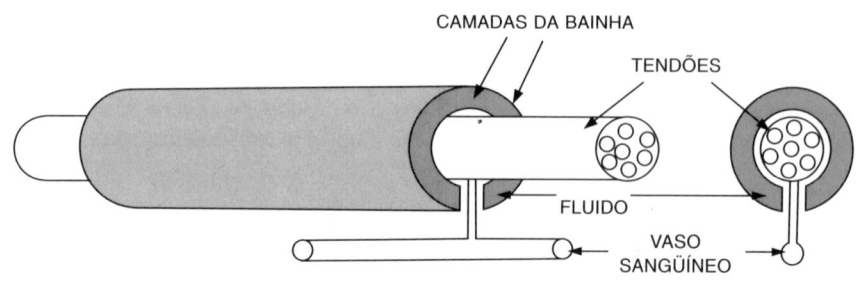

Figura 1.52 Bainha do tendão e suprimento sangüíneo.

Arrasto

Arrasto é o lento alongamento de um tendão em resposta à tensão constante ou repetida. O arrasto é transitório, se fisiológico e sob variáveis específicas de temperatura.

Recuperação

Recuperação é o retorno de um tendão ao seu comprimento original, após a remoção da tensão prévia à ruptura. Se a tensão for removida antes da falência parcial, o tendão retorna a seu comprimento original após período de repouso, durante o qual não haja carga. A isso se denomina *recuperação*. Essa recuperação não envolve a incidência de lesão residual permanente. Também não significa que tenha havido alongamento permanente. A recuperação de determinada função não implica recuperar todas as outras funções, pois a microfalência pode persistir.

A tensão é um estímulo físico com papel significativo na formação e na manutenção do colágeno. Um aumento gradual na tensão eleva a produção e a organização de colágeno. Reduzir a tensão diminui a produção e a organização do colágeno.

A lesão nas estruturas de colágeno promove formação cicatricial. Após a lesão, há migração celular das bordas do ferimento para dentro do espaço formado. Inicialmente, os macrófagos são seguidos por fibroblastos. Estes últimos formam vasos sangüíneos com os capilares originais. Os leucócitos também invadem e, em 48 a 72 horas, emergem fibras de colágeno. O trauma agudo e a irritação crônica repetitiva sempre iniciam reação inflamatória, com conseqüente fibroplasia. Permanece indeterminada a maneira como os micrófagos estimulam a fibroplasia.

No tecido não-traumatizado há alterações significativas na complacência, na resistência e no alongamento dos tecidos conjuntivos densos (TCD):

1. A imobilização provoca significativa perda de resistência. Perda de 80% da força de TCD no músculo tem sido constatada após quatro semanas: 50% nos ligamentos colaterais e 39% nos ligamentos cruzados do joelho após oito semanas.[7]
2. A imobilização causa perda de comprimento e de flexibilidade mais lentamente que a de resistência.
3. O trauma antes da imobilização acelera o encurtamento dos TCD durante a imobilização, por causa da formação de tecido cicatricial.
4. As lesões por uso excessivo podem ser prevenidas ou minimizadas por períodos de repouso entre a tensão.
5. A contratura pode ser prevenida ou minimizada colocando-se as estruturas de TCD em posição alongada durante a imobilização.
6. As contrações musculares isométricas iniciam a profilaxia da tensão nos tendões.

MECANISMOS SENSORIAIS DOS TENDÕES E DOS LIGAMENTOS

A literatura ortopédica tem mostrado devoção à anatomia das estruturas ósseas, ligamentares e vasculares, dando pouca atenção às estruturas neuronais. Estas últimas têm sido consideradas principalmente dando mecanismos subservientes de dor, além de prover "reflexos protetores ligamentomusculares". Considerava-se que tais reflexos constituíam um sistema de rápida retroalimentação capaz de prevenir movimentos articulares anormais. Vários autores, recentemente, deram-se conta de que nenhum reflexo é rápido o suficiente para proteger de forma reflexa a articulação, a menos que o trauma ameaçador seja muito lento.[8] Os receptores articulares, por conseguinte, devem servir para outras funções.

Inúmeras terminações nervosas sensoriais em tendões e ligamentos têm fibras aferentes aos fusos musculares gama, que alegadamente estabilizam as articulações e previnem excessos traumáticos a seus tecidos moles.[9] A função proprioceptiva de muitas articulações tem sido estudada: dedo[10-12], cotovelo,[13] joelho[14,15] e quadril.[16] Contudo, poucos estudos envolvem pé e tornozelo.[17,18]

Vários receptores sensoriais periféricos têm sido propostos como capazes de sinalizar a posição e o movimento do membro, incluindo os receptores articulares da cápsula, do fuso e cutâneos[19]. A recepção proprioceptiva depende da idade do indivíduo,[11] da amplitude e da velocidade do movimento[10] e dos receptores responsáveis (Fig. 1.53).[17]

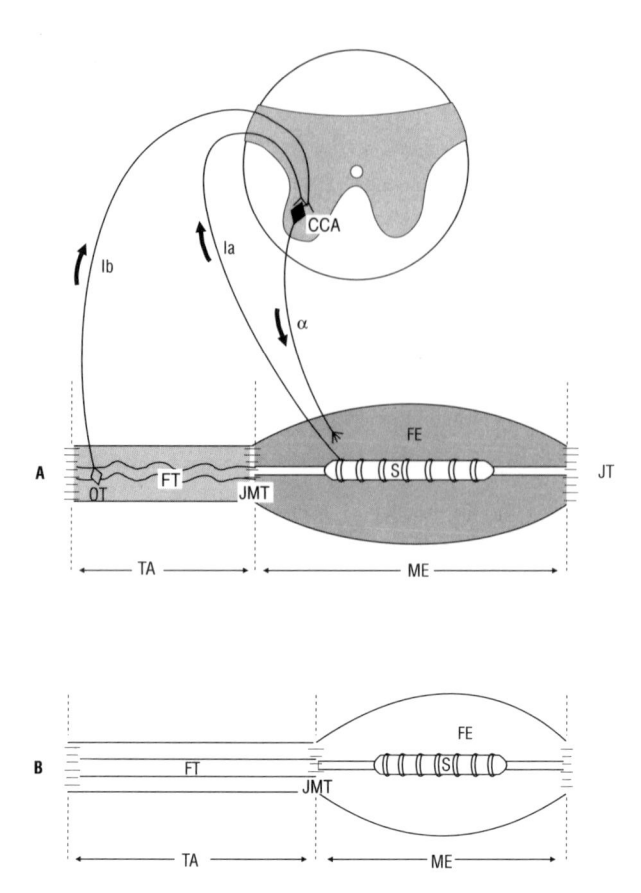

Figura 1.53 Mecanismo musculotendíneo. (*A*) O sistema fusal (S) mede o comprimento do músculo e (ME) os órgãos tendíneos (Golgi) (OT) monitorizam a tensão. O alongamento do sistema fusal ativa a fibra Ia, enquanto o alongamento do órgão tendíneo ativa as fibras Ib. Estas últimas influenciam as células do corno anterior (CCA), que enviam atividade motora via fibras alfa para as fibras extrafusais (FE). Com o músculo em repouso (*A*), as fibras do tendão (FT) ficam levemente encolhidas. Quando as fibras extrafusais contraem (*B*), o músculo (ME) encurta, e o tendão se alonga (TA) até o grau que as fibras possam alongar-se. As fibrilas tendíneas (FT), compostas de fibras de colágeno, se desenrolam. A contração muscular excessiva pode romper a junção musculotendínea (JMT).

REFERÊNCIAS BIBLIOGRÁFICAS

1. Basmajian, JV: Grant's Method of Anatomy, ed 4. Williams & Wilkins, Baltimore, 1971, pp 404-416.
2. American Academy of Orthopaedic Surgeons: Joint Motion—Method of Measuring and Recording. American Academy of Orthopaedic Surgeons, Rosemont, IL, 1965.
3. Inman, VT: The Joints of the Ankle. Williams & Wilkins, Baltimore, 1976, pp 26-29.
4. Haymaker, W, and Woodhall, B: Peripheral Nerve Injuries: Principles of Diagnosis, ed 2. WB Saunders, Philadelphia, 1953, pp 286-293.
5. Tillman, LJ, and Cummings, GS: Biological Mechanisms of Connective Tissue Mutability. In Currier, DP, and Nelson, RM (eds): Dynamics of Human Biological Tissues. FA Davis, Philadelphia, 1992, Chap l, pp 1-44.

6. Rigby, BJ, Hirai, N, and Spikes, JD: The mechanical behavior of rat tail tendon. J Gen Physiol 43:265-283, 1959.
7. Cummings, GS, and Tillman, LJ: Remodeling of dense connective tissue in normal adult tissues. In Currier, DP, and Nelson, RM (eds): Dynamics of Human Biological Tissues. FA Davis, Philadelphia, 1992, Chap 2, pp 45-73.
8. Wright, V, and Radin, EL (eds): Mechanics of Human Joints: Physiology, Pathophysiology and Treatment. Marcel Dekker, New York, 1993.
9. Johansson, H, Lorentzon, R, Sjolander, P, and Sojka, P: The anterior cruciate ligament: A sensor action on the gamma-muscle-spindle systems of muscles around the knee joint. Neuro- Orthop 9:1-23, 1990.
10. Clark, FJ, Grigg, P, and Chapin, JW: The contribution of articular receptors to proprioception with fingers in human. J Neurophysiol 61:186-193, 1989.
11. Ferrell, WR, Crighton, A, and Sturrock, RD: Age-dependent changes in position sense in human proximal interphalangeal joints. Neuro Report 3:259-261, 1992.
12. Ferrel, WR, Crighton, A, and Sturrock, RD; Position sense at the proximal interphalangeal joint is distorted in patients with rheumatoid arthritis of finger joints. Exp Physiol 77:675-680, 1992.
13. Goodwin, GM, McCloskey, DI, and Matthews, PBC: The contribution of muscle afferents to kinaesthesia shown by vibrating induced illusions of movement and by the effects of paralyzing joint afferents. Brain 95:705-748, 1972.
14. Barrack, RL, Skinner, HB, Cook, SD, and Haddad, RJ: Effect of articular disease and total knee arthroplasty on knee joint-position sense. J Neurophysiol 50:684-687, 1983.
15. Horch, KW, Clark, FJ, and Burgess, PR: Awareness of knee joint angle under static conditions. J Neurophysiol 38:1436-1447, 1975.
16. Grigg, P, Finerman, GA, and Riley, LH: Joint position sense after total hip replacement. J Bone Joint Surg 55-A: 1016-1025, 1973.
17. Freeman, MR, and Wyke, B: The innervation of the ankle joint: An anatomical and histological study in the cat. J Anat 68:321-333, 1967.
18. Freeman, MAR, and Wyke, B: Articular reflexes in the ankle joint: An electromyographic study of normal and abnormal influences of ankle-joint mechanoreceptors upon reflex activity in the leg muscles. Br J Surg 54:990-1001, 1967.
19. Hall, MG, Ferrell, WR, Baxendale, RH, and Hamblen, DL: Knee joint proprioception: Threshold detection levels in healthy young subjects. Neuro-Orthop 15:81-90, 1994.

Capítulo 2

O pé que caminha: a marcha

Para entender os papéis do pé e do tornozelo, todos os componentes da marcha devem ser analisados.[1] A caminhada é o meio de locomoção do ser humano para deslocar-se de um lugar a outro. A marcha exige completa e livre amplitude de movimento de todas as articulações envolvidas, atividade neuromuscular coordenada adequada e conservação de energia. Observações sobre a mecânica da caminhada foram documentadas anteriormente por Aristóteles e Leonardo da Vinci. Recentemente, contudo, a caminhada tem sido estudada cientificamente de forma tridimensional. Combina-se o uso de câmeras, espelhos e eletromiografia.[2] Além disso, capachos transdutores de pressão somam-se ao aparato que capta e processa informações.

Existem muitos termos envolvidos no estudo da mecânica da locomoção,[2] e vários deles merecem ser definidos:

1. *Cinemática.* Medidas de desfecho que incluem deslocamento, velocidade e aceleração.
2. *Cinética.* Medidas de desfecho que incluem as forças e os movimentos que produzem o movimento.
3. *Forças de reação do solo.* A força de reação em todos os segmentos do corpo imposta pelo solo na fase de apoio. Essa aceleração de massa consiste de três vetores: um vertical e dois de deslocamento horizontal. A força vertical pode ser de uma e meia a duas vezes o peso do corpo.
4. *Centro de pressão.* É o centro de força no vetor vertical que atua no pé durante o apoio. *Não* é o centro de gravidade.
5. *Momento de articulação.* É o torque (momento) de forças, ativas e passivas, nas articulações na rotação sobre seus eixos.
6. *Força de reação da articulação.* É a força de reação entre os dois segmentos de uma articulação em movimento.
7. *Estresse mecânico.* É a medida de força por área de unidade.

8. *Momento de inércia.* Consiste na resistência à rotação relacionada aos eixos sobre os quais há rotação. Mais adiante, este termo é discutido com mais profundidade, conforme a sua pertinência.

A locomoção humana tem sido comparada a uma roda deslocando-se sobre o solo. Sob esse aspecto, as pernas passam a ser consideradas dois raios. O raio que toca o solo constitui o apoio. Aquele que se move, a fase do *balanceio*.

A marcha começa com o apoio inicial, quando ambos os pés estão no chão. Isso não significa que tenha de começar como apoio de membro duplo, porque não precisa necessariamente haver peso igual sustentado em ambas as pernas (Fig. 2.1). O apoio de membro único é mais apropriado, uma vez que o peso (centro de gravidade) desloca-se lateralmente até que haja o apoio de uma perna (apoio). A porcentagem da marcha relacionada ao apoio, de perna dupla ou única, tem sido matematicamente calculada (Fig. 2.2).

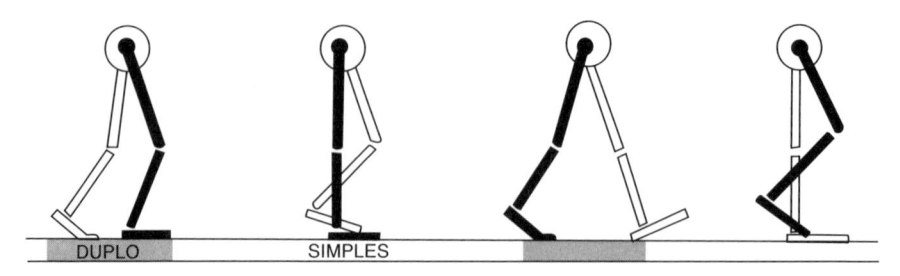

Figura 2.1 Divisão do contato com o solo durante a marcha. Inicialmente, o indivíduo apóia-se em ambas as pernas (duplo); enquanto uma perna balanceia, equilibra-se apenas em uma perna na fase do apoio. Há três intervalos da fase isolada até a fase dupla.

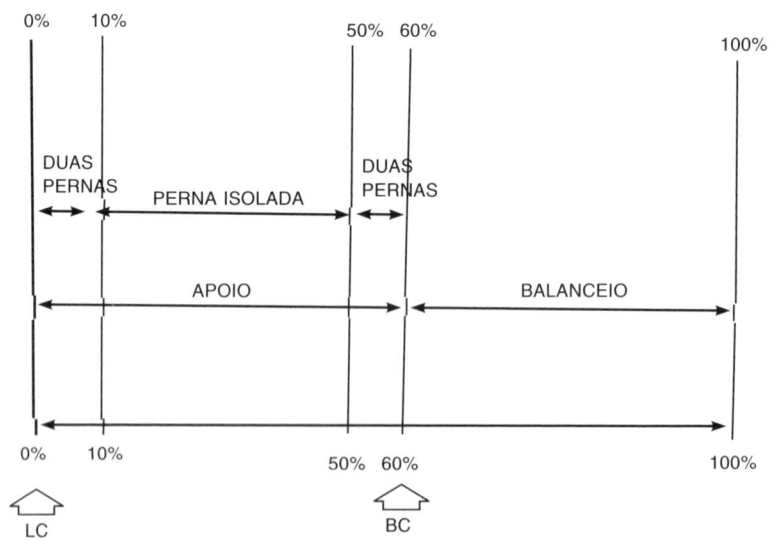

Figura 2.2 Porcentagem da marcha dividida em apoio e balanceio.

A caminhada inicia-se com a inclinação do corpo para a frente, posicionando-o à frente do seu centro de gravidade. O corpo desloca simultaneamente seu peso lateralmente, colocando mais peso no pé de apoio. Como o centro de gravidade muda, uma perna deve ser trazida para a frente da outra e do centro de gravidade deslocado para prevenir queda adiante.

A marcha é dividida em duas fases: *apoio* e *balanceio*. O apoio representa 60% e o balanceio, 40%.[3,4] A perna que se move à frente para recuperar equilíbrio é chamada de *membro de balanceio*. A perna que mantém o equilíbrio é a *perna de apoio*. A fase de apoio começa quando o calcanhar da perna de balanceio atinge o chão à frente do corpo (Fig. 2.3). A duração precisa desses ciclos de marcha varia de acordo com a velocidade da caminhada, de modo que o apoio total e os tempos de balanceio diminuem à medida que a velocidade de marcha aumenta.

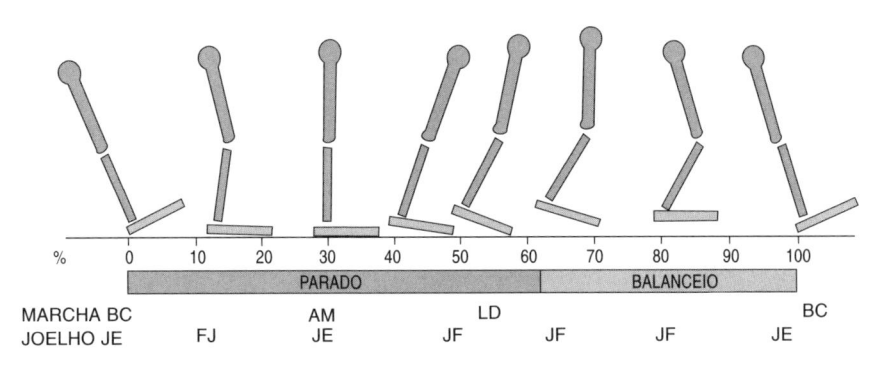

Figura 2.3 Ciclo da marcha. A porcentagem (%) denota os incrementos de um ciclo completo da marcha – nesta figura, a perna direita em um ciclo. BC é a batida do calcanhar no começo da fase de apoio (62%). Na batida do calcanhar, o joelho está estendido (JE). Quando o corpo passa sobre a perna de apoio, o joelho flexiona levemente (JF) para absorver o choque. No apoio médio (AM, 30%), o joelho novamente está completamente estendido (JE). No levantamento do calcanhar (LC, 40%), o joelho começa a flexionar levemente (JF, 50%) e permanece flexionado até o levantamento dos dedos (LD, 62%), quando começa a fase do balanceio. O joelho permanece flexionado na fase do balanceio até haver uma nova batida do calcanhar, quando o joelho novamente estende (JE, 100%). (De Cailliet, R: *Knee Pain and Disability*, ed. 2. FA Davis, Philadelphia, 1983, Fig. 113, p 154, com permissão.)

DETERMINANTES DA MARCHA

Se um indivíduo caminhasse com os joelhos rígidos e movendo a pelve em linha reta, o seu centro de gravidade descreveria um caminho elevado e oscilante (Fig. 2.4) com intenso gasto de energia. Seu ponto mais alto seria atingido com a perna rígida que sustenta o peso na vertical (meia-passada). O ponto mais baixo chegaria quando um membro estivesse completamente flexionado e o outro estendido junto ao quadril, mas ainda ambos sustentando o peso (ver terceira figura de apoio duplo na Fig. 2.1) (Fig. 2.5).

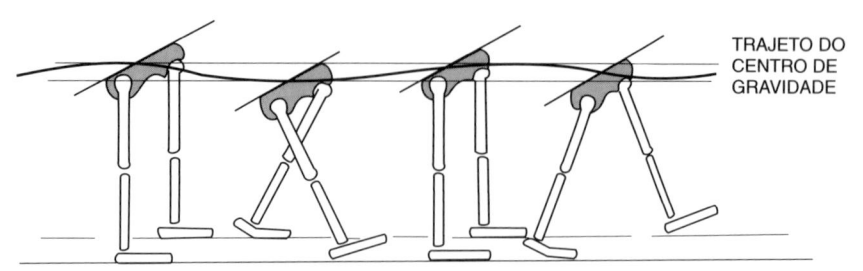

Figura 2.4 Curso oscilante do centro da pelve na marcha sem determinantes. Esta figura mostra as marcadas oscilações verticais do centro da gravidade quando a marcha se desenvolve com os joelhos rígidos e sem movimento lateral ou vertical da pelve.

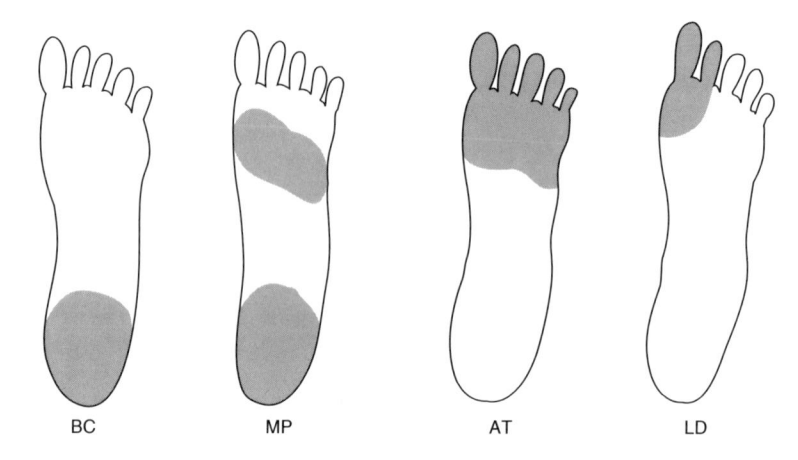

Figura 2.5 Suporte do pé na fase de apoio. Como no mapeamento de sensores, são mostradas as áreas de pressão do pé durante a batida do calcanhar (BC), meia-passada (MP) e apoio terminal (AT), antes do levantamento dos dedos (LD).

Além de exigir energia, essa marcha seria desengonçada pela elevação e depressão alternada do peso do corpo a cada apoio. Os seres humanos normalmente não caminham dessa forma, mas usam vários movimentos do quadril, dos joelhos, dos tornozelos e da pelve para manter o centro de gravidade (Fig. 2.6) em um plano horizontal. Esses movimentos, os chamados *determinantes da marcha*,[5,6] aumentam a eficiência, diminuem o gasto de energia e tornam a marcha mais graciosa.

Durante um ciclo completo de marcha, o centro de gravidade é deslocado duas vezes em seu eixo vertical. O pico alto ocorre na metade da fase de apoio, quando a perna que sustenta o peso está estendida verticalmente. O pico baixo situa-se na batida do calcanhar, quando a perna de trás está com os dedos do pé virados para fora, e ambas as pernas sustentam o peso. O centro de gravidade oscilante pode descrever um círculo com deslocamento vertical de cinco centímetros.

Os determinantes da marcha que diminuem esse grau de deslocamento são discutidos nas seções seguintes.

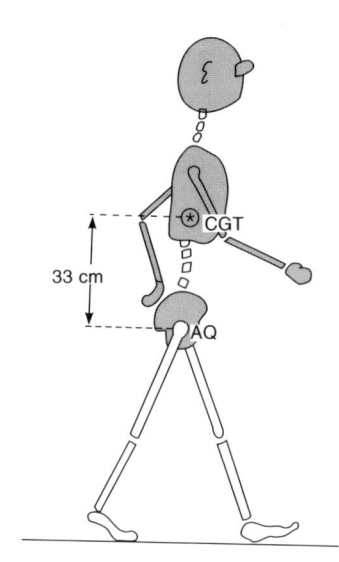

Figura 2.6 O centro da gravidade do tórax. O centro de gravidade do tórax (CGT) fica anterior à decima vértebra torácica e aproximadamente 33 cm acima da articulação do quadril (AQ).

Rotação pélvica

Durante a caminhada, a pelve gira sobre um eixo localizado na espinha lombossacra. Vista de cima (Fig. 2.7), um lado da pelve vai para a frente com o membro que balança à frente. Enquanto a pelve gira, o ângulo entre a pelve e o fêmur diminui, assim como o ângulo entre a perna e o chão (Fig. 2.8). A pelve gira aproximadamente 4° em cada lado para uma rotação total de 8°. Dessa rotação, a oscilação vertical do centro de gravidade diminui aproximadamente um centímetro.

Inclinação pélvica

Inclinação pélvica é outro determinante da marcha que diminui o grau de oscilação (Fig. 2.9). Durante a marcha, a pelve cai para o lado em que a perna balança. Nessa fase, a perna de apoio é levemente aduzida na posição de Trendelenburg, e a perna de balanceio é levemente abduzida. A perna de balanceio flexiona no quadril e no joelho para erguer o pé do chão. A posição aduzida da perna de apoio diminui a oscilação vertical em um oitavo de uma polegada.

Deslocamento pélvico

Enquanto alguém caminha, a pelve move-se lateralmente para manter o equilíbrio. Nesse momento a perna é erguida do chão para balancear. Este balanço rítmico e lateral mantém o equilíbrio, mas também suaviza o movimento pélvico na marcha.

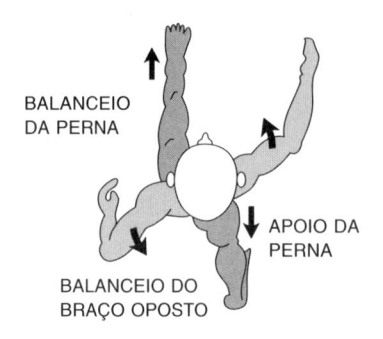

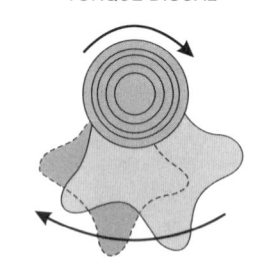

Figura 2.7 Rotação pélvica e vertebral lombar na marcha. A pelve roda como parte dos determinantes. Em adição ao torque discal, a fase de balanceio da extremidade inferior alterna-se com o balanceio do braço contralateral. (De Cailliet, R: *Low Back Pain Syndrome*, ed 5, 1994, FA Davis, Philadelphia, Fig. 10.22, p 281, com permissão.)

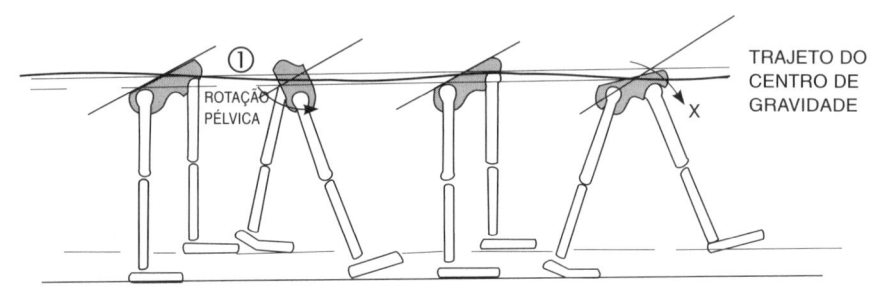

Figura 2.8 Rotação pélvica: um determinante da marcha. A pelve roda para a frente com a perna "que balança", diminuindo o ângulo formado pela perna com o solo e na articulação do quadril. Essa rotação diminui as oscilações verticais do centro de gravidade da pelve.

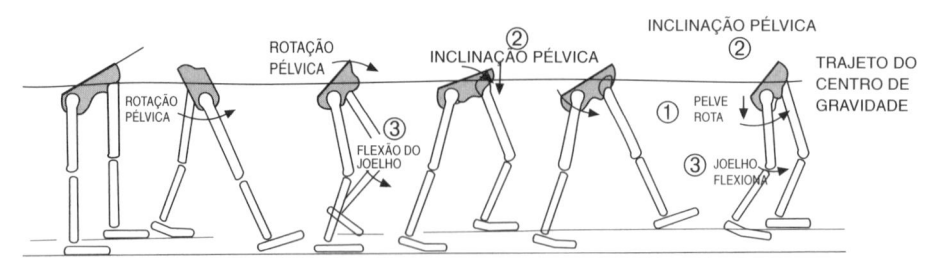

Figura 2.9 Inclinação pélvica: segundo determinante da marcha. A rotação pélvica foi discutida (1). Quando a perna balanceia, cai a pelve à esquerda (2), e o quadril e o joelho esquerdos flexionam. A última figura à direita mostra a perna direita balançando, com o lado direito da pelve baixando, e o quadril e o joelho direitos fazendo flexão.

A combinação de rotação, inclinação e deslocamento pélvicos diminui significativamente o grau de oscilação (Fig. 2.10).

Flexão do joelho durante o apoio

Na fase de apoio, o joelho que foi estendido junto na batida do calcanhar se flexiona aproximadamente 15° quando o corpo move-se sobre o seu centro de gravidade. Então, o joelho gradualmente se estende outra vez no final da fase de apoio (Fig. 2.11).

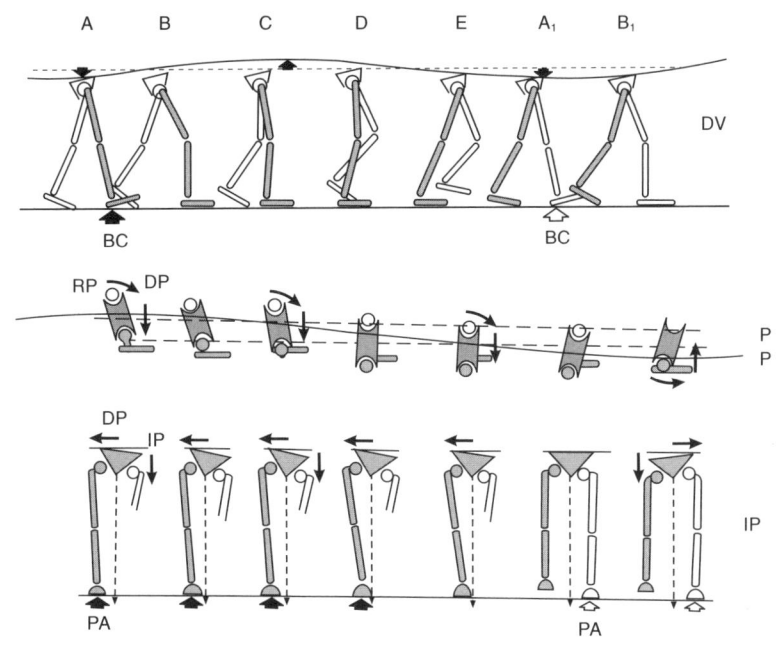

Figura 2.10 Composição dos determinantes da marcha. DV mostra o deslocamento vertical na vista lateral. RP é a rotação pélvica quando a perna balanceia. IP indica inclinação pélvica. A figura de baixo ilustra a marcha pela frente e mostra a inclinação lateral da pelve, combinada com inclinação e rotação. A perna de apoio (PA) vai para a posição de Trendelenburg, ou seja, faz adução enquanto a pelve gira sobre ela. A perna pendente é levemente abduzida. DP indica deslocamento pélvico, e as setas, a direção do desvio.

Relação joelho-tornozelo durante a marcha

Enquanto o joelho flexiona e estende-se novamente, ocorre uma relação pé-tornozelo-joelho. Esse sistema influencia o grau de oscilação pélvica. Na batida do calcanhar, o pé-tornozelo é dorsifletido em 90°. Há flexão plantar gradual enquanto o pé fica plano no chão na meia-passada, quando o corpo está diretamente sobre o pé.

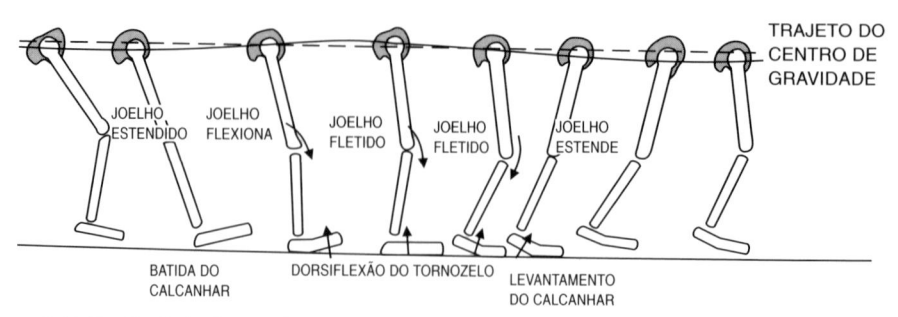

Figura 2.11 Flexão do joelho na fase de apoio da marcha: terceiro determinante. O joelho é completamente estendido na batida do calcanhar. Quando o corpo se move sobre o centro da gravidade, o joelho flexiona para diminuir a amplitude vertical do trajeto do centro de gravidade. Essa leve flexão também atenua o impacto sobre o corpo. O joelho reestende-se no final da fase de apoio: "levantamento do calcanhar".

À medida que a articulação do tornozelo passa sobre o calcanhar que sustenta o peso (Fig. 2.12), ocorrem dois pequenos arcos de movimento. Esses arcos são "suavizados" pela leve flexão do joelho (Fig. 2.13). O tibial anterior desacelera o pé da contração ativa junto à batida do calcanhar até o pé plano na fase de apoio. O quadríceps, contraído junto à batida do calcanhar com o joelho inteiramente estendido, desacelera a flexão do joelho na metade do apoio (Fig. 2.14).

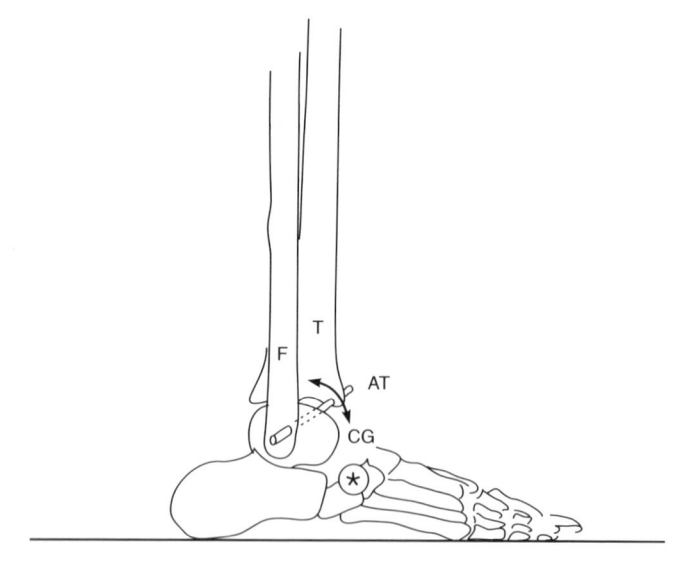

Figura 2.12 Relação da articulação do tornozelo com o centro de gravidade. O eixo de rotação da articulação do tornozelo (AT) é posterior ao centro de gravidade (CG) do pé. O braço de alavanca do calcanhar é mais curto que o braço de alavanca do antepé; assim, há rotação na parte de trás do antepé (*).

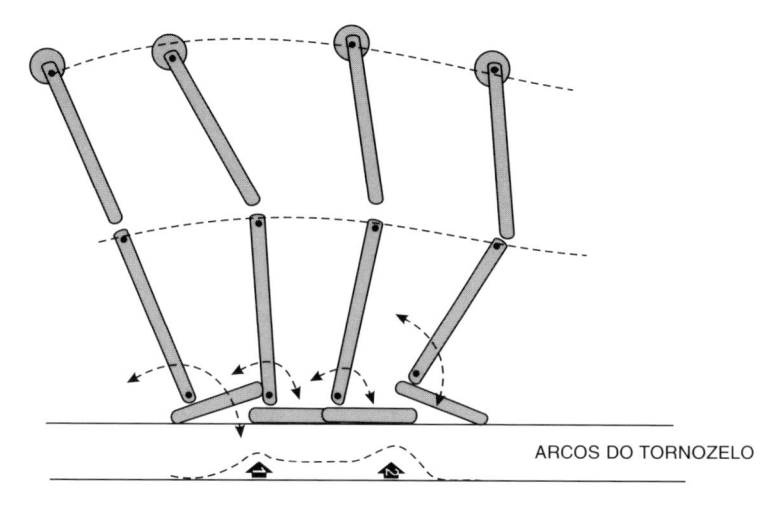

Figura 2.13 Relação pé-tornozelo na marcha: quarto determinante. Na batida do calcanhar, o tornozelo é dorsifletido em 90° (e supinado). O nível do tornozelo sobe levemente quando o pé vai para a frente no apoio com o pé plantar. A este movimento, segue-se o tornozelo novamente realizando dorsiflexão, quando a perna passa sobre o pé. No levantamento, o calcanhar sobe, promovendo uma segunda pequena oscilação para cima. Essas pequenas oscilações no tornozelo são suavizadas por flexões simultâneas do joelho.

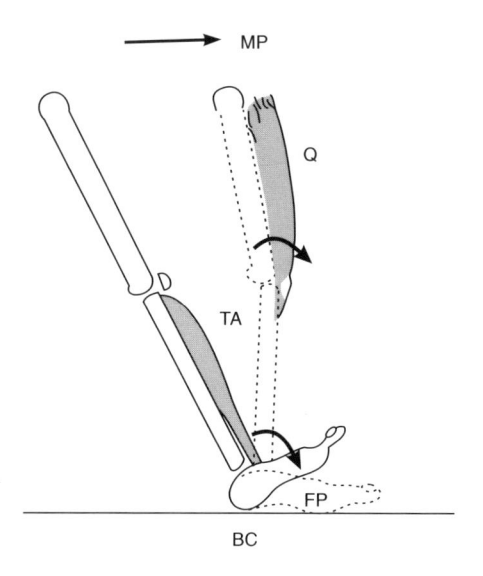

Figura 2.14 Desaceleração do tibial anterior e do quadríceps. Na batida do calcanhar (BC), o tibial anterior (TA) é contraído para fazer a dorsiflexão do pé. O quadríceps (Q) é também contraído para manter o joelho estendido. Quando o corpo chega na meia-passada (MP) (seta reta), o tibial anterior desacelera a flexão plantar até que o pé fique plano sobre o solo (FP). O joelho flexiona levemente quando o quadríceps desacelera a flexão do joelho (seta curva).

Em cada ciclo de marcha, o tornozelo passa por quatro arcos de movimento.[7-9] O tornozelo alternadamente faz as flexões dorsal e plantar, com os primeiros três arcos formando-se na fase de apoio e o quarto no balanceio. Cada um tem em média 30° (entre 20 e 40°).

Todos os determinantes da marcha aparentemente diminuem o grau de oscilação vertical, reduzindo assim o gasto de energia e suavizando a marcha. A velocidade de locomoção depende do comprimento da passada e do aumento na cadência. Os determinantes da marcha aprimoram a velocidade para a frente sem diminuir a cadência, otimizando então o requerimento de energia.

DETERMINANTES ROTACIONAIS DA MARCHA

Os determinantes rotacionais da marcha têm sido discutidos no plano sagital das extremidades inferiores que não a "rotação" pélvica, mas há também aspectos rotacionais das extremidades inferiores da marcha no quadril, na perna, no tornozelo e no pé.

Quando o membro começa sua fase de balanceio, o fêmur gira internamente de forma gradual. A tíbia também gira internamente ao fêmur de maneira simultânea. Essa rotação continua da batida do calcanhar até a fase do apoio e termina quando o pé está totalmente plano na superfície do solo na meia-passada. Nesse ponto da marcha, a perna oposta começa sua fase de balanceio e sua rotação interna.

Ao atingir o apoio com o pé plano na fase de meia-passada, a pelve começa a derrotação do membro que sustenta o peso. O quadril e o pé pouco a pouco giram externamente. Em razão de o pé estar sustentando o peso e também "fixo" no solo, sua rotação se processa na articulação subtalar (Fig. 2.15). Isso porque nenhuma rotação do tálus é possível no encaixe do tornozelo.

Na marcha, o pé que sustenta o peso fica normalmente com o "dedo virado para fora" de 6 a 7° partindo da direção sagital (Fig. 2.16). À medida que uma pessoa envelhece, o "dedo virado para fora" aumenta, para promover equilíbrio. Em caminhadas mais rápidas, a estabilidade constitui uma preocupação menor, e o dedo virado para fora diminui a ponto de ser totalmente eliminado.

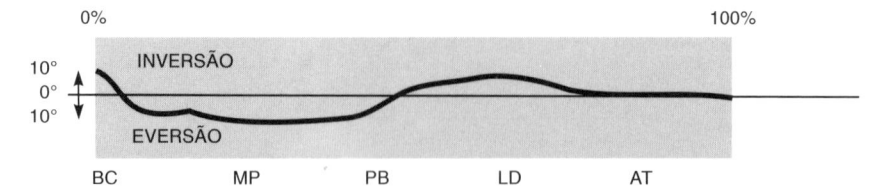

Figura 2.15 Movimento da articulação subtalar na marcha. Ao avaliar a inversão e a eversão do pé pela porcentagem do ciclo da marcha (100%), é estimada em 10° para batida do calcanhar (BC), meia-passada (MP), pré-balanceio (PB) e levantamento dos dedos (LD), terminando no apoio terminal (AT).

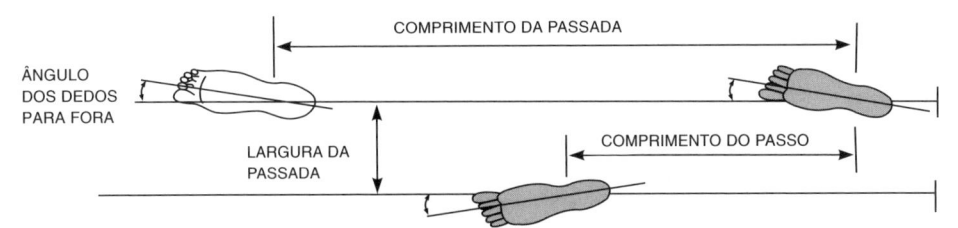

Figura 2.16 Angulação dos pés para fora na marcha. É habitual um ângulo de 6 a 7° dos dedos para fora, mas que aumenta com a idade e diminui a 0° com o aumento da velocidade. O comprimento da passada é medido a partir de um apoio inicial do pé até o próximo apoio no mesmo pé.

ABSORÇÃO DE CHOQUE

Quando o peso do corpo é transferido da fase de balanceio, há um impacto abrupto na batida do calcanhar: aproximadamente 60% do peso do corpo em 0,02 segundo. A reação imediata é a flexão plantar, terminada pela ação de desaceleração dos músculos pré-tibiais.

O impacto também é diminuído pela flexão leve do joelho, determinada pelo efeito de desaceleração do grupo muscular do quadríceps. A ação do grupo tibial anterior mencionada previamente atua no movimento para a frente da tíbia, que inicia a flexão do joelho.

AÇÃO MUSCULAR DA MARCHA

Os músculos do tronco, do quadril, da perna, do pé e do tornozelo ativam todos os elementos da marcha para o movimento, para a estabilização e a desaceleração. Esses músculos atuam por meio de duas ou mais articulações quando a extremidade move-se de um ponto fixo do apoio na locomoção para a frente.

A caminhada realmente começa com o relaxamento do grupo muscular gastrocnêmio-sóleo, permitindo a inclinação para a frente do corpo adiante do centro de gravidade (Fig. 2.17). Com o deslocamento anterior do peso do corpo, o pé que sustenta torna-se o pé *propulsor*, com seu deslocamento de peso sustentado do calcanhar ao longo da parte lateral do pé, através do metatarso em direção ao coxim do dedo hálux (Fig. 2.18). O hálux então realiza a flexão plantar contra o solo, estabilizando o pé e ajudando na impulsão final.

A atividade muscular maior começa nos últimos 10° da fase de balanceio e termina após os primeiros 10° da fase de apoio (Fig. 2.19). A atividade muscular ao final da fase de balanceio é a de desaceleração em vez de propulsão para a frente (Fig. 2.20).

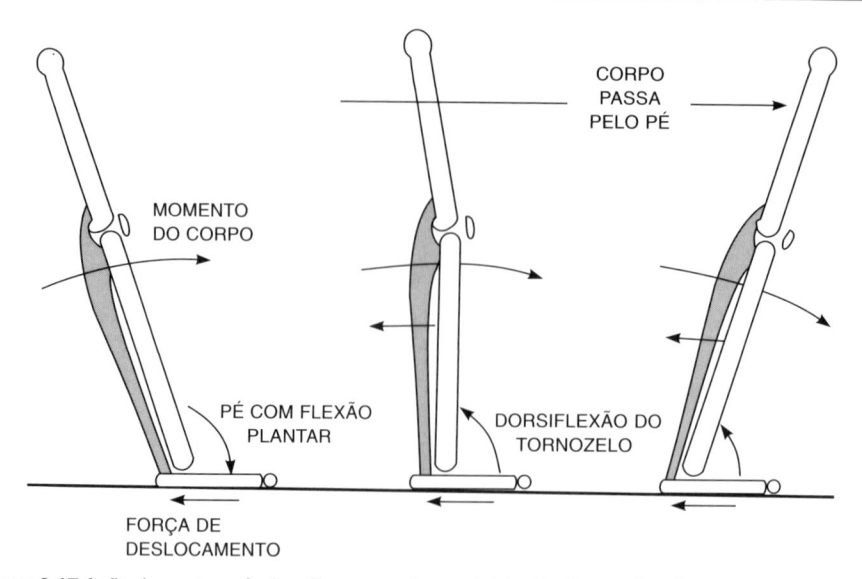

Figura 2.17 Ação do gastrocnêmio-sóleo no apoio e na iniciação da marcha. Como a marcha começa na fase de apoio, o momento do corpo é para a frente. O pé faz flexão plantar. O gastrocnêmio envolve-se na desaceleração do momento para a frente. Na meia-passada, o gastrocnêmio também auxilia na flexão do joelho. Quando o corpo passa sobre o centro antes de levantar o calcanhar, ocorre mais desaceleração pelo músculo gastrocnêmio.

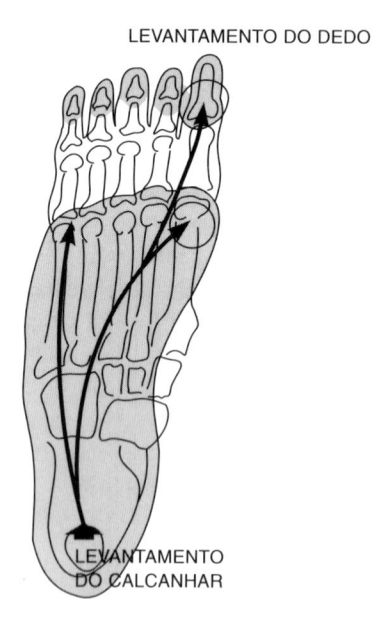

Figura 2.18 Trajetória de apoio do pé na marcha. A sustentação do peso começa no calcanhar (*batida do calcanhar*) e progride ao longo da borda lateral do pé em direção às cabeças metatarsais, com o maior empuxo propulsor pela falange distal do dedo maior (*levantamento do calcanhar*).

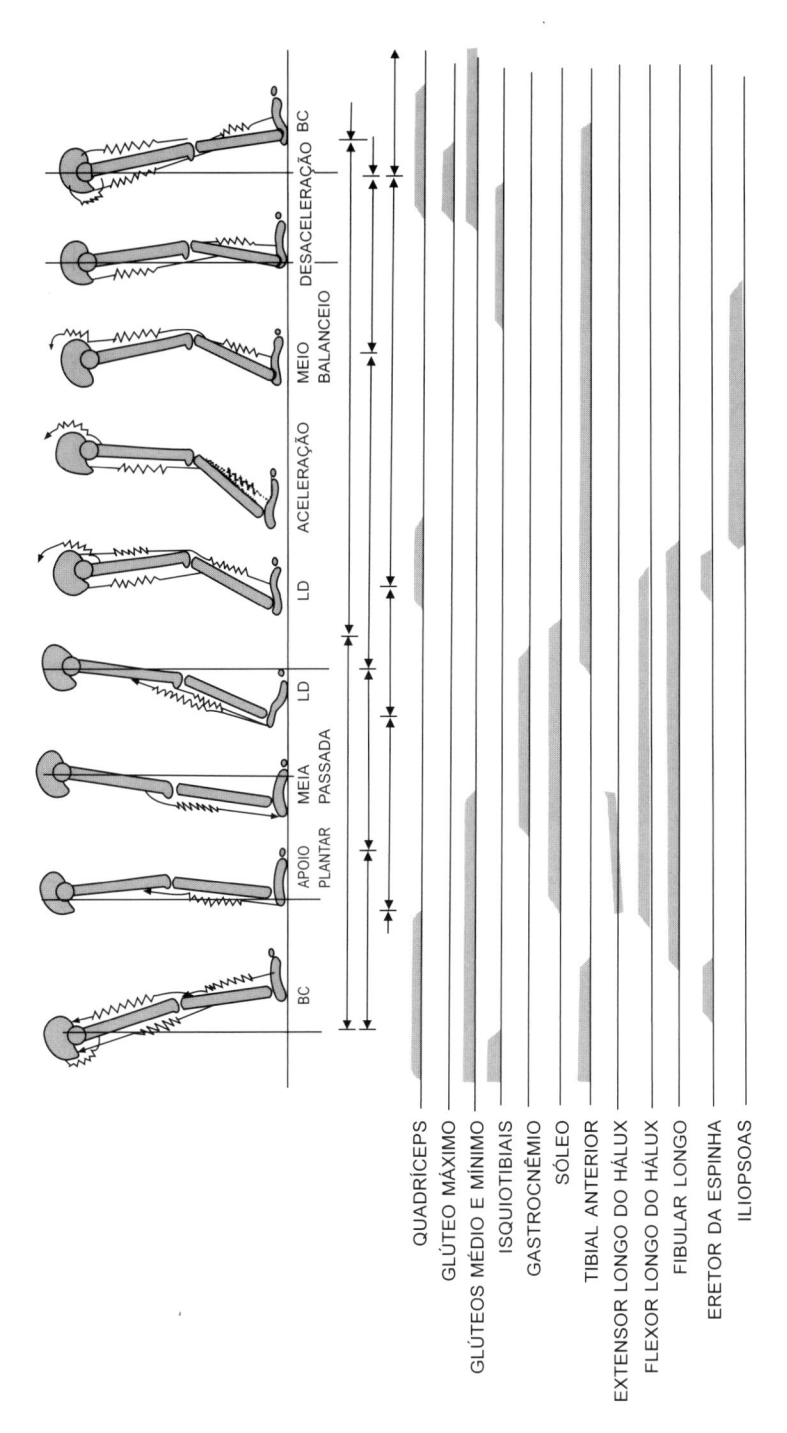

Figura 2.19 Atividades musculares na marcha normal. Estão mostrados os vários grupos musculares relacionados com quadril, joelho e pé em todo o ciclo da marcha.

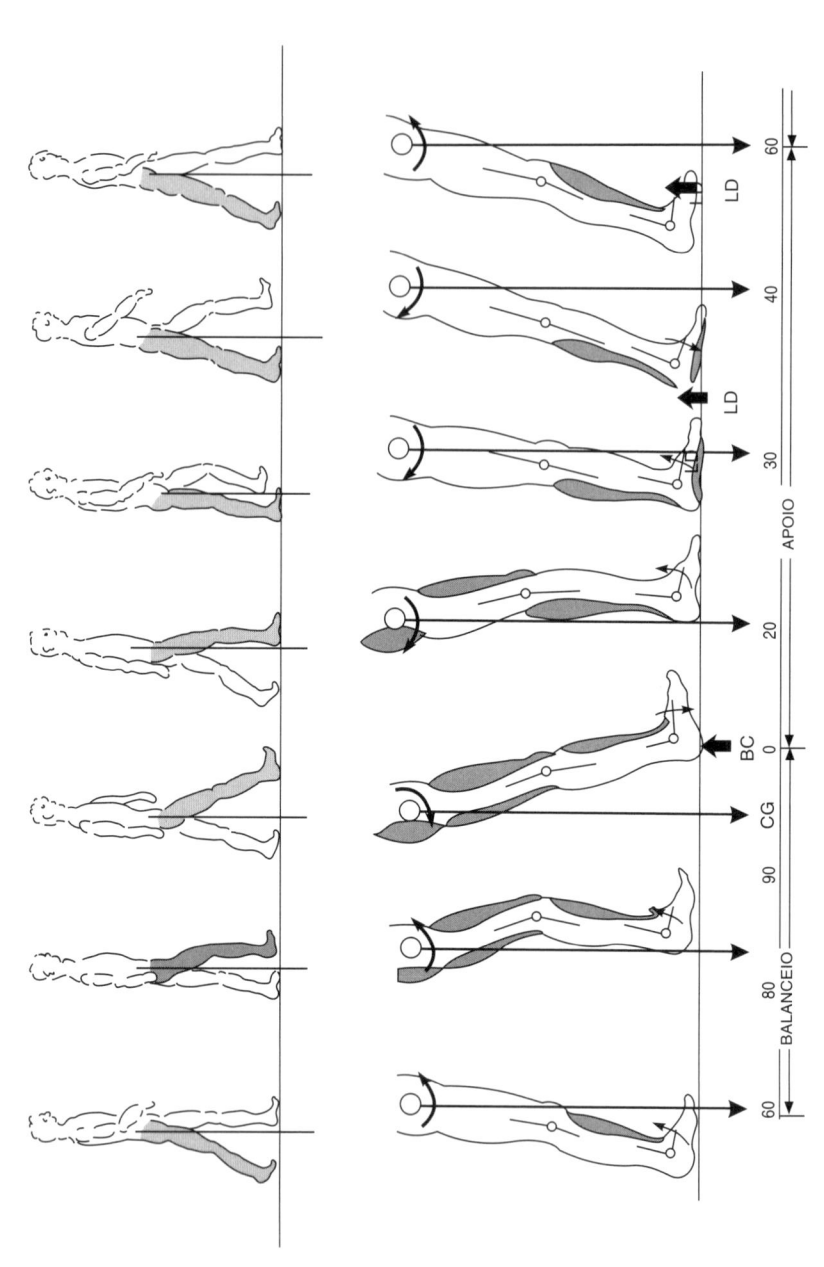

Figura 2.20 Atividades musculares da extremidade inferior na marcha normal. São mostrados os vários grupos musculares relativos aos movimentos do quadril, joelho, tornozelo e pé durante um ciclo de passada completa da marcha normal, vista pela perna direita.

O COMPLEXO PÉ-TORNOZELO NA MARCHA

Há três complexos articulares principais no pé envolvidos na caminhada: o subtalar, o mediotarsal e o metatarsofalângico (Fig. 2.21).

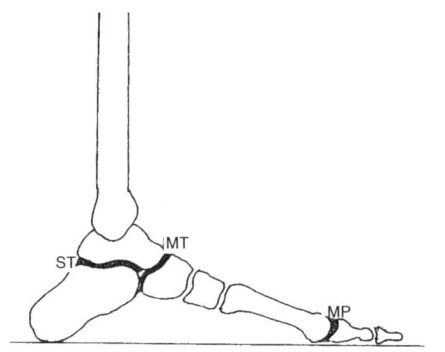

Figura 2.21 As principais articulações funcionais do pé. As três principais articulações funcionais do pé são: ST = subtalar; MT = mediotarsal; MP = metatarsofalângica.

A articulação subtalar (talocalcânea) (ver Fig. 1.8) está entre o calcâneo e o tálus, que sustenta o peso do corpo na articulação tibiotalar. Ela tem um eixo único obliquamente orientado, permitindo ao pé inclinar-se medialmente (inversão) e lateralmente (eversão), em ambas as fases – apoio e balanceio – da marcha. A ação subtalar está definitivamente relacionada à rotação da perna (Fig. 2.22).

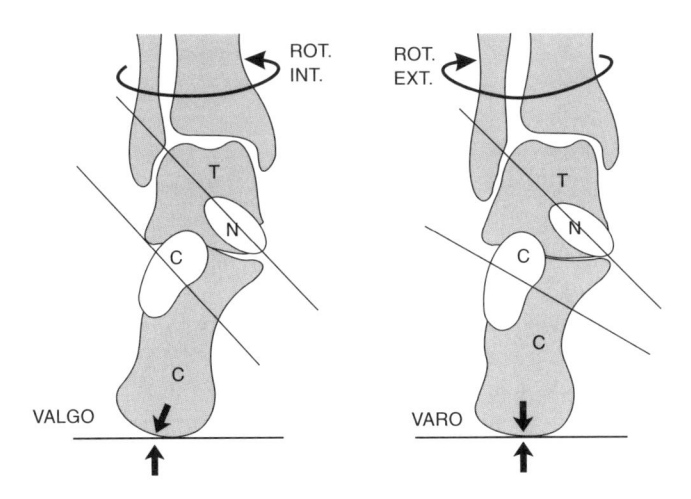

Figura 2.22 Supinação do pé na rotação externa da perna. Com o pé sustentando o peso na fase de apoio, a rotação externa da perna faz o pé rodar na articulação subtalar, sendo supinado. A perna começa a rodar externamente durante a marcha quando o pé está completamente plantar contra o solo. A posição supinada coloca o calcâneo mais valgo, posicionando o tendão do calcâneo em um alinhamento mais direto com a perna.

A articulação mediotarsal (articulação tarsal transversa) (ver Fig. 1.13) constitui a junção entre o retropé e o antepé: as articulações talonavicular e calcaneocubóidea. Com elas, forma um arco razoavelmente estável, que pode achatar com frouxidão ligamentar, mas achatar mais no arco longitudinal nas flexões dorsal e plantar. Seu degrau de mobilidade não foi medido.

As articulações metatarsofalângicas (ver Fig. 1.21) localizam-se entre as cinco cabeças metatarsais e as falanges proximais. Na dorsiflexão do tornozelo, essas articulações podem também estar em flexão dorsal, tornando-se neutras na meia-passada e dorsifletidas em 25° no levantamento dos dedos. Como o pé "empurra", elas permanecem em contato com o solo e atuam como flexores plantares.

CONTROLE MUSCULAR

O controle muscular do pé progride do retropé ao antepé e então para os dedos (Fig. 2.23). Há dez músculos envolvidos. A articulação subtalar é proeminente, assim os músculos envolvidos são proeminentes e considerados em grupos.

Inversores
  Tibial posterior
  Tibial anterior
  Flexor longo dos dedos
  Flexor longo do hálux
  Sóleo
Eversores
  Fibular longo
  Fibular curto
  Extensor longo dos dedos
  Extensor longo do hálux

Os *inversores* atravessam a articulação subtalar em posição medial, com todos, menos o tibial anterior, passando atrás do tornozelo. Os que *evertem* ficam na parte lateral do eixo da articulação subtalar.

O pé também é passivamente submetido ao movimento em outros aspectos da caminhada, como ao descer e subir escadas (Figs. 2.24 e 2.25), necessitando exame durante a avaliação completa do pé e do tornozelo.

CONTATO COM O SOLO

O contato com o solo já foi discutido, mas como é uma preocupação válida na dor do pé pela marcha anormal por qualquer causa, a consideração adicional é fundamental. Isso tem encorajado estudos de forças de superfície.[10-15]

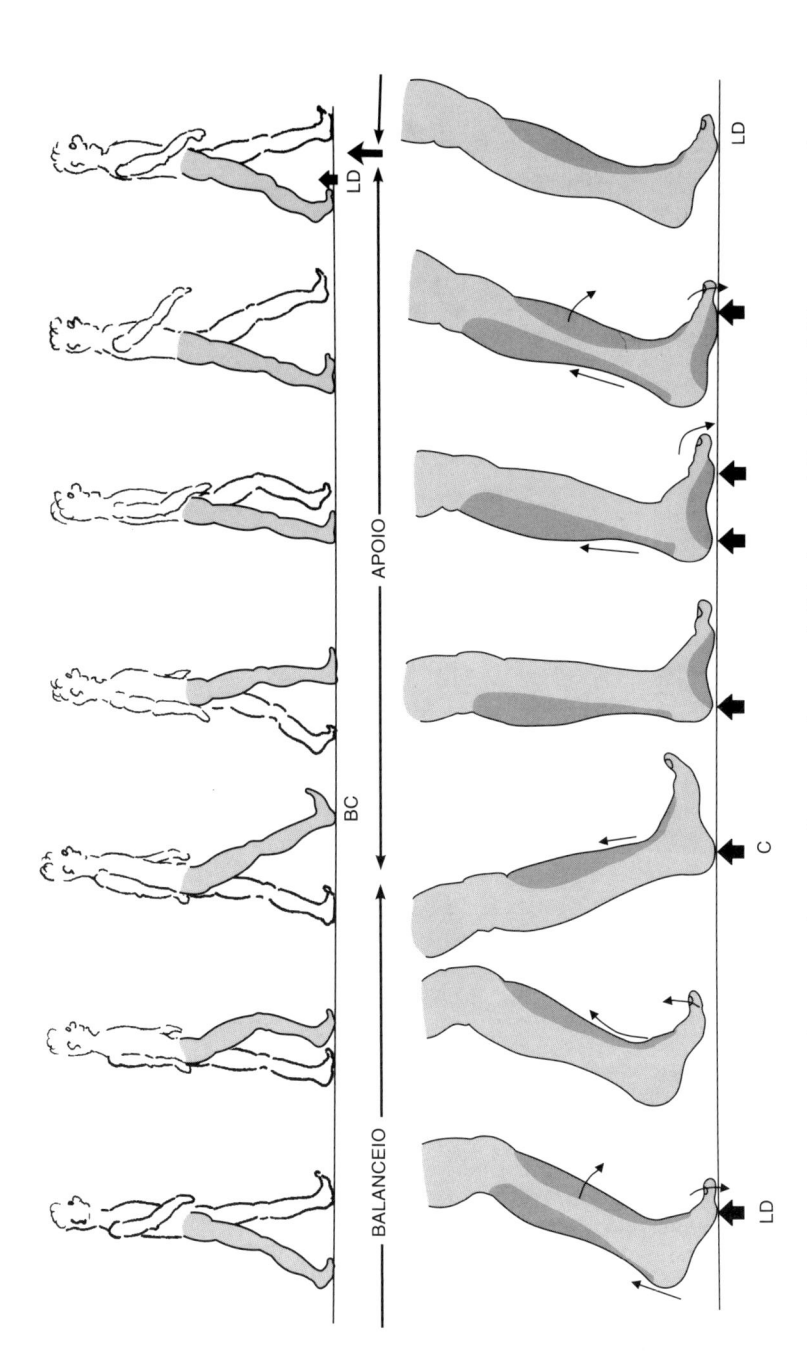

Figura 2.23 Atividades musculares da perna e do tornozelo na marcha normal. Esta é uma réplica da Fig. 2.20, mas se concentra na perna, no tornozelo e no pé durante a marcha, a partir do levantamento dos dedos em uma passada completa.

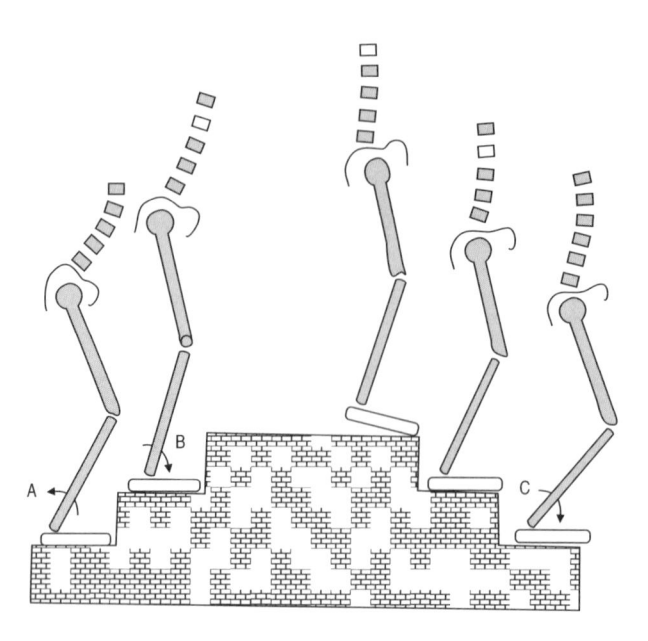

Figura 2.24 Ação pé-tornozelo na subida e na descida de degraus. Quando uma pessoa sobe escadas, o joelho flexiona aproximadamente 50%. O corpo inclina-se para a frente. O pé-tornozelo inicialmente sofre dorsiflexão passiva (*A*) e gradualmente faz flexão plantar (*B*) quando o joelho estende. Na descida, o gastrocnêmio-sóleo desacelera o pé quando ele faz a dorsiflexão passiva (*C*). (De Cailliet, R: *Knee Pain and Disability*, ed. 2. FA Davis, Philadelphia, 1983, Fig. 73, p 93, com permissão.)

Estudos de pressão no calcanhar mostram dois padrões (1) carga inicial nos aspectos lateral e posterior do pé na batida inicial do calcanhar: 70 a 100% do peso do corpo em 0,05 segundo;[15,16] e (2) no hálux na impulsão: habitualmente 10%.

Quando o corpo move-se para a frente na meia-passada, o peso sustentado do calcanhar reduz em um terço,[16] e o peso sustentado aumenta mais distalmente em direção às cabeças metatarsais.

As pressões nas cabeças metatarsais diferem em cada dedo. As pressões mais altas são registradas sob o segundo e o terceiro metatarsais[14,17] (ver Fig. 2.5). Isso, contudo, varia por indivíduos e em marchas diferentes.

Dos dedos, o hálux suporta a maior pressão, e o quinto, a menor.[16]

DESVIOS ANORMAIS DO PÉ-TORNOZELO EM MARCHAS PATOLÓGICAS

Existem diversas marchas consideradas anormais. Elas se desenvolvem com doenças nervosas centrais e periféricas, assim como por várias deformidades ortopédicas. Cada caso é discutido em seções subseqüentes.

Termos normalmente usados merecem discussão geral. *Eqüinismo* é a flexão plantar excessiva com dorsiflexão inadequada do tornozelo. *Pé caído* é a flexão plantar excessiva por dorsiflexão ativa inadequada do tornozelo, geralmente causada por condição neuromuscular flácida. *Pé calcâneo* consiste num excesso de peso no impacto do calcanhar por dorsiflexão excessiva e incontrolável do tornozelo.[1]

Disfunções do joelho e do quadril inevitavelmente provocam anormalidade na função do pé e do tornozelo na marcha patológica, a qual deve ser reconhecida como prejudicial ao pé-tornozelo e responsável pela incapacidade resultante.

Uma grande variedade de distúrbios do pé e do tornozelo pode ser diagnosticada com um novo aparelho que registra o mapeamento da pressão na marcha. O aparelho é um sensor flexível e fino originalmente desenvolvido para analisar má-oclusão dental. Ele contém aproximadamente 1.000 locais sensoriais sobre sua superfície. Ele pode ser ajustado para encaixar em praticamente qualquer pé e ainda permite funcionalidade completa.

Com o auxílio de um computador, ele grava a informação tátil. Ele é desenvolvido para instalação em qualquer computador PC IBM compatível com suporte gráfico tipo VGA e um disco rígido de 40 MB.

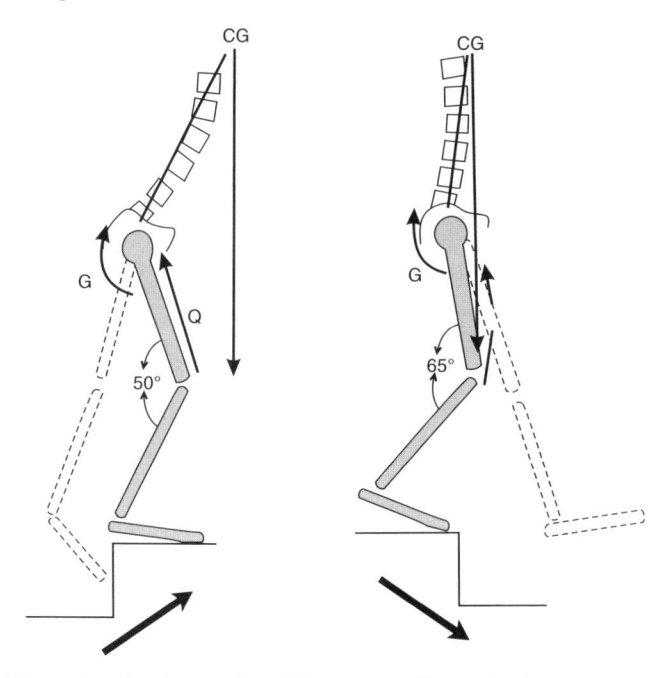

Figura 2.25 Subida e descida de escadas. Além da pressão patelar invocada nessa atividade, também há envolvimento da relação do joelho com o pé-tornozelo. A figura à esquerda indica flexão de 50° do joelho, que muda o comprimento do músculo gastrocnêmio, enquanto ele está alongando para permitir a dorsiflexão do tornozelo. A figura da direita indica que na descida o joelho flexiona 65°, o que alonga ainda mais o músculo gastrocnêmio enquanto ele desacelera a dorsiflexão do tornozelo. Com uma mudança constante na relação com o centro da gravidade (CG), o peso do corpo altera as forças verticais. (De Cailliet, R: *Knee Pain and Disability*, ed. 2. FA Davis, Philadelphia, 1983, Fig. 74, p 94, com permissão.)

Originalmente os estudos da marcha foram desenvolvidos por meio de teste com placas rígidas de força triaxial anexadas a câmeras de vídeo. O aparato era instalado sob janelas de vidro para observar o pé humano durante a marcha. O sensor consiste em uma grade de linhas e colunas formadas pela deposição de tinta condutora com base de prata (Fig. 2.26), sensível à pressão. As sensações são transmitidas por um cabo coaxial para o resto do sistema eletrônico que exibe, arquiva e imprime a informação coletada.

O sistema de análise de marcha exibe o pé em três seções – calcanhar, mediopé e antepé. As variantes de pressão são exibidas em cor e classificadas de acordo com a distribuição de pressão do dedo e do tempo da marcha.*

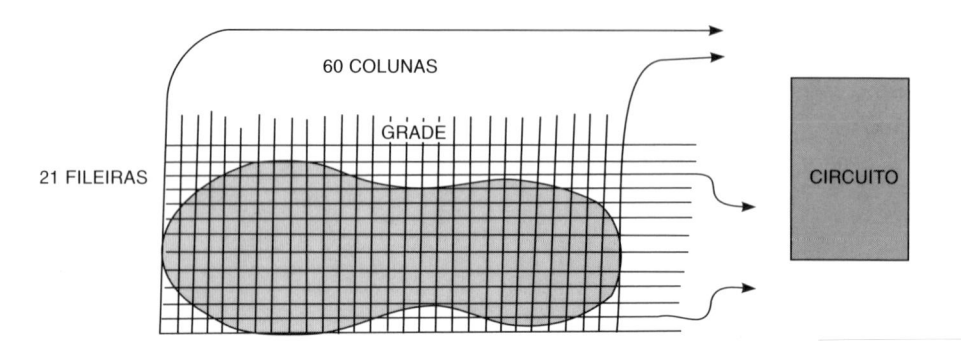

Figura 2.26 Sistema de mapeamento de pressão para análise da marcha. O sistema consiste de grades com fileiras e colunas de prata sensíveis à pressão. Elas registram a pressão, o momento e a diferenciação no calcanhar, no mediopé e no antepé. O circuito gera um impresso de computador.

REFERÊNCIAS BIBLIOGRÁFICAS

1. Perry, J: Gait Analysis: Normal and Pathological Function. McGraw-Hill, New York, 1992.
2. Pathokinesiology Department, Physical Therapy Department: Observational Gait Analysis Handbook. Professional Staff Association of Rancho Los Amigos Medical Center, Downey, California, 1989.
3. Mann, R: Biomechanics. In Jahss, MH (ed): Disorders of the Foot, vol 1. WB Saunders, Philadelphia, 1982, pp 37-67.
4. Murray, MP, Drought, AB, and Kory, RC; Walking patterns of normal men. J Bone Joint Surg 46A(2):335-360, 1964.
5. Saunder, JB de CM, Inman, VT, and Eberhart, HD: The major determinants in normal and pathological gait. J Bone Joint Surg 35A:543, 1953.
6. Morton, DJ: Human Locomotion and Body Form: A Study of Gravity and Man. Williams & Wilkins, Baltimore, 1952.
7. Eberhart, HD, Inman, VT, and Bressler, B: The principle elements in human locomotion. In Klopsteg, PE, and Wilson, PD (eds): Human Limbs and Their Substitutes. Hafner, New York, 1968, pp 437-471.

---

* Esse equipamento é correntemente fabricado por Tekscan, Inc., 451 D Street, 4th Floor, Boston, Massachusetts 02210.

8. Locke, M, Perry, J, Campbell, J, and Thomas, L: Ankle and subtalar motion during gait in arthritic patients. Phys Ther 64(4):504-509, 1984.
9. Winter, DA, et al: Kinematics of normal locomotion: A statistical study based on TV data. J Biomech 7(6):479-486, 1974.
10. Gnundy, M, Tosh, PA, McLeish, RD, and Smidt, L: An investigation of the centers of pressure under the foot while walking. J Bone Joint Surg 57B(1):98-103, 1975.
11. Barnett, CH: The phases of human gait. Lancet 82(9)22:617-621, 1956.
12. Collis, WJ, and Jayson, MI: Measurement of pedal pressure. Ann Rheum Dis 31:215-217, 1972.
13. Scranton, PE, and McMaster, JH: Momentary distribution of forces under the foot. J Biomech 9:45-48, 1976.
14. Soames, RW: Foot pressure patterns during gait. J Biomed Eng 7(2): 120-126, 1985.
15. Stokes, IAF, Stott, JRR, and Hutton, WC: Force distributions under the foot: A dynamic measuring system. Biomed Eng 9(4):140-143, 1974.
16. Cavanaugh, PR, and Michiyoshi, AC: A technique for the display of pressure distributions beneath the foot. J Biomech 13:69-75, 1980.
17. Grieve, DW, and Rashid, T: Pressure under normal feet in standing and walking as measured by foil pedobarography. Ann Rheum Dis 43:816-818, 1984.

Capítulo 3
O exame do pé

O pé e o tornozelo são dois dos segmentos do corpo humano, certamente do sistema neuromusculoesquelético, que se prestam totalmente a exame "clínico" completo. O pé e o tornozelo são acessíveis à avaliação visual, manual, táctil e funcional.[1,3]

Dor e dificuldade em caminhar são os sintomas habituais que trazem o paciente ao médico. O paciente literalmente "aponta" para o local da dor no pé e no tornozelo e descreve a disfunção. Os sintomas ou são *estáticos*, isto é, dor ou incapacidade enquanto permanece de pé, ou são *cinéticos*, isto é, dor ou incapacidade na caminhada, no salto ou na corrida. O exame deve ser um procedimento sistemático para determinar o desvio preciso da normalidade.

O *pé normal* deve ajustar-se aos seguintes critérios: (1) deve ser indolor, (2) exibir equilíbrio muscular normal, (3) não deve ter contratura, (4) deve ter um calcanhar central, (5) dedos retos e móveis e (6) ter três locais de sustentação de peso durante a permanência de pé e na fase de apoio da caminhada.

HISTÓRICO

Os sintomas são subjetivos e revelados pelo histórico do paciente, o qual deve ser orientado cuidadosa e especificamente. Deve-se perguntar sobre o local da dor e/ou desconforto e estimular o paciente a apontá-lo. O tempo preciso (momento) da dor deve ser descoberto. O movimento (cinético) que (re)produz a dor deve ser determinado, tanto durante a função como em movimentos específicos do pé-tornozelo. O local da dor indicado pelo paciente deve ser reproduzido pelo examinador para determinar o local anatomicamente preciso de produção da dor.

A marcha, já discutida, deve ser testemunhada pelo examinador e avaliada quanto ao aspecto funcional do componente neuromusculoesquelético do pé-tornozelo ao qual é responsável. O exame deve ser ortopédico e neurológico. O histórico deve revelar a causa provável da dor e da incapacidade.

O calçado dever ser avaliado na medida em que indica anormalidades causadas por marcha ou apoio anormal (Fig. 3.1). No pé normal, o sapato gasta no lado externo do salto com a batida do calcanhar e com a dorsiflexão adequada em inversão e o calcâneo localizado centralmente. Um pé evertido distorce o equilíbrio enquanto o pé move-se em seu contorno e gera deformidade. Gasto excessivo da frente do sapato indica dorsiflexão inadequada na fase de balanceio da marcha. Deformidade da pala ou gáspea (parte superior do sapato) pode indicar flexão-extensão anormal do dedo e deformidades anatômicas dos dedos.

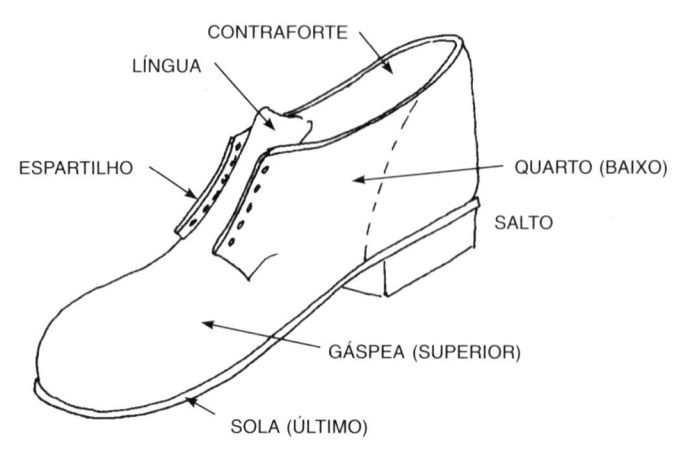

Figura 3.1 Componentes do calçado. Estão mostrados os componentes típicos de um calçado.

O exame da sola (Fig. 3.2) retrata a sustentação do peso do pé (sapato) durante a marcha, assim como indica a localização das cabeças dos metatarsais.

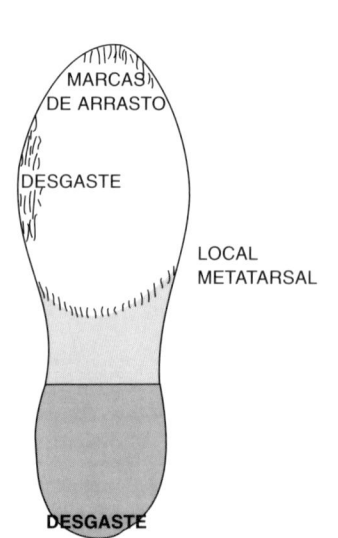

Figura 3.2 Exame da sola do calçado. O exame da sola indica os locais de apoio nas fases de apoio, levantamento dos dedos e batida do calcanhar.

EXAME CLÍNICO

O exame clínico deve avaliar qualquer ou todos os locais de tecido que podem ser a fonte da dor, bem como de incapacidade. Cada articulação deve ser avaliada detalhadamente, assim como cada tendão, ligamento, nervo e vaso sangüíneo. Conforme afirmado, *todos* são avaliáveis aos olhos e dedos do examinador.

Tornozelo

A articulação do tornozelo deve ser examinada com o pé nu. A amplitude de movimento testada é essencialmente o tálus no encaixe, o qual deve ser julgado da excursão do retropé em vez do antepé, já que a flexão plantar do antepé e os movimentos de dorsiflexão não ocorrem no encaixe do tornozelo (Fig. 3.3).

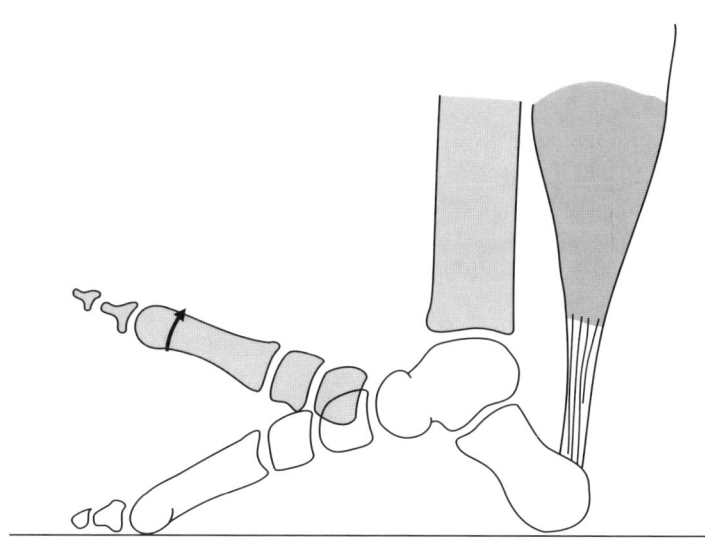

Figura 3.3 Falsa impressão de dorsiflexão do tornozelo. O movimento do calcâneo indica a amplitude de movimento do complexo pé-tornozelo. A dorsiflexão do antepé na articulação subtalar sem movimento calcâneo ou alongamento do grupo gastrocnêmio-sóleo pode dar a falsa impressão de movimento.

Na medida em que o teste da amplitude de movimento do tornozelo também avalia a flexibilidade do grupo muscular gastrocnêmio-sóleo, assim como a integridade das articulações, a posição do joelho no exame deve ser verificada. O músculo gastrocnêmio origina-se acima da articulação do joelho e, por conseguinte, se altera quando o joelho está estendido ou flexionado. O músculo sóleo insere-se na perna e, dessa forma, não está associado à flexão do joelho (Fig. 3.4).

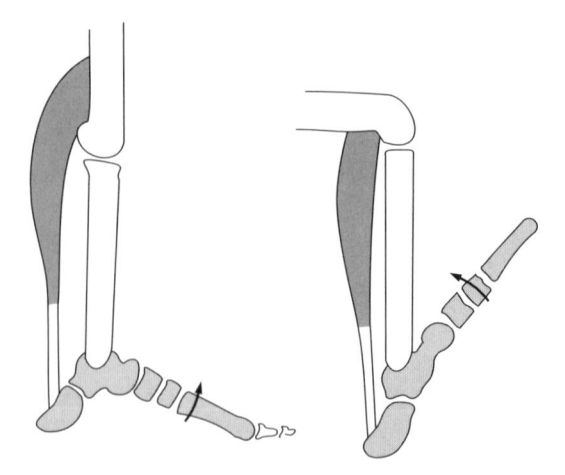

Figura 3.4 Influência do joelho ao testar a amplitude de movimento do tornozelo. Ao testar as flexões plantar e dorsal do tornozelo, a posição do joelho deve ser avaliada. Isso porque o músculo gastrocnêmio, que se origina acima da articulação do joelho, irá limitar a dorsiflexão do tornozelo quando o joelho estiver estendido, como também o fará – em grau menor – com o joelho fletido.

As Figuras 3.5 e 3.6 mostram as técnicas de exame manual da amplitude de movimento do tornozelo. O pé e o tornozelo movem-se em flexões dorsal e plantar. Literalmente não apresentam nenhum movimento de translação significativo mensurável, já que a ação é limitada por ligamentos. No exame do tornozelo, esta translação deve ser testada, especialmente se uma patologia ligamentar do tornozelo for considerada (Fig. 3.7).

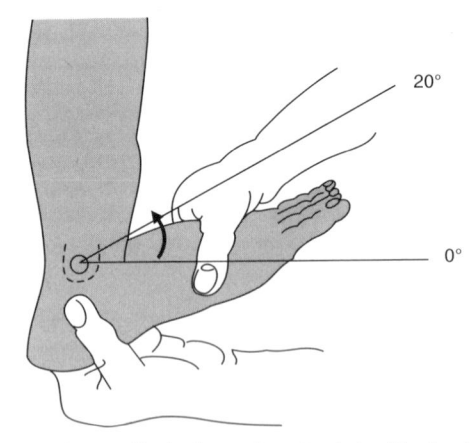

Figura 3.5 Dorsiflexão do tornozelo: amplitude de movimento. A dorsiflexão do pé, que mede o tálus se movendo no encaixe do tornozelo, é testada com a mão esquerda do examinador segurando o calcâneo, e a mão direita fazendo a flexão dorsal passiva do pé. A amplitude normal é, habitualmente, de até 20°.

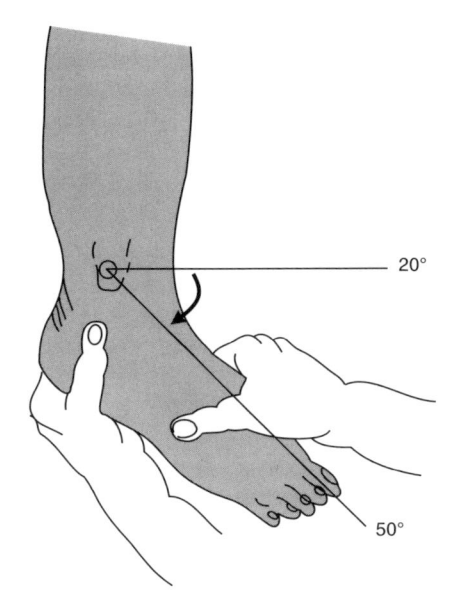

Figura 3.6 Flexão plantar do tornozelo: amplitude de movimento. A flexão plantar do pé, que mede o tálus se movendo no encaixe do tornozelo, é testada com a mão esquerda do examinador segurando o calcâneo e a mão direita fazendo a flexão plantar passiva do pé. A amplitude normal é, habitualmente, de até 50°.

Figura 3.7 Translação da articulação do tornozelo: amplitude de movimento. A translação passiva do pé dentro do encaixe do tornozelo é, habitualmente, muito limitada. Isso porque o ligamento talofibular anterior resiste ao movimento. A mão direita do examinador faz resistência com a perna, e a mão esquerda segura o calcanhar e o puxa para a frente. Em uma lesão ligamentar grave, como estiramento, torção ou ruptura (ver texto), há um movimento excessivo em comparação com o pé e com o tornozelo opostos. Tal movimento evasivo é conhecido como o "sinal da gaveta anterior".

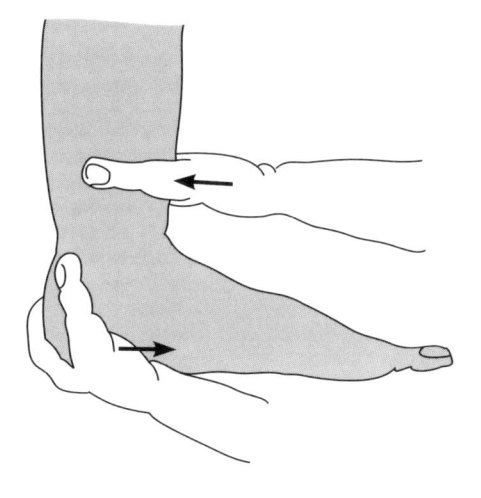

Articulação subtalar

As articulações subtalar e tarsal transversa trabalham juntas, combinando os movimentos de *inversão* e *eversão* (Figs. 3.8 e 3.9). Clinicamente é possível diferenciar a articulação envolvida.

O movimento subtalar é testado segurando a perna firmemente com uma das mãos e o calcâneo com a outra, mantendo o tornozelo dorsifletido. Na posição de dorsiflexão

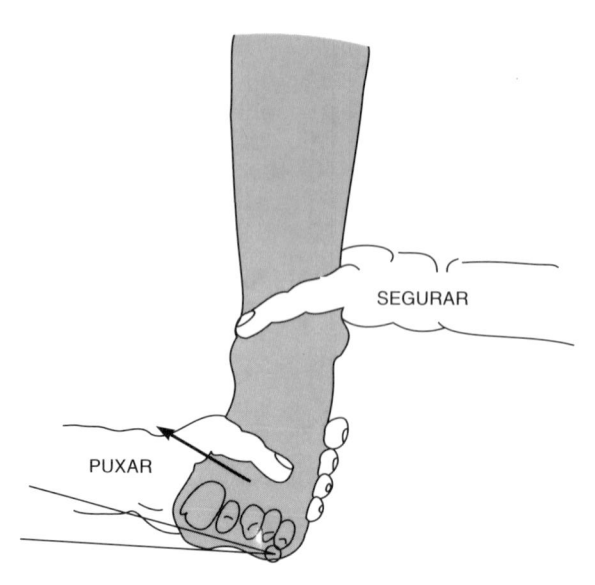

Figura 3.8 Teste da inversão do antepé. Segurar firmemente a perna e agarrar o antepé, promovendo movimento medial com a mão de exame para avaliar a inversão do antepé (aproximadamente 5°).

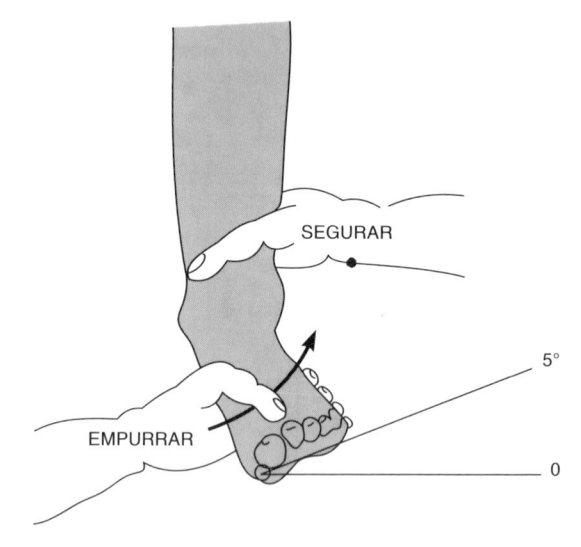

Figura 3.9 Teste da eversão do antepé. Segurar firmemente a perna e agarrar o antepé usando um movimento lateral com a mão de exame para avaliar a eversão do antepé (aproximadamente 5°).

do tornozelo, o tálus é posicionado firmemente no encaixe, o que previne movimento lateral e medial. A extensão passiva de movimento da articulação talocalcânea é de aproximadamente 20° (Fig. 3.10).

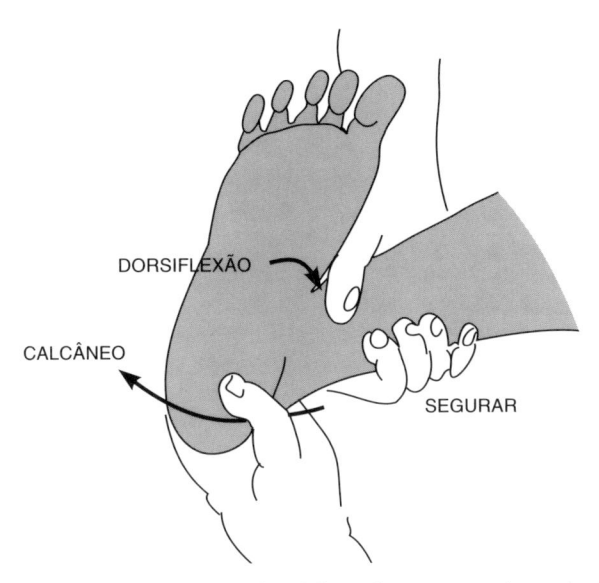

Figura 3.10 Avaliação do movimento talocalcâneo. Com o tornozelo em dorsiflexão, a porção anterior do tálus se coloca firmemente no encaixe do tornozelo, não permitindo movimento látero-medial. A mobilização do calcâneo, com a mão do examinador, verifica o movimento na articulação talocalcânea (aproximadamente 20°).

Articulações metatarsais

O movimento do antepé nas articulações metatarsais cuneiforme-cubóidea também pode ser testado. Tais articulações formam o arco metatarsal posterior (Figs. 3.11 e 3.12). O movimento mediotarsal é testado segurando o calcanhar firmemente com uma das mãos e agarrando o antepé na base dos metatarsais com a outra mão. O examinador faz a pronação, a supinação (Fig. 3.13), a adução e a abdução do antepé (Fig. 3.14). A supinação é maior do que a pronação, em aproximadamente 40°.

O teste de movimento na base de cada metatarsal deve ser feito individualmente, já que a base se articula com os cuneiformes e com o cubóide. Também porque uma articulação é diferente da outra. A técnica de exame é similar (Fig. 3.15), apenas o movimento esperado é que difere.

A base do primeiro metatarsal é semilunar, o que permite fazer a flexão plantar e a dorsiflexão sobre um arco na base. Com isso, há "acoplamento" da base, formando o arco transverso (ver Fig. 3.12).

A base do segundo metatarsal é quadrada, ajustando-se em um encaixe formado pelos três cuneiformes. Isso permite somente a flexão plantar e a dorsiflexão (ver Fig. 3.12) daquele metatarsal.

O terceiro, quarto e quinto metatarsais movem-se em direção plantar e dorsal de maneira rotatória, em direção contrária à do primeiro metatarsal. O quinto metatarsal entra em contato somente com a base do quarto metatarsal, e o aspecto lateral do cubóide move-se através do arco maior. O movimento metatarsal é essencialmente arqueado em flexão plantar e dorsiflexão, sendo o segundo metatarsal fixo enquanto os outros se movem em um arco sobre ele, formando um arco flexível.

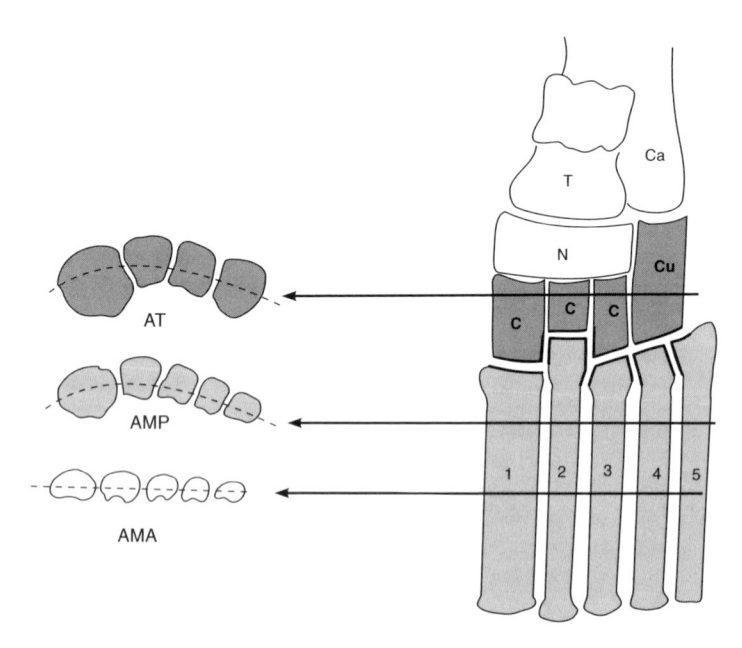

Figura 3.11 Os arcos transversos. A figura da esquerda mostra os três arcos transversos: AT = arco tarsal; AMP = arco metatarsal posterior; e AMA = arco metatarsal anterior. A figura da direita mostra as articulações do metatarsal 1 até 5 com a fileira tarsal, os cuneiformes (C) e o cubóide (Cu). As bordas escurecidas mostram as superfícies articulares. A base do segundo metatarsal está no encaixe formado pelos cuneiformes externo e interno e pelo cuneiforme médio (o menor). Os tarsais incluem o cubóide (Cu), e o retropé inclui o tálus (T) e o calcâneo (C).

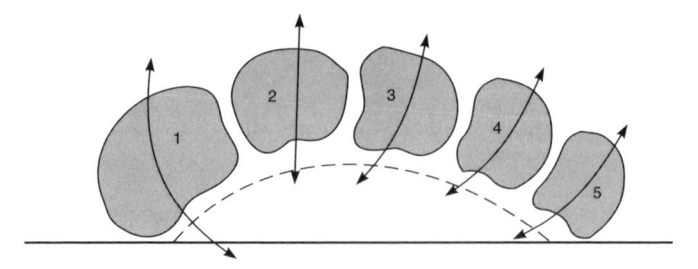

Figura 3.12 Arco transverso. Também conhecido como arco metatarsal posterior, o arco transverso é formado pela base dos cinco metatarsais e é relativamente fixo, embora haja movimento em cada osso. A base do segundo metatarsal (2) está acunhada para dentro do encaixe formado pelos cuneiformes medial e lateral e permite o movimento em somente um plano: flexão e extensão com amplitude limitada. O primeiro metatarsal (1) arqueia-se sobre a base do segundo metatarsal, já o terceiro (3), o quarto (4) e o quinto (5) metatarsais arqueiam-se sobre os metatarsais adjacentes na direção oposta. A flexão total faz desse arco a "concavidade" da base.

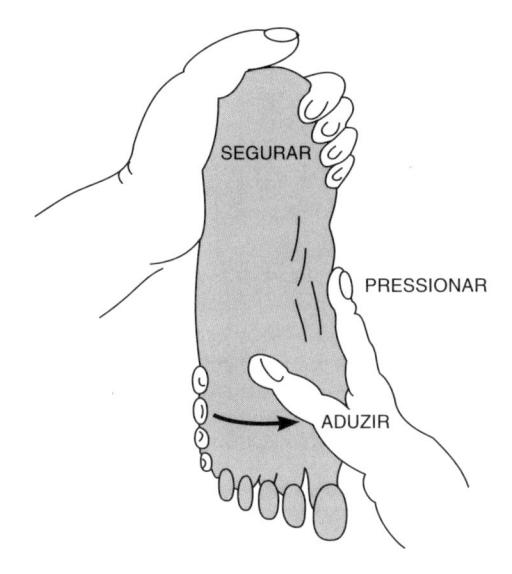

Figura 3.13 Teste da adução do antepé. A inversão do antepé é avaliada segurando-se firmemente o calcâneo e agarrando o antepé com a mão. Usando movimento medial, o dedo indicador do examinador é pressionado contra o navicular. A mão segura os metatarsais e testa o movimento nas suas bases, articulando contra os cuneiformes em adução-abdução e supinação-pronação.

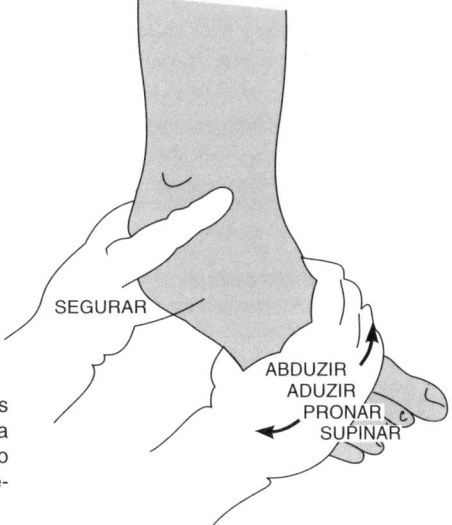

Figura 3.14 Teste de movimento nas articulações mediotarsais. Segurando firmemente o retropé, a mão examinadora faz pronação, supinação, adução e abdução do antepé, testando as articulações metatarsais.

As articulações metatarsofalângicas movem-se em direção e extensão específicas, dependendo do dedo avaliado e do fato de existirem duas falanges no primeiro dedo e três nos outros quatro.

Como está vitalmente envolvido na marcha normal, o primeiro dedo (hálux) deve ter amplitude de movimento adequada para permitir movimento normal e indolor. A extensão deve aproximar-se de 90° de dorsiflexão, com amplitude de apenas 60° sendo absolutamente anormal. Alguma abdução-adução e rotação (Fig. 3.16) são passivamente possíveis, mas não ativamente.

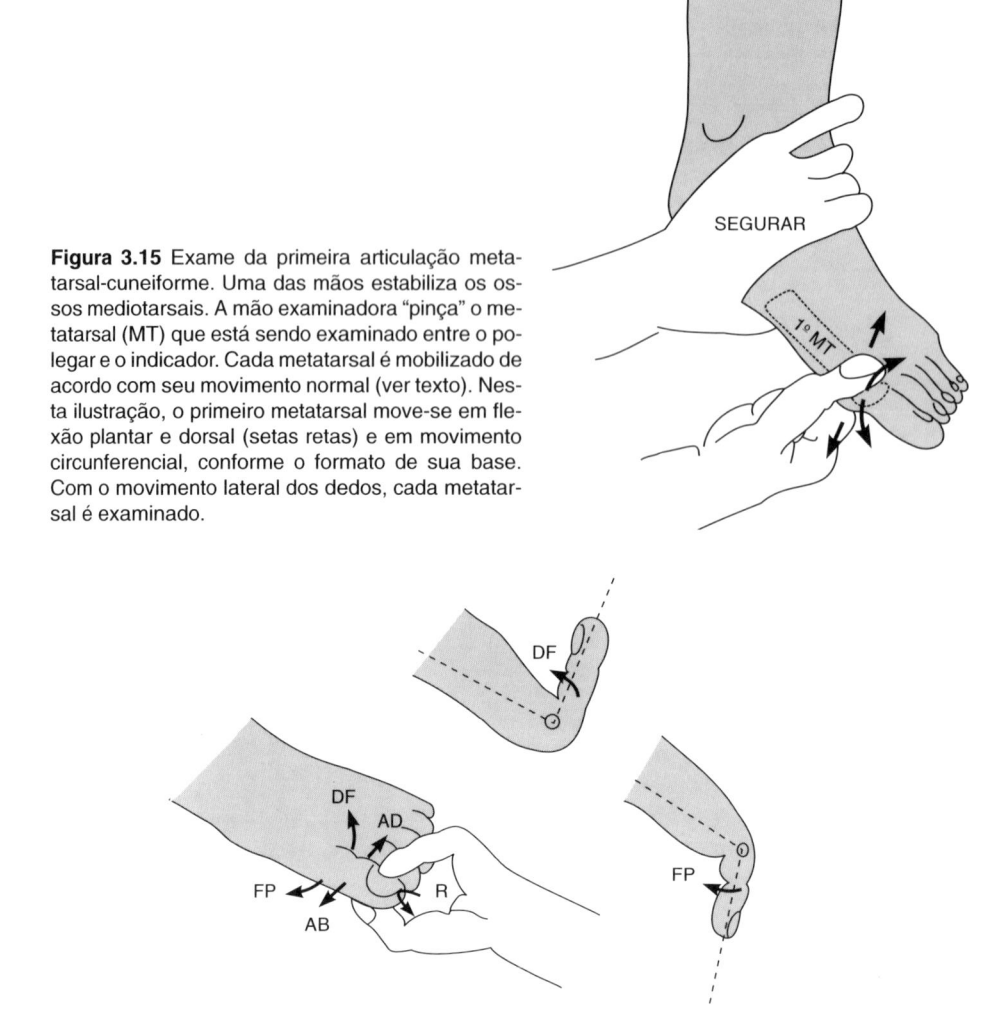

Figura 3.15 Exame da primeira articulação metatarsal-cuneiforme. Uma das mãos estabiliza os ossos mediotarsais. A mão examinadora "pinça" o metatarsal (MT) que está sendo examinado entre o polegar e o indicador. Cada metatarsal é mobilizado de acordo com seu movimento normal (ver texto). Nesta ilustração, o primeiro metatarsal move-se em flexão plantar e dorsal (setas retas) e em movimento circunferencial, conforme o formato de sua base. Com o movimento lateral dos dedos, cada metatarsal é examinado.

Figura 3.16 Exame do hálux: movimento passivo. Segurar o dedo entre o polegar e o indicador, obtendo-se os seguintes movimentos: dorsiflexão (DF), normalmente de 90°, e flexão plantar (FP), também de 90°. O teste passivo para abdução (AB) e adução (AD), bem como rotação (R), indica a integridade da cartilagem e possível deterioração.

Ligamentos do tornozelo

Os ligamentos que restringem a amplitude de movimento possibilitam o funcionamento normal da articulação. Eles são objeto de exame visual por palpação e por movimentos passivos e ativos da articulação. Sua função e inserções são discutidas no Capítulo 1.

O *ligamento deltóide,* também chamado de ligamento colateral medial, é diretamente palpável na parte inferior do maléolo medial. Sua integridade é testada ao everter o retropé (Fig. 3.17) e compará-lo ao movimento similar do outro tornozelo.

São três os ligamentos laterais colaterais: o talofibular anterior, o calcaneofibular e o talofibular posterior (Fig. 3.18). Suas origem e inserções são óbvias pelos seus nomes. Nenhum desses ligamentos é tão grande ou forte quanto o ligamento medial (deltóide), nem são eles especificamente palpáveis. Sua função estabilizadora, contudo, pode ser facilmente palpável ao inverter o pé e o tornozelo (ver Fig. 3.9) e ao executar o teste de translação (ver Fig. 3.7).

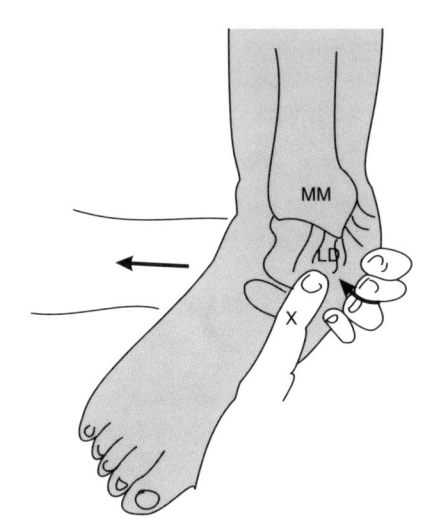

Figura 3.17 Palpação do ligamento deltóide. No exame do pé direito, o maléolo medial (MM) é palpável. O examinador agarra o calcanhar e o everte (seta curva), colocando o ligamento deltóide (LD) sob tensão. O movimento passivo excessivo pode ser determinado pela comparação com o outro tornozelo. O ligamento pode ser palpado com o dedo (X) da outra mão.

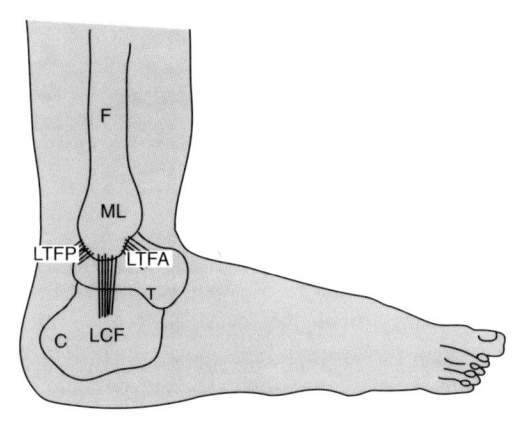

Figura 3.18 Ligamentos colaterais laterais do tornozelo. Os ligamentos colaterais laterais originam-se do maléolo lateral (ML), na extremidade distal da fíbula (F). Eles são três: talofibular anterior (TFA), prendendo-se ao tálus (T); calcaneofibular (LCF), inserindo-se no calcâneo (C); e o talofibular posterior (LTFP). Podem ser diretamente palpados, especialmente se o pé-tornozelo for invertido passivamente.

O ligamento talofibular anterior, que se estende da porção anterior do maléolo lateral ao aspecto lateral do colo talar, é diretamente palpável por meio da palpação do seio do tarso (Fig. 3.19), que fica anterior ao maléolo lateral. O seio do tarso é uma depressão preenchida pelo músculo extensor curto dos dedos e por um pequeno coxim de gordura. Ao inverter o pé, o dedo do examinador pode palpar o colo lateral do tálus. Bem dentro do seio há o ligamento calcaneotalar, que não pode ser diretamente palpado.

O ligamento calcaneofibular estende-se na direção plantar a partir do maléolo lateral para se inserir na direção da parede lateral do calcâneo. Ele pode ser rompido, mas geralmente só no caso de haver também rompimento do ligamento talofibular anterior.

O ligamento talofibular posterior origina-se da borda posterior do maléolo lateral e passa posteriormente para o pequeno tubérculo lateral no aspecto posterior do tálus. Ele é mais forte do que os outros dois ligamentos colaterais laterais e essencialmente previne o deslizamento para a frente da fíbula sobre o tálus.

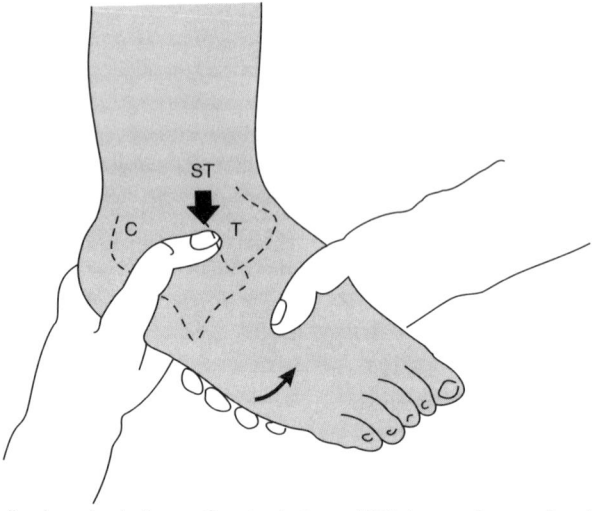

Figura 3.19 Palpação do seio do tarso. O seio do tarso (ST) é uma depressão abaixo do maléolo lateral, entre o tálus (T) e o calcâneo (C). Ele pode ser palpado pela leve inversão do pé, palpando-se a depressão. O ligamento talocalcâneo está localizado no seio.

Tendões

Ao examinar as várias articulações do pé e do tornozelo para averiguar sua flexibilidade normal, os tendões responsáveis pela função cinética devem também ser avaliados. Os tendões podem ser tanto observados visualmente como avaliados manualmente. Sua função é também ativamente perceptível.

O *tendão tibial posterior* é mais proeminente quando o paciente inverte e realiza a flexão plantar do pé. É visível e palpável ao passar atrás e inferiormente ao maléolo medial quando o paciente flexiona e inverte o pé (Fig. 3.20).

O *tendão do flexor longo dos dedos* estende-se logo atrás do tendão tibial posterior (ver Fig. 3.21) e pode ser palpado enquanto o paciente oferece resistência e flexiona os dedos. Também se torna palpável na flexão plantar e quando o paciente inverte o antepé. O *tendão do flexor longo do hálux* não pode ser palpado porque se estende no aspecto posterior da articulação do tornozelo, profundamente aos músculos.

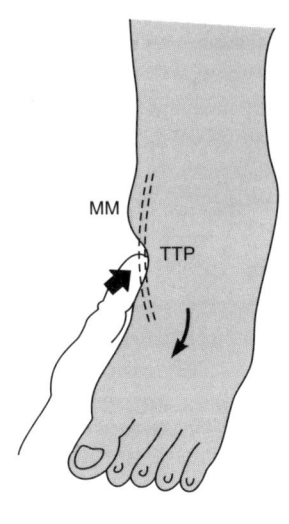

Figura 3.20 Palpação do tendão tibial posterior. O tendão tibial posterior (TTP) está localizado imediatamente atrás e sob o maléolo medial (MM). Ele é diretamente palpável quando o pé faz flexão plantar na direção de inversão (seta curva).

O *tendão tibial anterior* é visível quando o paciente faz ativamente a flexão dorsal e a inversão do pé. Ele se insere no aspecto medial da base do primeiro metatarsal e do primeiro osso cuneiforme (Fig. 3.21).

Os *tendões dos fibulares longo* e *curto* passam imediatamente atrás do maléolo lateral (Fig. 3.22) ao cruzar a articulação do tornozelo. Eles evertem e fazem a flexão plantar do pé. Podem ser palpados naquele lugar enquanto o paciente ativamente everte e promove a flexão plantar do pé. Quando esses tendões passam pelo calcâneo, também passam pelo tubérculo fibular. Este último forma um "túnel" entre ele e o maléolo lateral. O tendão finalmente se insere no processo estilóide do quinto metatarsal (Fig. 3.23). Ao palpar o processo estilóide, não somente o tendão fibular pode ser sentido, mas também, ao mover manualmente o processo, a articulação metatarsocubóidea do quinto dedo pode ser testada.

O *músculo longo do hálux* (tendão) pode ser testado por meio de extensão contra a resistência do hálux e da palpação do tendão (Fig. 3.24). Similarmente, os extensores dos quatro dedos externos podem ser testados resistindo à sua extensão. Com isso, testa-se os extensores longos e curtos dos dedos (Fig. 3.25).

Os flexores do dedo do pé podem ser também manualmente testados (Fig. 3.26). Os músculos pequenos do pé inervados pelos nervos plantares podem ser testados pela "concavidade" do pé (Fig. 3.27).

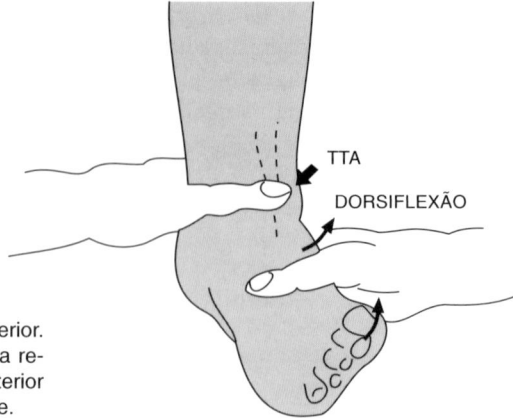

Figura 3.21 Palpação do tendão tibial anterior. Quando o pé faz dorsiflexão ativa contra a resistência do examinador, o tendão tibial anterior (TTA) pode ser visto e palpado diretamente.

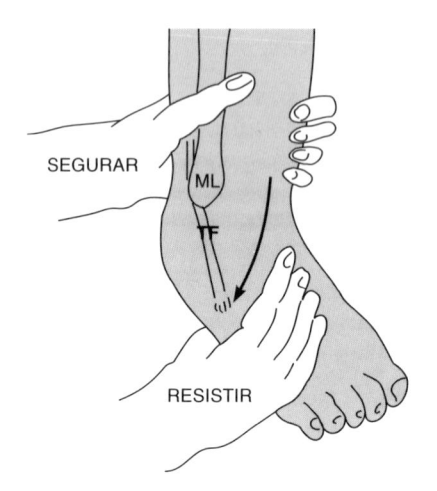

Figura 3.22 Teste da função fibular. Os tendões dos fibulares longo e curto (TF) passam atrás do maléolo lateral (ML) na extremidade distal da fíbula (F), para inserir-se no processo estilóide. Sua ação é fazer a flexão plantar e a eversão do pé (seta curva), e é testada pela resistência àquela ação.

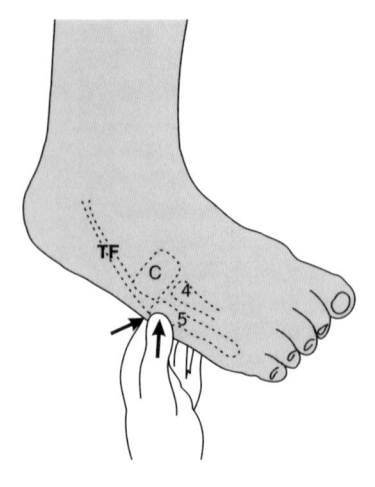

Figura 3.23 Palpação do processo estilóide e inserção dos tendões fibulares. O processo estilóide é palpável na base do quinto metatarsal (5), onde se inserem os tendões fibulares (TF). Movendo-se o processo estilóide (setas), a ar- ticulação entre o quinto metatarsal e o cubóide (C) pode ser testada.

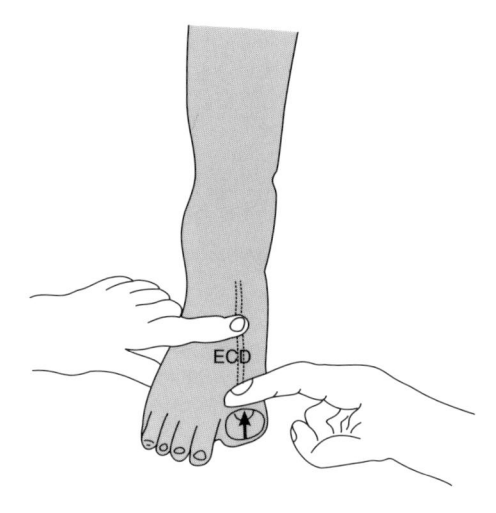

Figura 3.24 Teste do músculo extensor longo do hálux. A mão esquerda palpa o tendão do extensor longo do hálux, e a mão direita resiste à extensão. Esse músculo é inervado pelo nervo fibular profundo, com raízes de L5, S1 e S2. Os outros extensores dos dedos (exame não-mostrado) requerem a resistência pela mão esquerda sobre os outros quatro dedos. Essa ação é suprida pelo extensor curto dos dedos, com raízes de S1 e S2.

Figura 3.25 Teste dos extensores longo e curto dos dedos. A mão direita está resistindo à extensão dos dedos laterais ao hálux. O ventre do extensor curto dos dedos (VECD) (raízes de S1 e S2) pode ser palpado logo abaixo da cabeça do maléolo lateral (ML), sendo aqui palpado pelo dedo indicador esquerdo. O músculo extensor longo dos dedos (raízes L5, S1 e S2) não é mostrado.

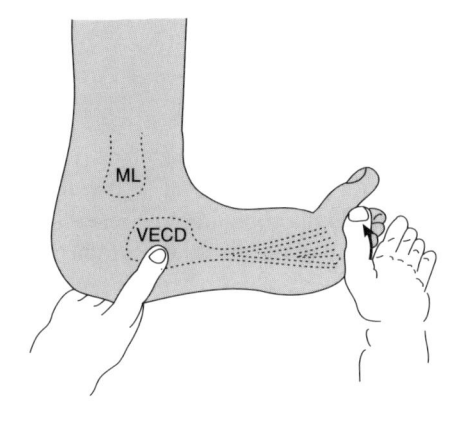

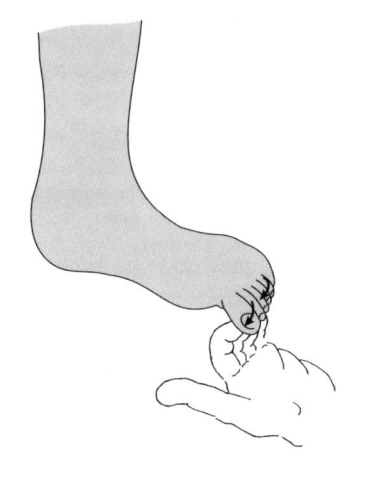

Figura 3.26 Teste manual dos flexores dos dedos (que não o hálux). Dessa forma se faz o teste da flexão ativa de todos os dedos (setas curvas).

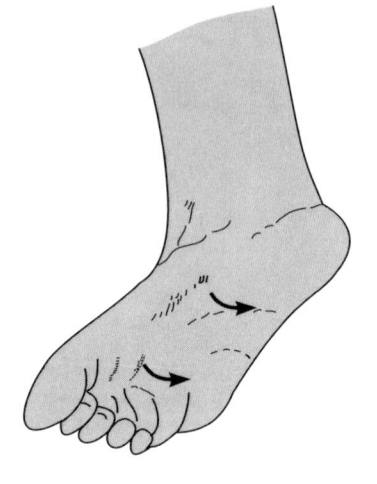

Figura 3.27 "Concavidade" da sola do pé. É possível pelo uso dos pequenos músculos do pé. Esses músculos são supridos pelos nervos plantar medial e plantar lateral, que são ramos do nervo tibial posterior na superfície plantar do pé. Essa ilustração é uma vista do pé a partir da sola.

CIRCULAÇÃO

O suprimento sangüíneo do pé e do tornozelo se dá por meio de uma continuação da artéria poplítea, a qual se divide em artérias tibiais anterior e posterior. A artéria poplítea é uma continuação direta da artéria femoral, a qual passa no quadrante poplíteo posterior, onde se divide em artérias tibiais posterior e anterior (Fig 3.28).

A artéria tibial posterior segue o mesmo caminho do nervo tibial, cruzando ao redor e atrás do maléolo medial do tornozelo (Fig. 3.29), suprindo os músculos posteriores da perna, até que se divide na superfície plantar do pé em artérias plantares *medial* e *lateral*. Como elas são muito pequenas e profundas, não são diretamente palpáveis.

Abaixo do quadrante poplíteo, a artéria poplítea bifurca-se, formando a artéria tibial anterior, a qual passa anteriormente entre a tíbia e a fíbula através de uma abertura no aspecto superior da membrana interóssea. Esta, por sua vez, conecta os dois ossos e continua descendo à superfície anterior da membrana. Na sua passagem, a artéria tibial anterior supre os músculos do compartimento anterior da perna (Figs. 3.30 e 3.31).

Quando a artéria tibial anterior atinge o dorso do pé, ela passa a artéria dorsal do pé (Fig. 3.32). Seus ramos terminais formam as *artérias metatarsais dorsais* e as *artérias dorsais dos dedos*. Estas últimas se comunicam com as ramificações distais das artérias plantares.

Abaixo da bifurcação da artéria poplítea, a artéria ramifica-se lateralmente, passa pela membrana interóssea e desce o aspecto lateral da perna, suprindo seus músculos laterais. Ela termina como *artéria calcânea lateral*.

O estado de circulação do pé é determinado pela presença ou ausência de edema, cianose dependente, calor ou frieza da pele, secura ou umidade da pele e palidez do pé e da perna quando elevados.

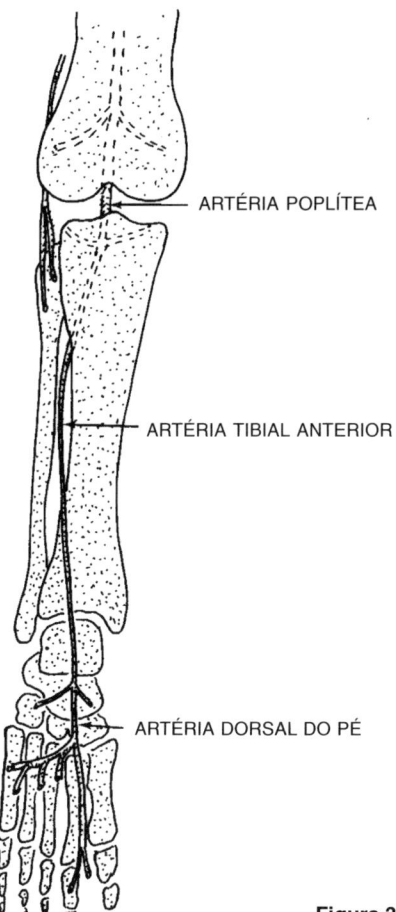

Figura 3.28 Suprimento arterial da extremidade inferior.

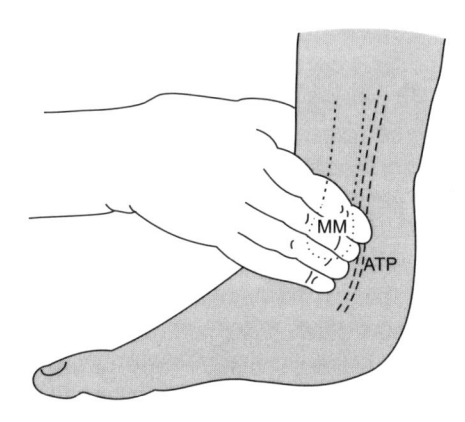

Figura 3.29 Palpação da artéria tibial posterior (ATP). Pode ser palpada logo atrás e sob o maléolo medial (MM).

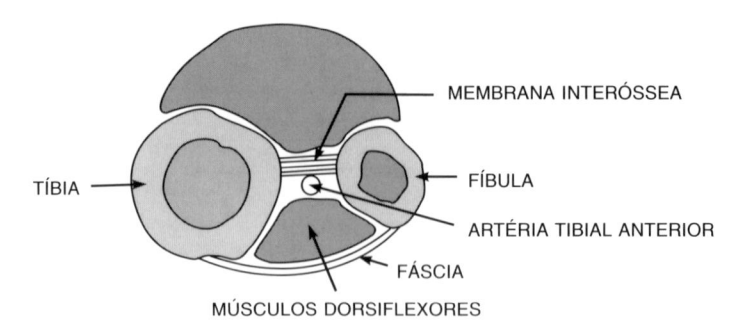

Figura 3.30 Membrana interóssea. Vista dorsal da membrana interóssea que conecta a tíbia e a fíbula. A artéria tibial anterior (Art. tibial anterior) desce junto à borda anterior da membrana. A fáscia forma a parede anterior do compartimento anterior, que contém os músculos dorsiflexores.

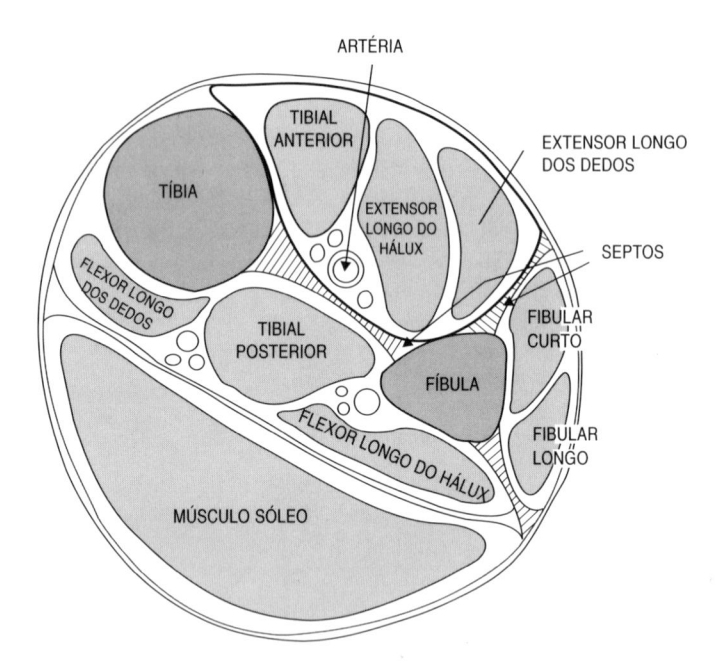

Figura 3.31 Compartimento anterior da perna. O compartimento anterior está localizado em uma bainha fibrosa na porção anterior da perna. Posteriormente há um septo fibroso firme entre a tíbia e a fíbula. Dentro do compartimento, ficam a artéria tibial e as veias, além dos músculos tibial anterior, extensor longo do hálux e extensor longo dos dedos. O trauma ou compressão nesse compartimento provoca edema que, por estar firmemente envolvido no septo, pode levar à atrofia dos músculos e nervos. O resultado é chamado de *síndrome de compressão anterior*.

Em caso de suspeita de circulação defeituosa, tanto por avaliação objetiva quanto por sintomas subjetivos, a palpação dos pulsos arteriais é o teste mais importante disponível para o clínico. Dor manifestada sob a forma de claudicação é o sintoma mais freqüente que alerta o paciente com problema de circulação.

A artéria dorsal do pé e a artéria tibial posterior são as mais freqüentemente palpadas. Muitos procedimentos de diagnóstico, como o teste Doppler e a angiografia, estão agora disponíveis e podem determinar precisamente o estado da circulação. Esses procedimentos podem ser usados por um especialista diante de suspeita de problemas na circulação e/ou se diagnosticados pelo médico de cuidados primários.

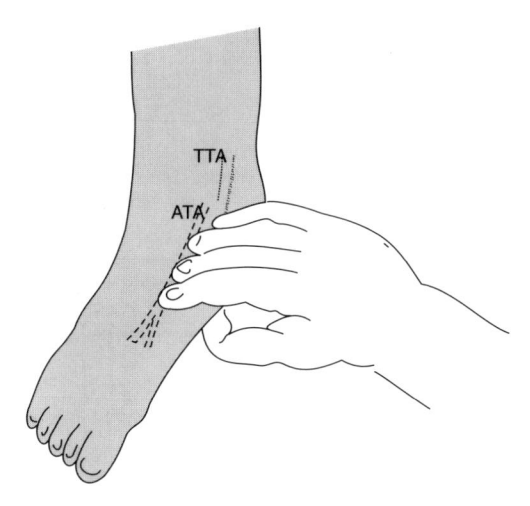

Figura 3.32 Palpação da artéria tibial anterior. A artéria tibial anterior (ATA) desce junto ao dorso do pé, lateralmente ao tendão do tibial anterior (TTA).

AVALIAÇÃO NEUROLÓGICA

A extremidade inferior e o pé são inervados por ramos do nervo isquiático (L4, L5, S1, S2 e S3). Acima do joelho, quando o nervo isquiático passa pela fossa poplítea, ele se divide em nervo tibial e nervo fibular comum.[4]

O *nervo tibial* é a continuação do nervo isquiático. Ele entra na perna entre as duas cabeças do músculo gastrocnêmio e passa profundamente ao músculo sóleo para entrar no compartimento posterior da perna (Fig. 3.33).

O nervo tibial supre os músculos superiores da perna e inerva os flexores plantares do pé. Ele termina nas divisões medial e lateral dos nervos plantares.

O *nervo plantar medial* (Fig. 3.34) envia ramos cutâneos para as superfícies plantares dos três dedos mediais e para o aspecto medial do quarto dedo. Seus ramos motores suprem o abdutor do hálux, o flexor curto dos dedos e os dois primeiros lumbricais (Figs. 3.35, 3.36, 3.37 e 3.38).

O *nervo plantar lateral* passa pela superfície plantar do pé e finalmente se divide em ramo superficial e ramo profundo. Ele fornece sensação à superfície plantar do pé (ver Fig. 3.33). Também supre a função motora do quadrado plantar, do flexor curto do quinto dedo, do abdutor do quinto dedo e dos demais músculos interósseos plantares e lumbricais.

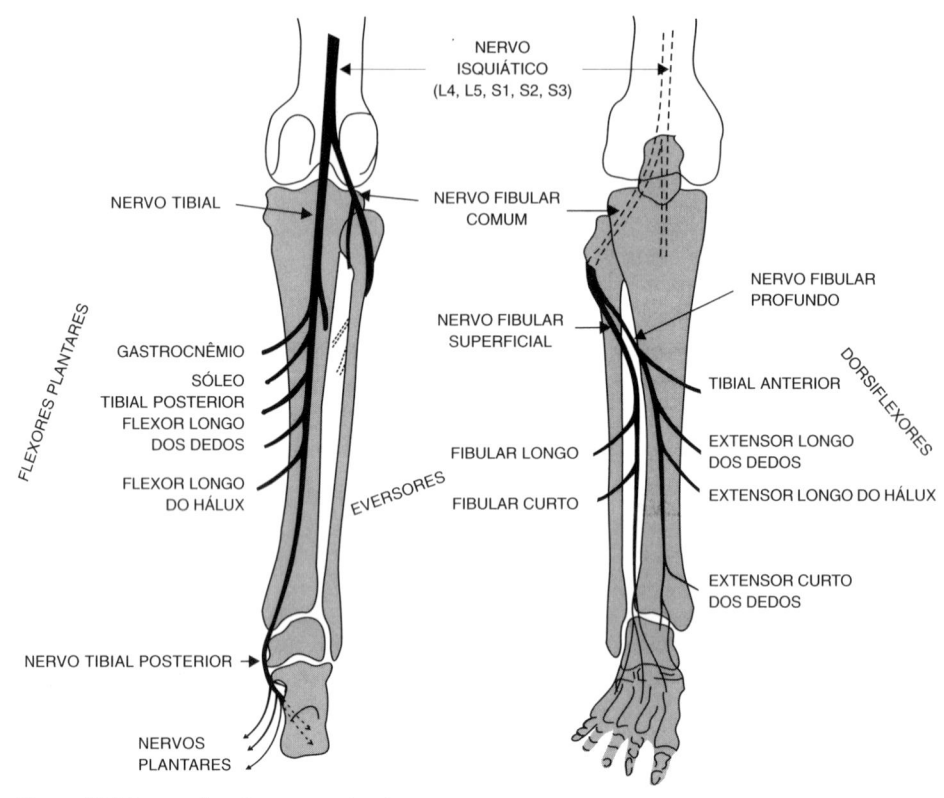

Figura 3.33 Inervações da perna e do pé.

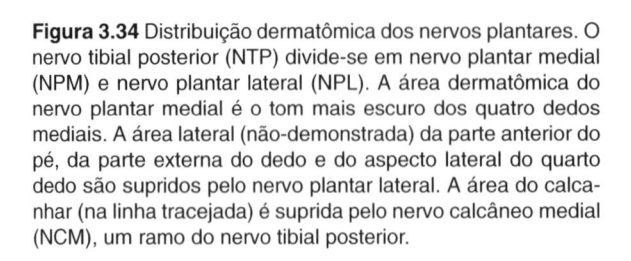

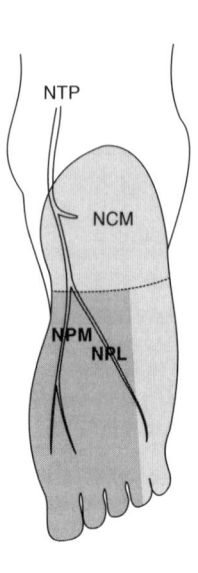

Figura 3.34 Distribuição dermatômica dos nervos plantares. O nervo tibial posterior (NTP) divide-se em nervo plantar medial (NPM) e nervo plantar lateral (NPL). A área dermatômica do nervo plantar medial é o tom mais escuro dos quatro dedos mediais. A área lateral (não-demonstrada) da parte anterior do pé, da parte externa do dedo e do aspecto lateral do quarto dedo são supridos pelo nervo plantar lateral. A área do calcanhar (na linha tracejada) é suprida pelo nervo calcâneo medial (NCM), um ramo do nervo tibial posterior.

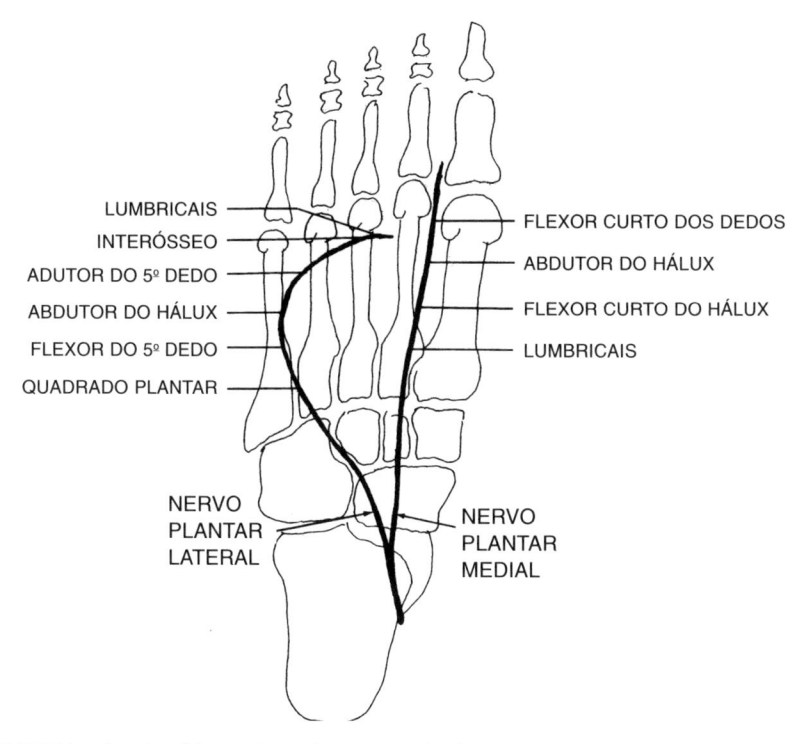

Figura 3.35 Músculos do pé inervados pelos nervos plantares.

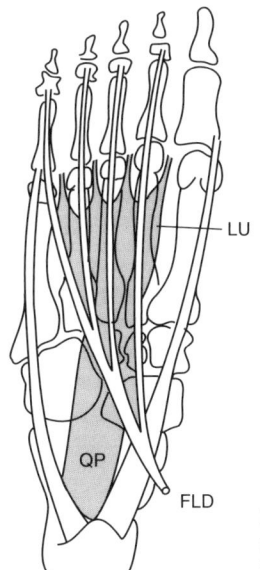

Figura 3.36 Músculos da sola do pé: segunda camada. QP = quadrado plantar; LU = lumbricais; FLD = tendão do flexor longo dos dedos.

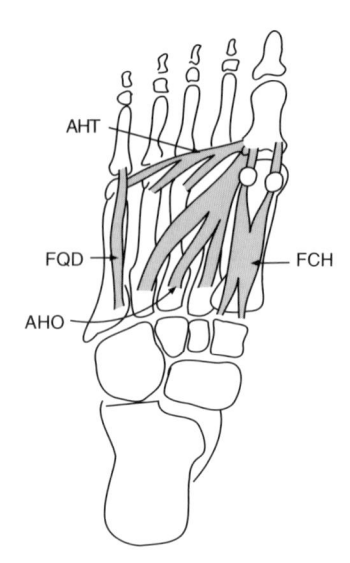

Figura 3.37 Músculos da sola do pé: terceira camada. AHT = adutor do hálux, cabeça transversa; AHO = adutor hálux, cabeça oblíqua; FCH = flexor curto do hálux; FQD = flexor curto do quinto dedo.

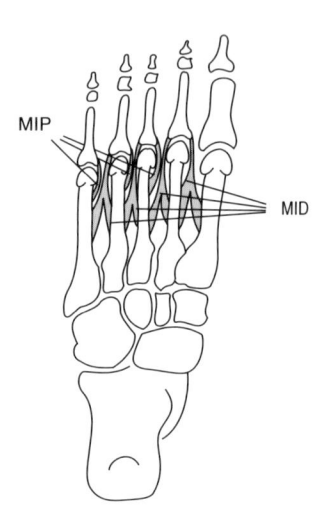

Figura 3.38 Músculos da sola do pé: quarta camada. MIP = músculos interósseos plantares; MID = músculos interósseos dorsais.

A outra divisão do nervo isquiático, o *nervo fibular comum*, passa lateralmente para fora do espaço poplíteo. Passa atrás da cabeça da fíbula, sob a fáscia profunda, e gira ao redor do aspecto lateral do colo da fíbula. Tal nervo não supre qualquer músculo, ele fornece pequenos ramos para a articulação do joelho e então se divide em nervos fibulares superficial e profundo (ver Fig. 3.32).

O *nervo fibular superficial* desce a perna na frente da fíbula e supre os eversores do pé. Seu ramo sensitivo supre o aspecto lateral da perna e o dorso do pé (Fig. 3.39).

O *nervo fibular profundo* prossegue até a membrana interóssea entre a fíbula e a tíbia e desce a perna, suprindo o extensor curto dos dedos. Supre uma pequena área de sensibilidade entre os dois primeiros dedos no dorso do pé. Ambos os nervos fibulares, profundo e superficial, terminam em ramos que suprem o dorso do pé e o aspecto ânterolateral da perna (ver Fig. 3.39).

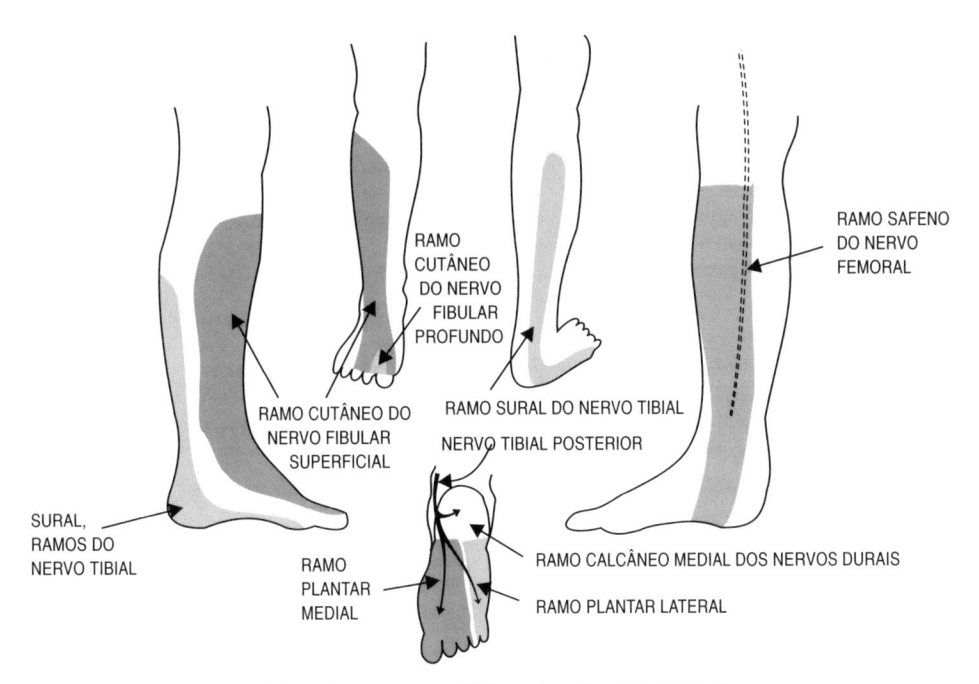

Figura 3.39 Padrões sensitivos dos nervos periféricos da extremidade inferior.

AVALIAÇÃO DA TÍBIA-FÍBULA E DO FÊMUR

O pé depende estática e cineticamente do encaixe do tornozelo. Este último, por sua vez, depende do alinhamento da tíbia, da fíbula e do fêmur.[5-7] Assim, todas as estruturas devem ser avaliadas.

A tuberosidade da tíbia deve estar diretamente sob a patela; na posição pendente e flexionada da perna, o pé deve *inverter* levemente (Fig. 3.40). Em caso de agravamento da inversão de todo o pé, pode ser suspeitada uma *torção tibial interna*. É uma rotação da perna sobre o eixo longitudinal. Na posição sentada, com a perna balançando passivamente, a tuberosidade da tíbia deve estar diretamente sob a patela e o pé levemente invertido. Na *torção tibial externa,* nota-se a situação oposta.

Na posição de pé (Figura 3.41), pode ser notada a torção da tíbia sobre o fêmur ou do fêmur sobre a tíbia. Ambas são condições conhecidas como "pés-de-pombo", "marcha de Charles Chaplin", hesitante, de pernas arqueadas, joelhos recurvados e encostando. Cabe ao examinador observar esse modo de andar ou a passada para avaliar de forma completa toda a extremidade, e não apenas o pé e o tornozelo.[8-10]

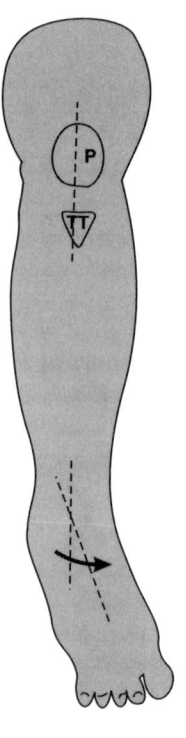

Figura 3.40 Torção tibial normal. Ao olhar para o indivíduo sentado (aqui, a perna direita), uma linha traçada através da patela (P) e do tubérculo tibial (TT) é cruzada por outra linha traçada através do pé. Normalmente ocorre leve rotação interna, como indicado aqui.

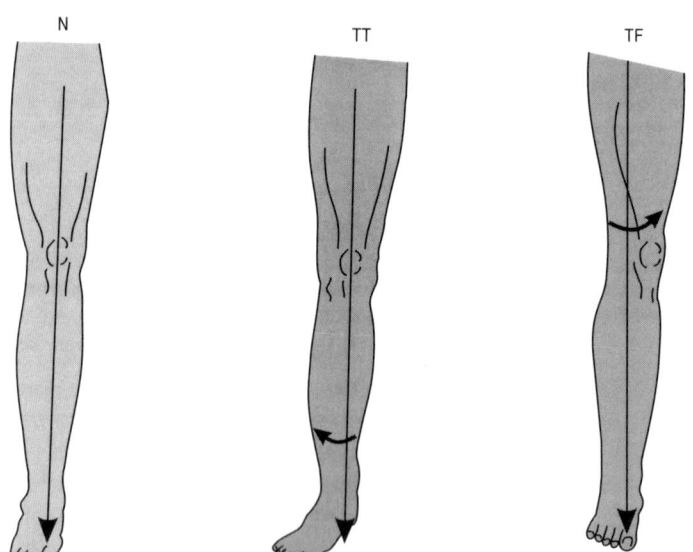

Figura 3.41 Torções da extremidade inferior. N é o alinhamento normal, em que um fio de prumo atravessa a patela e toca o pé entre o primeiro e o segundo dedo. TT (torção tibial) refere-se à rotação externa da tíbia sobre o fêmur, e TF torção femoral do fêmur sobre a tíbia (setas curvas).

Com qualquer uma dessas condições notadas, a articulação do quadril requer avaliação. Na alteração do *ângulo de anteversão* (Fig. 3.42), é determinado o ângulo do colo do fêmur com a cabeça do fêmur no acetábulo. O eixo transcondilar representa um plano passando lado a lado através do fêmur. A amplitude normal de anteversão fica entre 15 e 25°. Qualquer aumento nesse ângulo significa aumento na anteversão, que resulta em *rotação femoral interna*. Isso leva à marcha com os *dedos virados para dentro*.

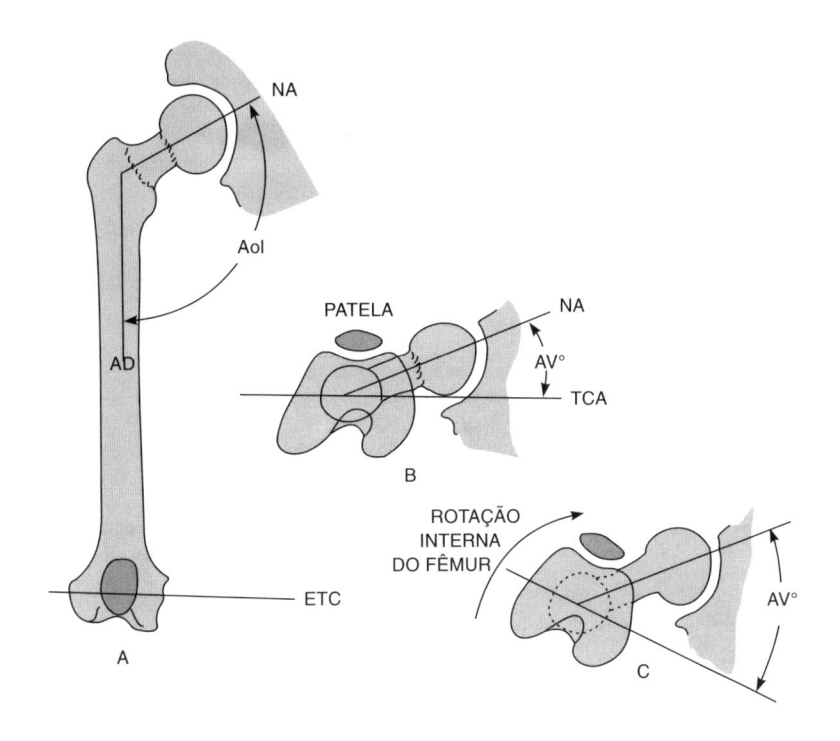

Figura 3.42 Ângulo de anteversão. O eixo transcondilar (ETC) é uma linha transversa que passa através dos côndilos femorais. Um eixo através do colo femoral (NA) forma um ângulo com ECT, o *ângulo de anteversão*. Ele é o ângulo AV° na parte **B**, com a cabeça do fêmur vista por cima. Um ângulo de 15 a 25° é considerado normal. Em **C**, o ângulo está aumentado por causa da rotação interna do fêmur em relação ao colo do fêmur. É uma anteversão aumentada. Olhando o fêmur na direção anterior para posterior, **A** mostra o *ângulo de inclinação* (ver Fig. 3.43). AD = ângulo da Diáfise; AoI = ângulo de inversão.

O *ângulo de inclinação* deve ser também determinado (Fig. 3.43). Este é o ângulo do colo da cabeça do fêmur com a sua diáfise. O ângulo é normalmente de 116 a 140°, com o ângulo maior formando uma *coxa valga* e o menor uma *coxa vara*.

Outro aspecto do pé e das pernas que requer observação para sua influência na marcha é a angulação do joelho: joelho varo (perna arqueada), joelho valgo (joelhos tocando-se) e joelho recurvado (joelhos para trás) (Fig. 3.44).

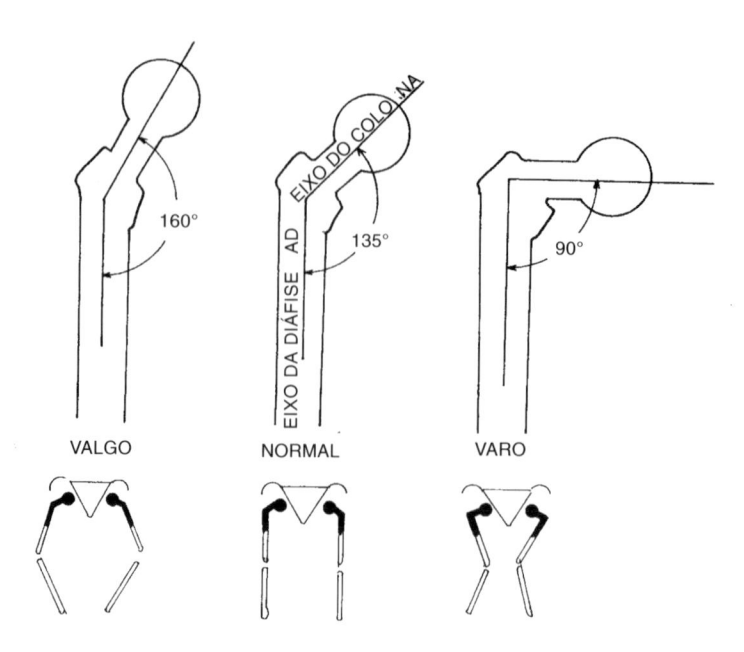

Figura 3.43 Ângulo de inclinação. O ângulo formado pela intersecção do colo do fêmur (NA) com um eixo traçado a partir da diáfise (AD) do fêmur é chamado de *ângulo de inclinação*. Esse ângulo normalmente varia entre 116 e 140°, com média de 135°.

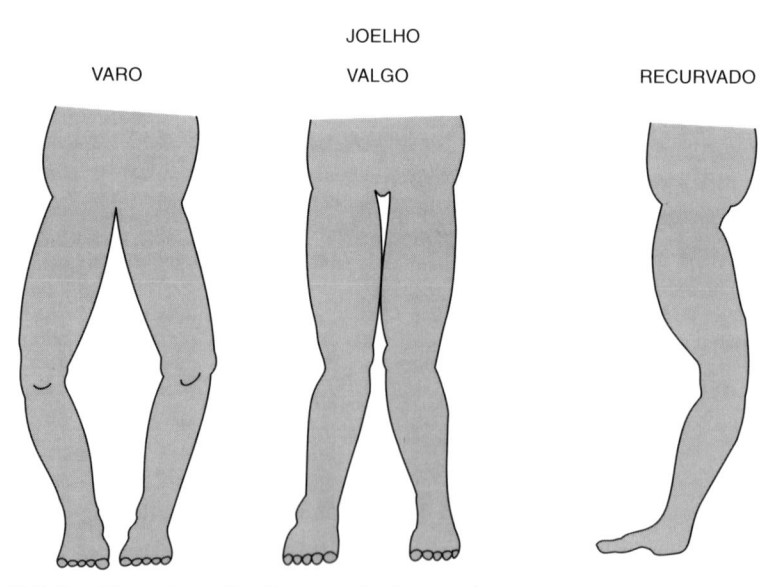

Figura 3.44 Deformidades do joelho. Esquerda, joelho varo (pernas arqueadas); centro, joelho valgo (tocando-se); direita, joelho recurvado (para trás). Essas são deformidades comuns. Elas podem impedir ou prejudicar a marcha e, quando graves, podem deixar mal-alinhados os pés e os tornozelos.

REFERÊNCIAS BIBLIOGRÁFICAS

1. Basmajian, JV: Grant's Method of Anatomy, ed 8. Williams & Wilkins, Baltimore, 1971.
2. Cailliet, R; Foot and ankle pain, Chap. 13, in Soft Tissue Pain and Disability, ed 2. FA Davis, Philadelphia, 1996.
3. Fleming, LL (ed): Management of foot problems. Orthop Clin North Am 20:4, 1989.
4. Haymaker, W, and Woodhall, B: Peripheral Nerve Injuries: Principles of Diagnosis, ed 2. WB Saunders, Philadelphia, 1952.
5. Hollinshead, WH: Functional Anatomy of the Limbs and Back. WB Saunders, Philadelphia, 1952.
6. Inman, VT, Ralston, HJ, and Todd, F: Human Walking. Williams & Wilkins, Baltimore, 1981.
7. Root, M, Orien, WP, and Weed, JH: Normal and Abnormal Function of the Foot: Clinical Biomechanics, Vol 2. Clinical Biomechanics Corporation, Los Angeles, 1977.
8. Sussman, A, and Goode, R: The Magic of Walking. Simon & Schuster, New York, 1967.
9. Walther, D: Applied Kinesiology, Vol 1. SDC Systems DC, Pueblo, Colorado, 1981.
10. The Professional Staff Association: Observational Gait Analysis Handbook. Rancho Los Amigos Medical Center, Downey, California, 1989.

CAPÍTULO 4

O pé na infância

Se reconhecidos e tratados precocemente, muitos problemas do pé comumente observados ao nascimento e na primeira infância podem responder ao tratamento conservador apropriado e não levam a problemas subseqüentes. Tais anormalidades são mais freqüentes do que a literatura indica e é possível que não sejam reconhecidas em razão de seus mecanismos e seu desenvolvimento não estarem completamente dominados.

CLASSIFICAÇÃO DAS DEFORMIDADES DO PÉ

As deformidades do pé são geralmente classificadas em quatro categorias, de acordo como a posição do pé: (1) *eqüinismo* – o calcanhar está elevado e o pé em flexão plantar; (2) *calcâneo* – o pé está em flexão dorsal e o calcanhar relativamente abaixado; (3) *varo* – o pé está invertido e aduzido; (4) *valgo* – o pé assume posição de eversão e abdução.

A terminologia[1] requer algum esclarecimento:

1. *Varo* implica que o membro distal de uma extremidade está dobrado "para a frente" na linha média. O ápice do ângulo formado pelos eixos longitudinais dos ossos componentes aponta para *longe* da linha média. O calcanhar está rodado para dentro no seu eixo longitudinal ou está invertido.
2. *Valgo* significa dobrado ou virado "a partir" da linha média. O ápice formado pelos eixos longitudinais dos ossos componentes aponta *em direção* à linha média. No valgo, o calcanhar está evertido ou rodado para fora no seu eixo longitudinal.
3. A posição no eixo que passa transversalmente pelo pé é chamada de *dorsiflexão* ou *flexão plantar*. A posição em eixo vertical é chamada de *abdução* ou *adução*. Por fim, a posição em eixo longitudinal é chamada de *inversão* ou *eversão*. A inversão implica a elevação da borda interna do pé, e a eversão, a elevação da borda externa. A adução-abdução ocorre principalmente nas articulações tarso-

metatarsais. A inversão e a adução combinam-se para constituir a *supinação* e o *varo* do antepé. A *pronação* é a eversão e a abdução do pé (Fig. 4.1).

MacConail[2] vê o pé como uma "placa osteofibrosa dobrada", cuja posição intra-uterina coloca o pé da criança em pronação. Nesse caso, pelo "desdobramento" torna-se supinada ao nascimento ou depois. As posturas e deformidades normais do pé habitualmente consistem de qualquer combinação de posições, com eqüinismo associado ao varo ou valgo e calcâneo com varo ou valgo. Esse conceito pode ser questionado, já que a posição fetal é de inversão e supinação (Fig. 4.2), dependendo da idade fetal considerada.

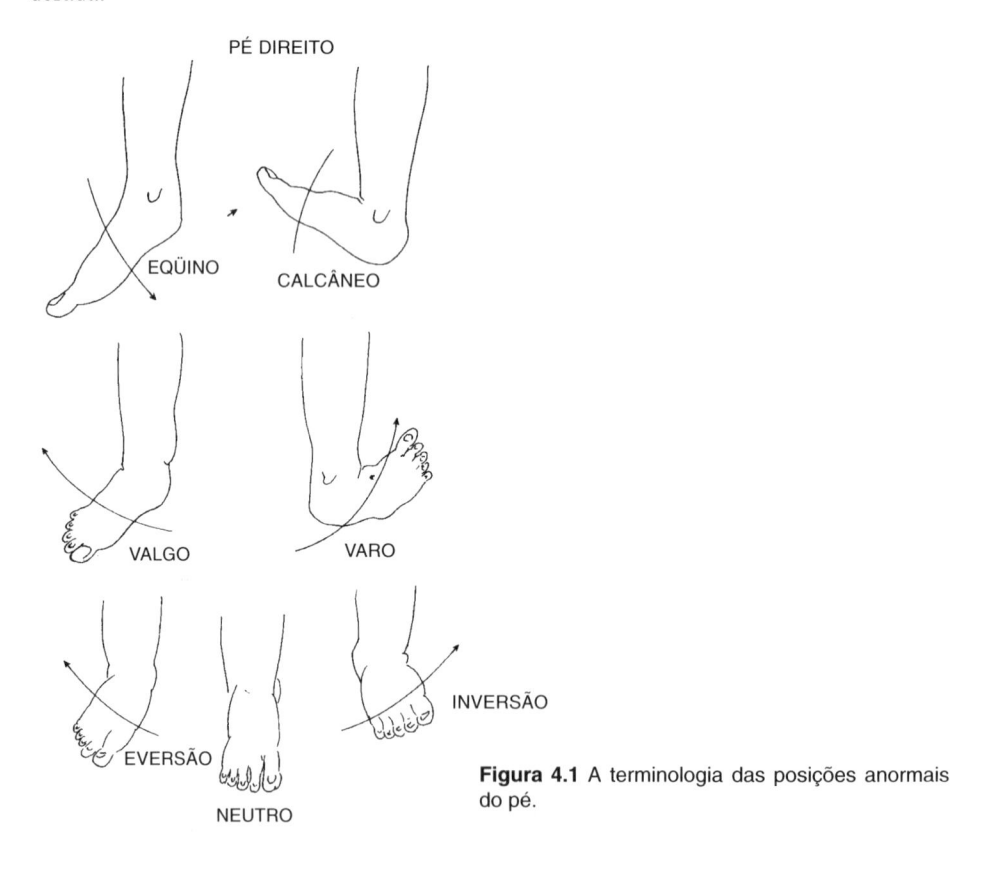

Figura 4.1 A terminologia das posições anormais do pé.

CONCEITOS ETIOLÓGICOS

A maioria das deformidades notadas nos pés de bebês inclui o pé plano ou a deformidade em eqüinovaro. As anormalidades em valgo, varo, eqüinismo e calcâneo são observadas em menor porcentagem. A maioria é considerada congênita, adquirida ou resquício de anormalidade neurológica.

POSIÇÃO FETAL
A

POSIÇÃO DE DORMIR EM DECÚBITO VENTRAL
B

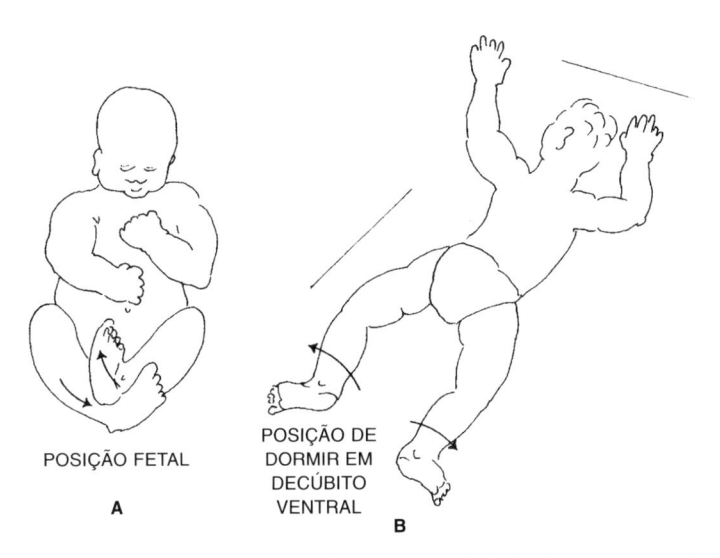

Figura 4.2 Posturas fetais e durante o sono. **A** mostra a posição fetal, com os quadris flexionados, abduzidos e rodados para fora. Os pés estão habitualmente em flexão plantar e aduzidos, com suas superfícies plantares contra o abdome. **B** é a posição de dormir do recém-nascido, com as coxas rodadas externamente e os pés abduzidos. Essas posições dos pés variam, dependendo da posição intra-uterina antes do nascimento.

Um conceito intrigante é o retardo ou cessação da derrotação do pé a partir da posição intra-uterina. Por volta do terceiro mês intra-uterino, as coxas do feto estão flexionadas, abduzidas e rodadas para fora e as pernas, cruzadas. Os pés estão em flexão plantar e adução, com as superfícies plantares em contato com o abdome fetal. Com o desenvolvimento do feto, as coxas sofrem derrotação interna e os pés gradualmente se viram para fora, pressionando agora contra a parede uterina.

Se, por qualquer razão, houver alteração ou cessação dos aspectos rotacionais dos pés, a criança nasce com o pé naquela direção. Em relação ao pé torto congênito (discutido mais adiante), J. Leonard Goldner,[3] em 1969, afirmou que "muito permanece a ser aprendido sobre o defeito básico que causa a deformidade de pé torto congênito". Anos depois, essa afirmação ainda permanece válidas.[4]

Os recém-nascidos podem ter atitude postural de uma das pernas rodada internamente e a outra rodada externamente. Essa condição é chamada de *quadris soprados pelo vento*, analogia a um marinheiro caminhando contra o vento. Em virtude de a criança continuar dormindo nessa posição, os tecidos da extremidade inferior adaptam-se a ela.

Os tecidos envolvidos em uma posição fetal e do recém-nascido sofrem adaptação àquela posição. Os tecidos moles "contraem", e os ossos deformam, assim como as articulações. Ao nascimento, o pé do bebê é formado de partes moles e osso. As radiografias dos pés mostram apenas as diáfises das falanges, o metatarsal e os núcleos do calcâneo e do tálus (Fig. 4.3).

O crescimento até a adolescência promove ossificação e a fusão do pé (Fig. 4.4). Na idade adulta, o pé é 90% ósseo.

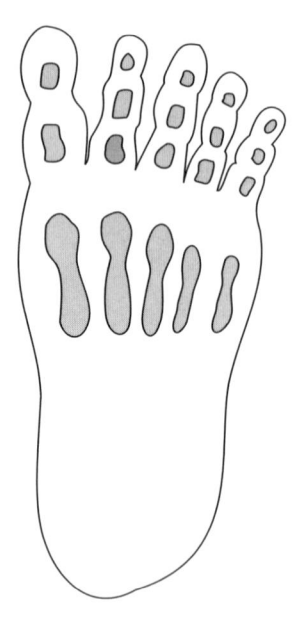

Figura 4.3 Esquema da radiografia do pé de um recém-nascido. Neste, são visíveis apenas as diáfises das falanges e dos metatarsais, junto com os núcleos do tálus e do calcâneo.

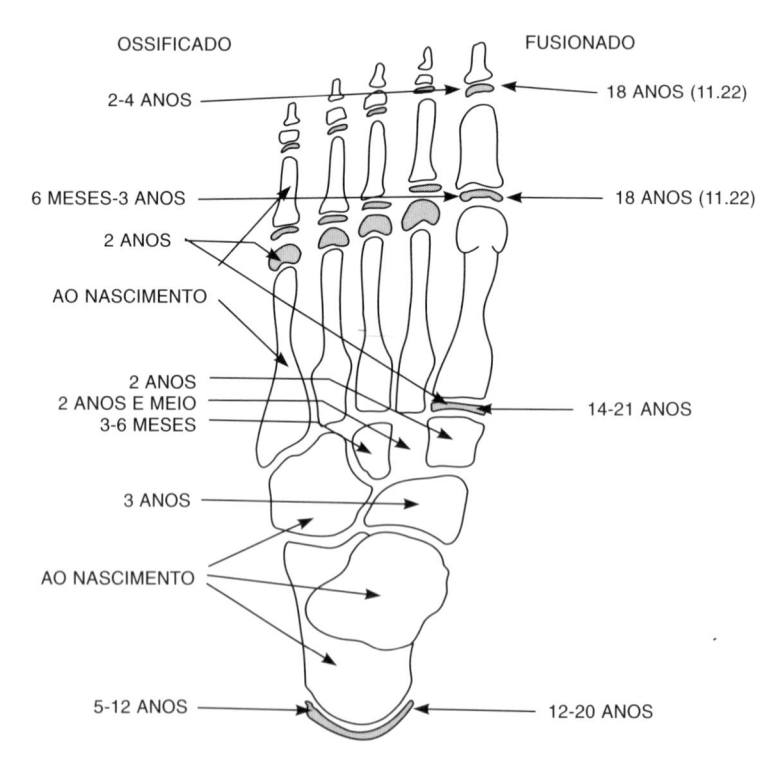

Figura 4.4 Idade de aparecimento e fechamento dos centros de ossificação do pé.

EXAME DO PÉ DO RECÉM-NASCIDO

Em uma deformidade visualmente aparente do pé sem carga, o exame manual determina a deformidade e a flexibilidade suficientes para sua correção. Assim como o pé, também devem ser examinadas as articulações do tornozelo, da perna, do fêmur e do quadril. O tratamento da deformidade específica de partes moles deve abordar essas deformidades por alongamento persistente e também por possível gessado. Cada deformidade será abordada nesse quesito terapêutico. A supercorreção é freqüentemente indicada porque pode ser esperado um lento retorno parcial da parte mole deformada.

O PÉ PRONADO OU "PLANO"

O pé do bebê parece e é plano. Nenhum arco longitudinal é notado, por não estar anatomicamente presente, ou por estar preenchido com um coxim de gordura. O navicular e o cuneiforme, que formam o ápice do arco longitudinal, ainda estão em seu estágio cartilagíneo e são macios e compressíveis. Os músculos e os ligamentos ainda não estão desenvolvidos. Portanto, o pé ainda não está pronto para o apoio. Tem sido considerado que aos dois anos se inicia o estágio de carga, mas antes disso já é possível caminhar.

Apesar de o pé pronado ser considerado "normal" no bebê, um grau intenso de pronação, que preocupe os pais, deve ser tratado. Há três graus de pronação: (1) leve ou primeiro grau; (2) moderado ou segundo grau; (3) intenso ou terceiro grau. O primeiro grau deixa a linha de carga junto à borda medial do pé com algum arco longitudinal visível. O segundo grau muda o contorno do pé, com depressão do arco longitudinal e proeminência do osso navicular. A pronação de terceiro grau é um pé "totalmente plano", sem arco longitudinal e com pegada sem indentação junto à borda interna. Por serem arbitrários, esses graus não influenciam na escolha do tratamento nem indicam a gravidade de quaisquer sintomas que se desenvolveram no pé.

Pé plano congênito

O pé plano *congênito* verdadeiro (Fig. 4.5) é relativamente raro, mas, quando presente, é mais intenso que o pé plano "adquirido". Se o pé plano congênito for flexível, a posição do calcâneo valgo é de um pé dobrado lateralmente sobre ele mesmo. Sendo flexível, pode ser corrigido manualmente e assim mantido até que sejam desenvolvidos ação muscular e apoio adequados.

Terapeuticamente a correção manual do antepé associa-se com exercícios diários e com o uso de um calçado moldado para manter o pé na posição corrigida. A aplicação de gesso bivalvado na posição desejada pode corrigir algum problema não resolvido com exercícios ou calçado.

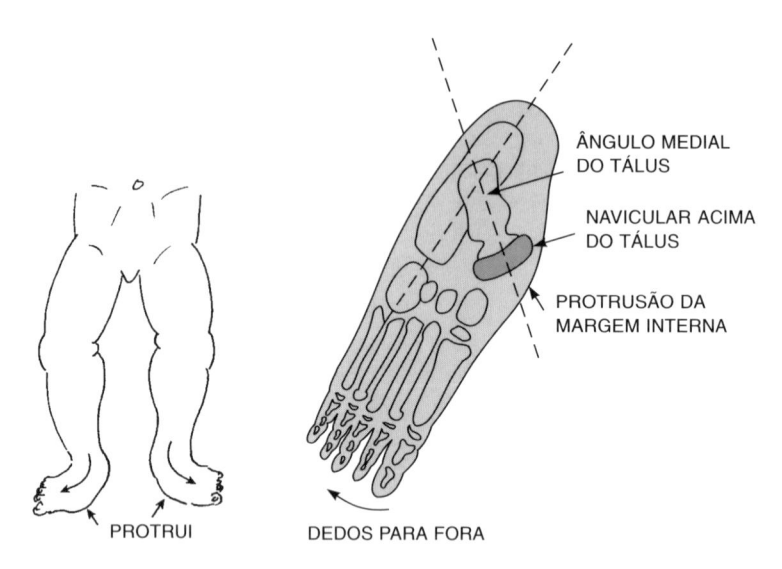

Figura 4.5 Pé plano congênito. É um pé calcaneovalgo. O calcanhar está em valgo e o tálus aponta medialmente em direção ao outro pé, formando ângulo com o calcâneo. O tálus aponta para baixo em vez de apontar para a frente, e o navicular fica na superfície superior do colo do tálus, em vez de anterior à cabeça.

Pé plano rígido

O pé plano *rígido* e inflexível é de tratamento mais difícil. Nessa condição, o calcanhar é mantido firmemente em valgo e o antepé em marcada eversão. Há quase uma inversão do arco longitudinal, que parece estar convexo em vez de côncavo, com uma protuberância no ponto médio. As radiografias revelam que o tálus está virado medialmente e para baixo, e o navicular está sobre a superfície superior do colo do tálus, em vez de ficar em frente à sua cabeça.

A correção dessa condição requer uma série de gessados corretivos. Estes últimos devem mudar a convexidade do arco longitudinal, promovendo o retorno do navicular à sua posição normal, na frente da cabeça do tálus. A primeira é relativamente fácil, mas a última pode requerer intervenção cirúrgica.

O resultado pode ser frustrante, com necessidade de artrodese cirúrgica mais adiante, se a marcha se apresentar anormal e dolorosa.

Pé plano adquirido

O pé plano *adquirido* é habitualmente flexível e pode parecer bem-formado quando sem apoio. Porém, em posição de carga, assume posição aplanada. O arco longitudinal que parecia normal sem carga desaparece. Assim, a borda medial do pé perde sua concavidade e parece protruir, enquanto o navicular está abaixado contra o solo. Além disso, o calcâneo sofre eversão. É interessante que, ao levantar os dedos, muito do arco longitudinal retorna, sendo perdido apenas o apoio.

As crianças com pé plano adquirido apresentam marcha desajeitada. Elas caminham "com os dedos para fora" e falta a "mola" na fase de impulsão do calcanhar. Freqüentemente se queixam de dor na panturrilha. Essas queixas aos pais são a causa habitual de consulta ao médico.

Muitos pacientes com pé plano adquirido também apresentam frouxidão ligamentar generalizada, notada nos quadris, nos joelhos, na região lombar e até nas extremidades superiores. Essas crianças são conhecidas como "juntas dobradas", expressão que designa sua flexibilidade excessiva.

A hipoflexibilidade, na qual há uma extensibilidade limitada do complexo gastrocnêmio-sóleo e tendão do calcâneo, causando pronação durante apoio e marcha, pode provocar a pronação do pé. A dorsiflexão limitada do tornozelo é notada ao exame manual cuidadoso.

Torção tibial interna

A *torção tibial interna* grave promove apoio e marcha com o pé invertido e com "dedos para dentro". Para compensar essa disfunção, o resultado visível é uma marcha intencional com os "dedos para fora", o que leva à pronação do pé.

A torção interna da tíbia em grau significativo raramente persiste após a infância. Estima-se que 10% das crianças até os cinco anos apresentam torção interna da tíbia residual significativa, com menos de 5% persistindo na adolescência. Por ser aceitável, o tratamento da torção interna da tíbia é raramente indicado.

A pronação pode ser adquirida após repouso prolongado no leito ou por imobilização prolongada com gesso do pé e da perna por qualquer condição. Acredita-se que a torção tibial interna é adquirida por maus hábitos de sono nos primeiros quatro meses de vida. Nesse período, a criança dorme em "posição de sapo" (ver B na Fig. 4.2), ficando com os quadris flexionados, abduzidos e rodados externamente. Um colchão firme e fraldas volumosas encorajam essa postura. A pressão no aspecto medial do pé nessa posição da extremidade inferior alegadamente causa pronação pelo estiramento dos inversores, permitindo a contração dos eversores.

A posição normal de sentar da criança – com os quadris externamente rodados e os pés sob ela – é aceitável, a menos que seja prolongada e os pés fiquem virados para fora, pressionando o solo contra a borda interna do pé, o que gera pronação.

Tratamento do pé pronado

O pé pronado deve ser tratado antes que a criança comece a caminhar. O tratamento pré-marcha consiste em alterar o padrão de sono, ganhando e mantendo a flexibilidade de toda a extremidade inferior. A rotação interna observada da extremidade inferior deve ser abordada com alongamentos diários. Deve-se exercitar o pé para adquirir um arco longitudinal e tornar-se supinado. Os exercícios que devem ser diários e corretamente realizados, devem ser claramente definidos e demonstrados aos pais.

O uso apropriado de travesseiros pode evitar posturas errôneas ao dormir. Isso requer a vigilância freqüente da criança durante o sono. Deve-se evitar fraldas múltiplas e muito grossas.

Em caso de limitação da flexibilidade dos quadris, na rotação externa ou na rotação interna, o quadril deve ser alongado com freqüência por meio de exercícios passivos durante o dia. Coloca-se a criança na posição supina com as pernas estendidas, então, as pernas são flexionadas em 90°; gentil – porém firmemente – rodam-se externa ou internamente as coxas até o limite, mantendo-as assim por alguns segundos por vez. O pai (ou mãe) deve ser instruído a "alongar os tecidos até os seus limites" *gentil, mas firmemente*.

Os pés devem ser manualmente alongados em adução e supinação com freqüência e devem ser mantidos na nova posição adquirida por 30 a 40 segundos. A técnica de alongamento manual é mostrada na Figura 4.6, que mostra um pé adulto; contudo, a técnica é a mesma para uma criança, usando diferentes locais de pressão, já que o pé é menor.

Uma vez que começa a deambulação, pode ser observada a marcha com os dedos para fora e a pronação. A marcha e o apoio são desajeitados. A criança fica com os pés virados para fora e caminha com pouca "impulsão" na marcha.

Se a criança apresentar torção tibial interna significativa, a marcha passa a ser com os dedos para dentro, apesar de o pé estar pronado. Essa marcha faz com que o pé seja supinado, formando um arco longitudinal. Isso deve ser encorajado ou pelo menos não evitado, uma vez que a marcha se modifica, com o pé permanecendo supinado. Essas contradições requerem a avaliação cuidadosa do pé e da marcha, para determinar a necessidade de atenção ou apenas de simples observação sem qualquer forma de intervenção.

A criança obesa e fleumática é mais propensa a ter pés pronados. A redução de peso deve ser feita, e também o encorajamento da atividade deambulatória adequada, mesmo durante brincadeiras.

Correções de calçados (órteses)

No recém-nascido, não está indicada nenhuma correção com calçados. Contudo, quando a deformidade for significativa, a correção é feita com exercícios, com gessados ou mesmo com aparelhos ortóticos. O uso de um "calçado" pode somente manter a correção obtida por outra forma.

Em uma criança normal, os sapatos devem apenas vestir o pé e protegê-lo contra obstáculos externos. O calçado deve ser adequadamente amplo para prevenir a constrição. Um calçado mais alto não oferece suporte e tem somente valor estético.

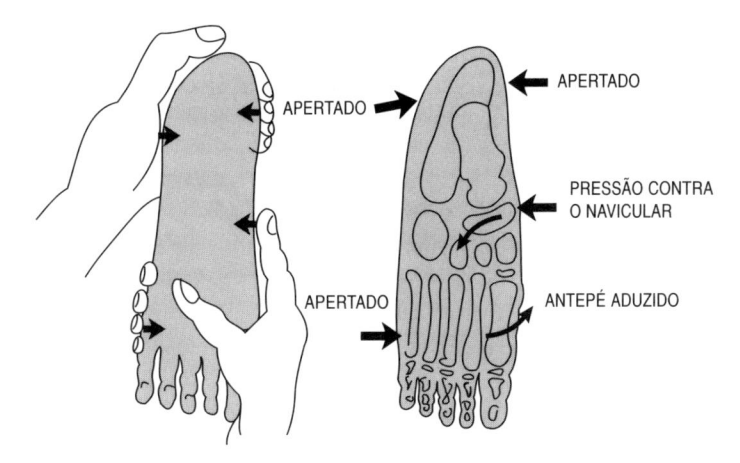

Figura 4.6 Correção manual da deformidade do pé plano. A ilustração demonstra a técnica de correção manual da deformidade do pé direito. O calcanhar é segurado pela mão esquerda do terapeuta, mantendo o calcâneo em posição neutra. O dedo indicador da mão direita pressiona contra o osso navicular, enquanto os outros dedos movem o antepé em direção aduzida sobre o eixo do navicular. Para o pé esquerdo, faz-se o oposto.

O calçado para uma criança com deformidade deve especificamente abordar a deformidade. A parte de trás do calçado deve oferecer o formato adequado ao pé. No pé pronado, a parte traseira deve virar para "dentro", e o calcanhar deve ser mantido firmemente no contraforte (Fig. 4.7). Qualquer correção que não controle o calcanhar está fadada ao fracasso. A pronação pode ser parcial e significativamente corrigida invertendo-se o calcanhar com um contraforte firme e com uma pequena cunha calcânea medial entre 0,15 e 0,45 cm (Fig. 4.8). Um salto de Thomas (Fig. 4.9) é freqüentemente prescrito. Esse tipo de salto tem a vantagem de que, conforme a progressão do pé durante a fase de apoio, a protrusão anterior do calcanhar apresenta um local de rotação interna do pé naquela fase do apoio.

O solado do calçado não deve ser muito firme e inflexível, pois impede o funcionamento dos músculos intrínsecos do pé.

Os suportes para o arco estão indicados na correção e na manutenção do pé pronado corrigido. Eles alegadamente mantêm o arco longitudinal. Os suportes do arco, de qualquer material, devem ser confeccionados sobre um modelo em gesso do pé do paciente, feito na postura desejada do pé. A órtese oferece pressão sob o navicular, com a porção anterior estendendo-se até atrás das primeiras três cabeças dos metatarsais e no aspecto lateral do pé, incluindo o calcanhar.

Esse tipo de órtese pode ser de feltro ou couro moldado, com revestimento de espuma. A órtese de couro é flexível e deforma-se durante a carga, mas é elevada no ápice do arco longitudinal. A órtese também pode ser de metal ou plástico, menos flexíveis. Com esses materiais freqüentemente há ocorrência de pressão, o que é inaceitável pelo paciente. Uma órtese desconfortável não pode ser usada e não-corretiva.

O Laboratório de Biomecânica da *University of California* projetou uma órtese chamada de Palmilha UC-BL (Fig. 4.10). Ela é construída a partir de um pé do paciente moldado em gesso, coberto com uma camada de borracha em que é moldada a órtese em fibra. Depois de pronta, essa órtese é um dispositivo firme e adaptado que envolve totalmente o pé.

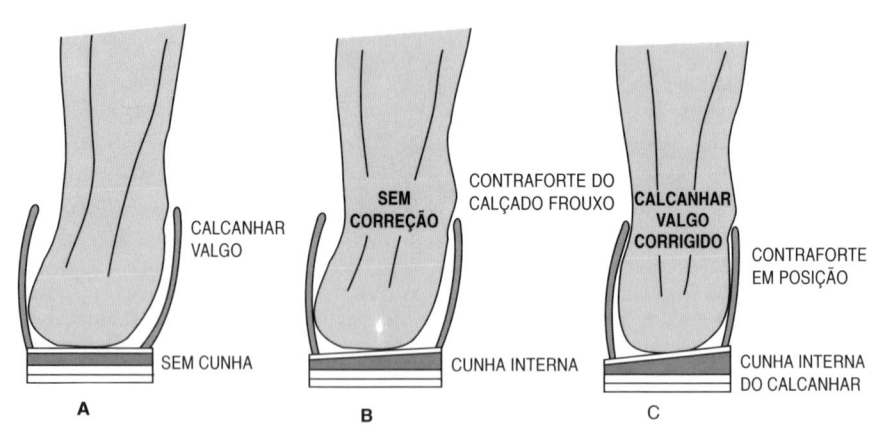

Figura 4.7 Necessidade de contraforte firme no calçado de correção. (*A*) Mostra o valgo do calcanhar em um calçado normal. Uma cunha interna (*B*) com contraforte frouxo *não* corrige o valgo. Contraforte firme (*C*) e cunha têm valor corretivo para o valgo do calcanhar.

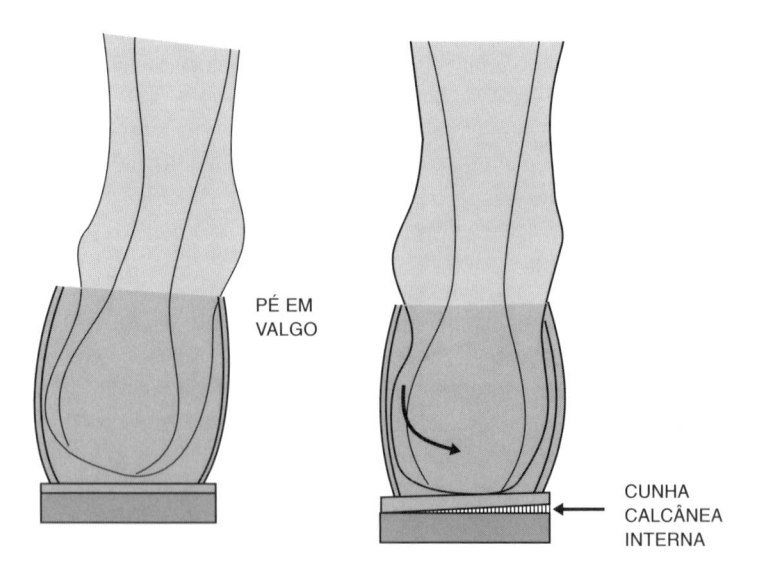

Figura 4.8 Cunha interna do calçado. Ao tratar um valgo de calcâneo, a cunha interna com elevação de 0,15 a 0,45 cm e a firmeza do contraforte fazem o pé inverter e supinar.

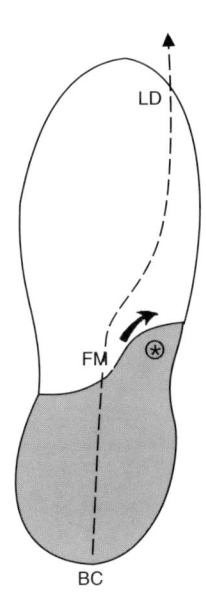

Figura 4.9 Função do salto de Thomas. O apoio do pé durante a marcha começa na batida do calcanhar (BC) e progride durante a fase média do apoio (FM), em que a borda anterior do salto de Thomas (*) torna-se o local de rotação interna (seta), fazendo supinação do pé ao levantar os dedos (LD).

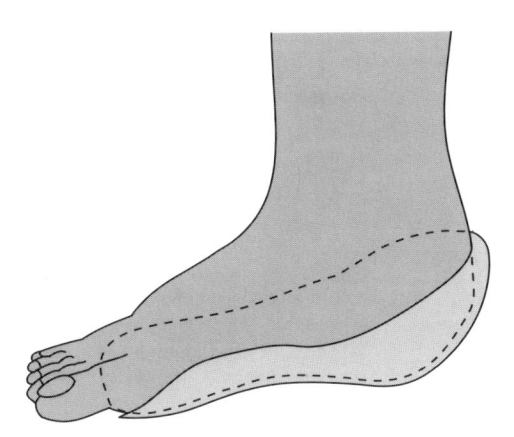

Figura 4.10 Palmilha UC-BL. A concha de fibra de vidro laminada é feita sobre um molde gessado do pé. Ela se encaixa firmemente no calçado. O calcanhar é mantido em posição neutra, e o antepé em posição aduzida e supinada.

Exercícios: treinamento da marcha

O método mais benéfico de tratar um pé pronado é o exercício, na medida em que a musculatura que forma o pé normal deve ser reforçada. Os suportes do arco e os calçados corretivos são apenas *passivos*, enquanto os exercícios são *ativos*. A idade da criança, o tempo de atenção e a capacidade de cooperar são obviamente importantes ao prescrever e executar os exercícios.

O complexo tendão calcâneo-gastrocnêmio-sóleo deve ser suficientemente flexível para permitir 90° de dorsiflexão. Isso pode ser feito de forma passiva. O grupo muscular gastrocnêmio-sóleo deve ser forte. Assim, caminhar ou levantar-se sobre os dedos é um bom exercício. Os músculos intrínsecos do pé podem ser reforçados tentando-se pegar bolas de gude ou enrugando uma toalha com os dedos do pé. Ficar de pé sobre as bordas externas do pé e simultaneamente dobrar os dedos fortalece os intrínsecos.

Ensinar a caminhar em marcha calcanhar-dedos com os pés virados para fora da linha média em aproximadamente 10° é um bom processo de treinamento de marcha. Em casos graves ou na criança que não coopera, podem ser usados "rotadores" (Fig. 4.11).

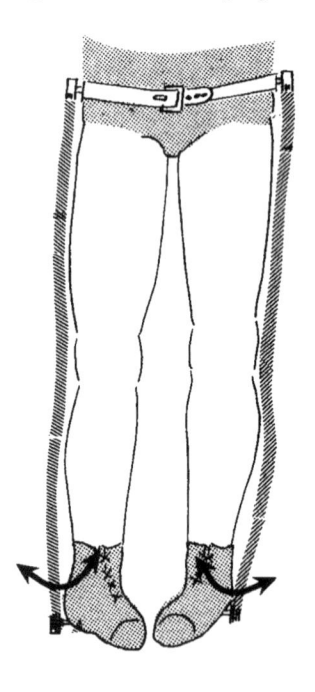

Figura 4.11 "Rotadores" ortóticos para controle das rotações interna ou externa. Os "rotadores" são molas retorcidas envolvidas pelo revestimento de cabo que resistem ao torque. Por meio de sua inserção na banda pélvica e no calçado, o pé pode ser ajustado para virar para "dentro" ou "fora", conforme a condição que se apresenta. Esse rotador permite a deambulação, controlando a extremidade inferior na fase de apoio e na fase de balanceio do ciclo da marcha.

METATARSO VARO

Metatarso varo é uma condição comum em recém-nascidos (Fig. 4.12). Essa condição era originalmente denominada de aduto. Esses termos permaneceram idênticos e usados de forma sinonímica. Nessa condição, o pé tem antepé aduzido, borda lateral convexa e o calcâneo está em valgo.

Os seguintes componentes estabelecem o diagnóstico apropriado e garantem o tratamento adequado (Fig. 4.13):
    1. O segmento anterior do pé está em adução.
    2. A borda lateral do pé é convexa.

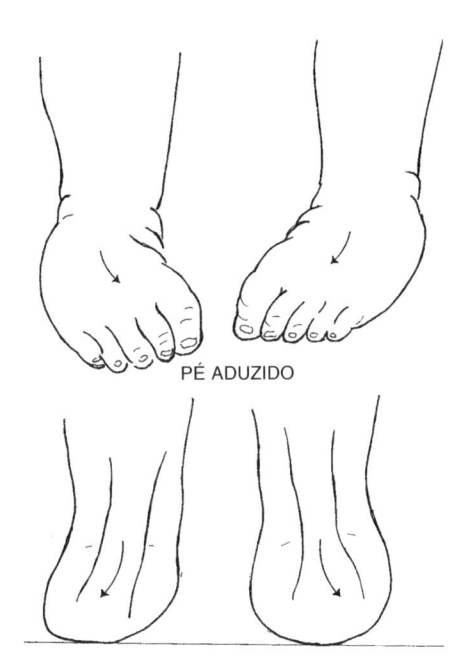

Figura 4.12 Metatarso varo. No metatarso varo, o pé tem o antepé aduzido, a borda lateral convexa e o calcanhar em valgo. Não há eqüinismo.

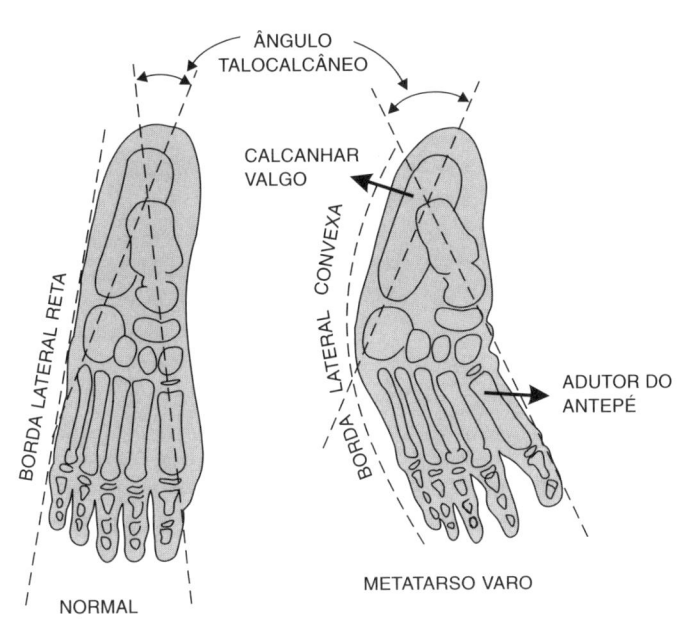

Figura 4.13 Metatarso varo comparado ao pé normal. O pé com metatarso varo apresenta antepé aduzido, calcâneo valgo e borda lateral de curvatura convexa, com seu ápice na base do quinto metatarsal. O tálus está deslocado medial e anteriormente em relação ao calcâneo, aumentando o ângulo talocalcâneo.

3. O calcanhar está em valgo.
4. Freqüentemente está presente uma torção tibial interna.
5. Há uma brusca angulação da borda medial do pé na articulação metatarsal.
6. O primeiro metatarsal é mais angulado que os outros quatro, mas todos estão angulados.
7. O tálus está medial e anteriormente deslocado na sua relação com o calcâneo.
8. Não há eqüinismo ou qualquer limitação da dorsiflexão, como visto no pé eqüinovaro.

O metatarso varo não é uma deformidade grave, mas a criança pode caminhar de forma desajeitada, com os pés para dentro, tropeçando nos próprios pés.

Tratamento

O tratamento deve ser iniciado precocemente, embora a condição com freqüência se corrija sozinha. Em grande percentual de crianças, contudo, a condição persiste, causando prejuízo estético e psicológico, além de incapacidade funcional. Se a opção for pelo tratamento, este deve ser vigorosamente aplicado e seguido com o tempo. Os tratamentos manuais feitos pelos pais são habitualmente inadequados porque não podem ser realizados com a freqüência desejável. Assim, o benefício não é retido, e a condição pode até progredir.

A tala de Denis Browne já desfrutou de popularidade. Sabe-se, porém, que essa técnica deixa a possibilidade de eversão dos pés, acentuando o valgo do calcâneo sem a correção do antepé (Fig. 4.14).

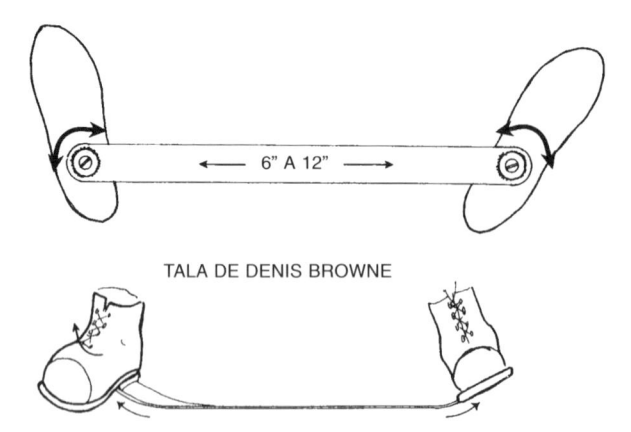

Figura 4.14 Tala de Denis Browne. Uma barra espaçadora de metal, madeira ou plástico, é firmemente presa na sola de cada sapato. Essa inserção é ajustável, de forma que o calçado pode ser virado para fora em qualquer ângulo desejado. A barra pode ser dobrada nas suas extremidades para everter ou inverter o calçado. A largura da barra espaçadora varia com a idade e o tamanho da criança; já os ângulos variam de acordo com a correção desejada dos pés e das pernas.

A inversão dos calçados, o direito no pé esquerdo e vice-versa, pode manter e até corrigir um metatarso varo muito leve, mas não corrige o varo moderado ou mais intenso.

Uma série de gessos corretivos habitualmente corrige o antepé e o retropé se for apropriadamente aplicada. A moldagem do gesso é a técnica de correção (Fig. 4.15). O calcâneo é forçado medialmente (varo), sendo movido sob o tálus. Isso requer pressão sobre o cubóide, enquanto se move simultaneamente o calcâneo e o antepé em adução.

O gesso deve ser aplicado ao pé em leve eqüinismo e em pequena inversão em relação ao eixo da perna. Os dedos devem permanecer expostos. A correção do pé pode ser mais bem mantida se o gesso estender-se acima do joelho, o que também permite leve correção da torção da tíbia.

Após a colocação e antes que o gesso seque, o arco metatarsal transverso é moldado em leve convexidade dorsal. Cada gesso deve ser deixado por duas semanas antes de ser recorrigido e recolocado. Por fim, o pé deve ser levemente "hipercorrigido", uma vez que alguma correção é habitualmente perdida.

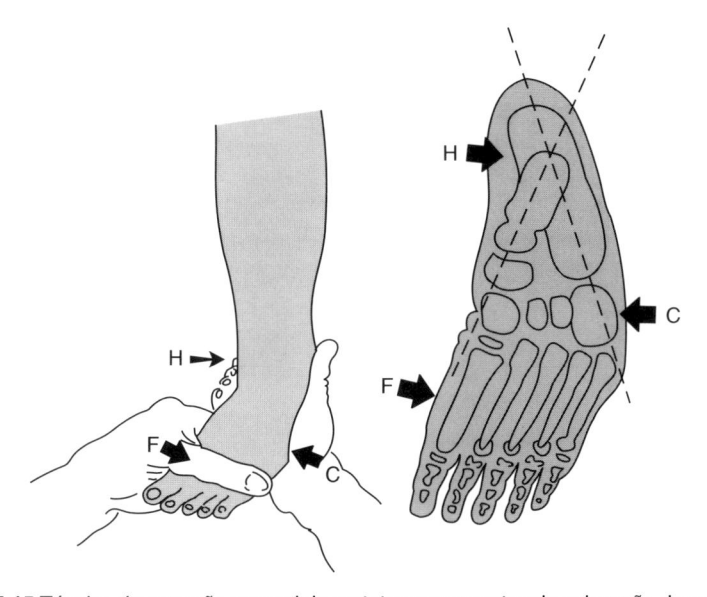

Figura 4.15 Técnica de correção manual do metatarso varo antes da colocação do gesso. A pressão em C é aplicada contra o osso cubóide e à porção anterior do calcâneo medialmente, forçando o calcâneo contra o tálus. Esse mecanismo corrige o calcanhar em valgo. H é a tração do calcâneo posterior para auxiliar C a mover o calcâneo para uma posição neutra. F é a pressão simultânea usando a outra mão para corrigir os metatarsais aduzidos. Todas as pressões devem ser aplicadas de forma simultânea.

Tal condição não deve ser confundida com o pé eqüinovaro congênito ("torto"), mais grave. No metatarso varo, o calcâneo está em posição de valgo, enquanto, no pé eqüinovaro, está em varo (Fig. 4.16). No pé torto congênito, o pé está em eqüinismo e resiste à dorsiflexão por causa do encurtamento do músculo gastrocnêmio e do tendão do

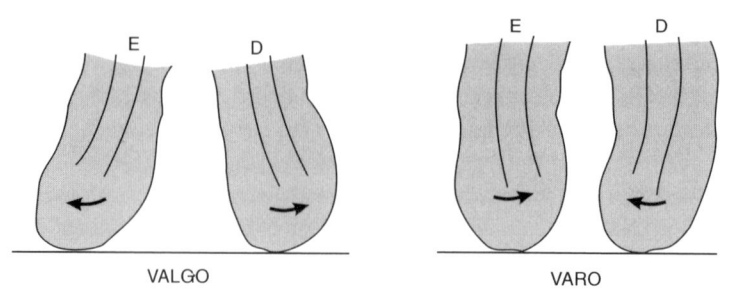

Figura 4.16 Calcanhares em varo e em valgo. Vistos por trás com carga, o pé direito (D) e o pé esquerdo (E) têm alinhamento visível do calcanhar, que diferencia o metatarso varo do pé eqüinovaro (ver texto).

calcâneo. Isso não está presente no metatarso varo, cujo calcanhar pode ser, em geral, facilmente movido e o pé prontamente dorsifletido.

METATARSO PRIMO VARO

O *metatarso primo varo* simula o metatarso varo. Isso porque o antepé parece aduzido. Porém, nessa condição apenas o primeiro osso metatarsal está em varo, com os outros dedos em alinhamento apropriado (Fig. 4.17). O primeiro metatarsal angula-se medialmente sobre o cuneiforme medial ou pode estar alinhado apropriadamente em um

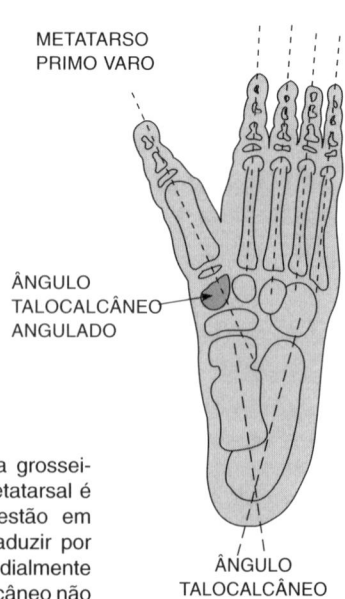

Figura 4.17 Primeiro metatarsal em varo. Este lembra grosseiramente o metatarso varo, mas somente o primeiro metatarsal é que está aduzido. Os metatarsais remanescentes estão em alinhamento apropriado. O primeiro metatarsal pode aduzir por causa de um cuneiforme medial deformado, ou estar medialmente angulado sobre um cuneiforme normal. O ângulo talocalcâneo não revela desvio da relação do tálus sobre o calcâneo.

cuneiforme deformado. A margem lateral do pé não mostra convexidade, como é notado no metatarso varo. O diagnóstico radiológico confirma essa condição.

O tratamento em geral é desnecessário, pois essa deformidade não produz sintomas além de possivelmente predispor ao hálux valgo (a ser discutido).

PÉ EQÜINOVARO (PÉ TORTO CONGÊNITO)

É relativamente comum. Sua incidência é considerada uma das "três grandes" condições congênitas: luxação congênita do quadril, mielomeningocele e pé torto congênito. O pé torto congênito foi primeiramente descrito na Antigüidade por Hipócrates.[5] Sua incidência é de 1 por 1.000 nascidos vivos, com 1,2 por 1.000 em brancos e predominância masculina de quase 2 para 1.[6-8] A incidência mais alta é verificada em havaianos[9], negros sul-africanos[10] e polinésios.[11] Ele é bilateral em 50% dos casos e, quando unilateral, fica no lado da predominância.[12]

Diagnóstico

A condição caracteriza-se pelos seguintes componentes: (1) inversão (virado para dentro) e adução (desvio para dentro) do antepé (Fig. 4.18); (2) varo do calcâneo (inversão do calcanhar); (3) eqüinismo (flexão plantar); (4) contratura dos tecidos no lado medial do pé; (5) músculos eversores subdesenvolvidos no lado lateral da perna; (6) músculos da panturrilha subdesenvolvidos e contraídos; (7) resistência à correção manual passiva.

Um pé em flexão plantar e invertido em recém-nascido e que não possa ser facilmente levado para posição de flexão dorsal e/ou eversão, sugere o pé eqüinovaro. Ocorre o contrário na criança normal: o pé pode estar em flexão plantar e inversão, mas é flexível e pode ser facilmente corrigido. Ele também difere do pé com metatarso varo, no qual o antepé está em varo, mas o calcanhar está em valgo e é móvel.

No pé eqüinovaro (pé torto congênito), os dedos também estão flexionados e resistem à extensão passiva. Há também uma torção interna da tíbia associada. A criança fica de pé apoiando-se sobre a base do quinto osso metatarsal.

Etiologia

Há muitas teorias relacionadas à etiologia do pé eqüinovaro. Nenhuma delas, no entanto, está livre de controvérsias. Originalmente Hipócrates considerou pressões mecânicas intra-uterinas pela má-posição.[13] Considera-se que a condição seja transmitida por meio de padrões mendelianos e até por anormalidades cromossômicas ligadas ao X. Essa hipótese, porém, permanece controversa entre os geneticistas.

Fatores anatomopatológicos

Na presença do pé eqüinovaro, os aspectos anatomopatológicos devem ser compreendidos e abordados para o seu manejo.

A principal anormalidade relaciona-se à deformidade do tálus, que é menor que o normal e com desvios plantar e medial da cabeça e do colo. O calcâneo e o navicular estão deslocados ao redor do tálus deformado nas direções plantar e medial. O tálus adapta-se dentro do encaixe do tornozelo, uma vez que o navicular apóia-se no maléolo medial.

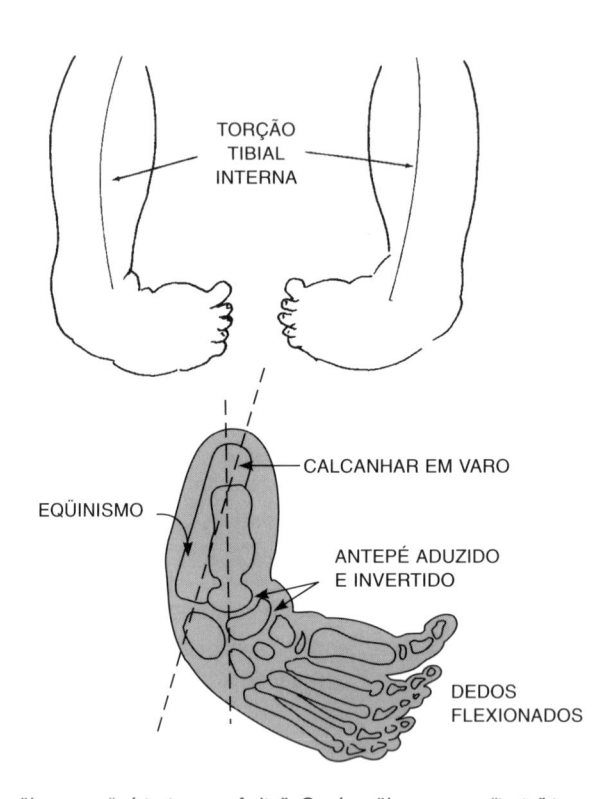

Figura 4.18 Pé eqüinovaro: "pé torto congênito". O pé eqüinovaro ou "torto" tem o antepé aduzido e inflexível e o calcanhar em valgo. Os dedos estão habitualmente flexionados, e as partes moles mediais, contraídas. O tendão do calcâneo está encurtado, e em geral há torção tibial. Todas essas deformidades resistem ao estiramento e ao alongamento passivos.

As contraturas de partes moles servem para prevenir o rearranjo espontâneo[14,15] e para manter a má-posição óssea. Por sua vez, as deficiências musculares falham ao exercer forças corretivas.[16] Está aparente, a partir de todos os estudos anatomopatológicos, que essa condição é mais complexa que uma mera deformidade óssea primária.[17] Isso significa que todos os ligamentos, cápsulas e músculos devem ser abordados no manejo.

Tratamento e manejo

O pé inicialmente deve ser manipulado com alongamento gentil, seguido por enfaixamento e/ou gesso. O alongamento impróprio ou excessivo pode deixar o pé menos funcional.[18,19] O tratamento conservador irá corrigir aproximadamente de um terço à metade dos pés tortos congênitos, mas somente os casos mais brandos.[13,20,21] O tratamento deve ser iniciado e mantido com gessos, aguardando a cirurgia mais definitiva. A intervenção cirúrgica na primeira semana tem decepcionado.[22] A idade considerada ideal para começar a intervenção cirúrgica é entre três e seis meses,[23] em que o potencial máximo de remodelação está no ápice, enquanto o osso tarsal ainda está cartilagíneo. Antes dessa idade, as estruturas do bebê são muito pequenas, dificultando a aplicação de técnicas apropriadas de tratamento e manejo. Após os 12 meses, há perda significativa do potencial de remodelação.

As técnicas cirúrgicas não constituem a base deste texto. É suficiente dizer que os procedimentos cirúrgicos são essencialmente a liberação de partes moles ou alongamento – ou ambos – para corrigir a adução do antepé, liberar o tendão do calcâneo (corrigir o eqüinismo) e liberar os tecidos capsulares que imobilizaram as várias articulações. O manejo pós-operatório cuidadoso ajuda a alcançar um pé funcional e esteticamente aceitável.

COALIZÃO TARSAL

O pé plano rígido é freqüentemente fruto de fusão anômala de dois ou mais ossos tarsais.[24,25] Essa coalizão previne o movimento entre os dois ossos tarsais envolvidos, provocando deformidade estática. A fusão pode ser óssea, cartilagínea ou fibrosa. As coalizões mais comuns ficam entre o tálus e o calcâneo, ou entre o calcâneo e o navicular (Fig. 4.19).

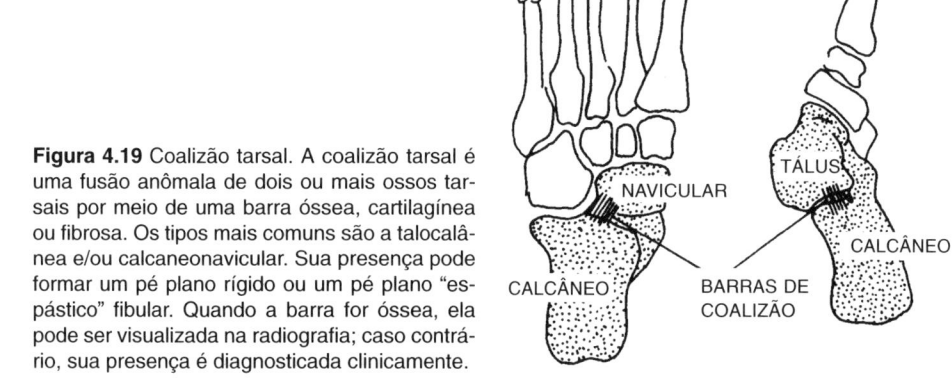

Figura 4.19 Coalizão tarsal. A coalizão tarsal é uma fusão anômala de dois ou mais ossos tarsais por meio de uma barra óssea, cartilagínea ou fibrosa. Os tipos mais comuns são a talocalcânea e/ou calcaneonavicular. Sua presença pode formar um pé plano rígido ou um pé plano "espástico" fibular. Quando a barra for óssea, ela pode ser visualizada na radiografia; caso contrário, sua presença é diagnosticada clinicamente.

Diagnóstico

As coalizões tarsais podem ser assintomáticas. Elas provavelmente existem desde o nascimento e raramente apresentam sintomas até o final da adolescência ou início da idade adulta. Nessas etapas da vida, a superposição de trauma, como ortostatismo prolongado, marcha ou saltos, induzem os sintomas. A dor resulta indubitavelmente da tensão sofrida pelas articulações remanescentes não-fusionadas movidas excessivamente, pelo efeito das fusionadas.

As radiografias são diagnósticas se a fusão for óssea. Na fusão cartilagínea ou fibrosa, porém, as radiografias não são diagnósticas. A suspeita clínica e o teste manual de todas as articulações do pé oferecem o melhor caminho para o diagnóstico.

Tratamento

O tratamento é de suporte, dependendo da gravidade. Se a condição for muito aguda e intensa, a imobilização com gesso pode aliviar e ainda permitir apoio e deambulação. Se persistente e incapacitante, a remoção cirúrgica da barra pode ser considerada, com ou sem a fusão das articulações sintomáticas.

TÁLUS VERTICAL CONGÊNITO

É uma condição incomum, mas deve ser suspeitada quando o pé do recém-nascido estiver fixo em eqüinismo *e* em abdução. Quando o pé for dorsifletido passivamente, a cabeça do tálus forma uma proeminência na concavidade longitudinal esperada, gerando um pé em "mata-borrão".[26] Isso pode lembrar um pé torto congênito. As radiografias revelam o tálus vertical.

Tratamento

O tratamento dessa condição por manipulação e gesso é habitualmente decepcionante, porque o pé parece melhorar, mas não é necessariamente funcional e indolor. A correção cirúrgica oferece maior benefício.

REFERÊNCIAS BIBLIOGRÁFICAS

1. Gartland, JJ: Fundamentals of Orthopaedics. WB Saunders, Philadelphia, 1965.
2. MacConail, MA: The postural mechanism of the human foot. Proc Roy Irish Acad 1B;265, May 1945.
3. Goldner, JL: Congenital talipes equinovarus—Fifteen years of surgical treatment. Curr Prac Orthop Surg 4:16-123, 1969.

4. Drvaric, DM, Kuivila, TE, and Roberts, JM: Congenital clubfoot: Etiology, pathoanatomy, pathogenesis and the changing spectrum of early management. Ortho Clin North Am 20(4): 641-647,1989.
5. Hippocrates: Loeb Classical Library, Vol. 3. Withington, ET (transl). William Heinemann, Ltd, London, and GP Putnam, New York, 1927.
6. Wynne-Davies, R: Family studies and cause of congenital clubfoot. J Bone Joint Surg 46B:445, 1964.
7. Wynne-Davies, R: Heritable disorders in orthopaedic practice. Oxford, Blackwell Scientific Publications, 1973, p 206.
8. Wynne-Davies, R: The genetics of some common congenital malformations. In Emery, A (ed): Modern Trends in Human Genetics. Butterworths, London, 1970, chap 11.
9. Stewart, SF: Club foot: Its incidence, cause and treatment. Anatomical physiologic study. J Bone Joint Surg 33A:577, 1951.
10. Pompe van Meerdervoort, HP: Congenital musculoskeletal disorders in the South African negro. J Bone Joint Surg 59B:257, 1977.
11. Pillay, VK, Khong, BT, and Wolfers, D: The inheritance of club foot in Singapore. Proc Third Malaysian Congress of Medicine 3:102, 1967.
12. Palmer, RM, Conneally, PM, and Yu, PL: Studies of the inheritance of ideopathic talipes equinovarus. Orthop Clin North Am 5:99, 1974.
13. Tachdjian, MO (ed): Congenital deformities: Congenital talipes equinovarus. In The Child's Foot. WB Saunders, Philadelphia, 1985, pp 139-170.
14. Adams, RD, Denny-Brown, D, and Pearson, CM: Diseases of Muscle: A Study in Pathology, ed 2. Harper and Brothers, New York, 1962, p 304.
15. Smith, RD: Dysplasia and the effects of soft tissue release in congenital talipes equinovarus. Clin Orthop 174:303-309, 1983.
16. Attenborough, CG: Early posterior soft tissue release in severe congenital talipes equinovarus. Clin Orthop 84:71, 1972.
17. Ponset, IV, and Campus J: Observations on pathogenesis and treatment of congenital clubfoot. Clin Orthop 84:50, 1972.
18. Simons, GW: Complete subtalar release in club feet: Part I. A preliminary report. J Bone Joint Surg 67A:1044, 1985.
19. Simons, GW: Complete subtalar release in club feet. Part II. Comparison with less extensive procedures. J Bone Joint Surg 67A:1056, 1985.
20. Goldner, JL: Congenital talipes equinovarus: Fifteen years of surgical treatment. Cur Prac Orthop Surg 4:61-123, 1969.
21. Kaski, T, and Wosko, I: Experience in the conservative treatment of congenital clubfoot in new-borns and infants. J Pediatr Orthop 9:134, 1989.
22. Ryoppy, S, and Sairane, H: Neonatal operative treatment of club foot: A preliminary report. J Bone Joint Surg 65B:320, 1983.
23. Thompson, GH, Richardson, AB, and Westin, GW: Surgical management of resisted congenital talipes equinovarus deformities. J Bone Joint Surg 64A:652-665, 1982.
24. Vaughn, WH, and Segal, G: Tarsal coalition with special reference to roentgenographic interpretation. Radiology 60:855, 1953.
25. Webster, FS, and Roberts, WM: Tarsal anomalies and peroneal spastic flatfoot. JAMA 146:1099, 1951.
26. Hark, FW: Rocker-foot due to congenital subluxation of the talus. J Bone Joint Surg 32A:344, 1950.

CAPÍTULO 5

Distúrbios dolorosos do pé do adulto

O *pé normal* deve obedecer aos seguintes critérios: (1) indolor, (2) equilíbrio muscular normal, (3) ausência de contratura, (4) sustentação do peso em três pontos durante o apoio e a marcha, (5) calcanhar central e (6) dedos retos e móveis.

A maioria das condições dolorosas no pé adulto origina-se em tecidos moles:[1] músculos, ligamentos, tendões, cápsulas de articulação, nervos e vasos sangüíneos. As causas articulares e esqueléticas podem estar presentes a partir de anormalidades congênitas, infecções, neoplasias e/ou trauma. Não obstante, a etiologia, os sintomas precoces e a incapacidade vêm das alterações em partes moles.

Como em todas as disfunções neuromusculoesqueléticas, aplica-se a mesma máxima: a dor e a disfunção podem ocorrer por (1) pressão anormal em estrutura normal, (2) pressão normal em estrutura anormal e (3) pressão normal em estrutura normal que não está, no momento, preparada para a pressão recebida. Mais recentemente, um quarto item pode ser adicionado: (4) pressões "repetitivas" que seriam normais em tecidos normais, podendo levar à dor e à disfunção.

O pé estático é sustentado por tecido ligamentar e congruente. Não há atividade muscular no pé ou na perna durante o apoio, mesmo quando grandes pesos são sobrepostos no corpo. O menor desvio do centro de gravidade provoca uma explosão instantânea de atividades musculares em um *reflexo de correção* que desaparece com o retorno para a posição do centro de gravidade.

O pé é essencialmente equilibrado pela congruência dos ossos componentes e suas articulações, suas cápsulas e seus ligamentos. Além de iniciar o reflexo de correção, a atividade muscular evita a pressão excessiva nos ligamentos e nos tecidos articulares de suporte. Uma função anormal imposta ao pé estático durante a locomoção pode resultar em dor e disfunção.

A incompetência muscular por doença, desuso, abuso ou desequilíbrio pode colocar pressão excessiva nos ligamentos e nas superfícies articulares, produzindo inflamação, lesão tecidual e, por fim, degeneração.

O histórico obtido do paciente é exclusivo de dor no pé em comparação com outras condições neuromusculoesqueléticas cujo histórico refere-se à causa da dor e da incapacidade subseqüente. Nesse caso, o paciente pode apontar precisamente para "o" lugar anatômico do tecido doloroso. Ocasionalmente, a "dor no pé" é uma manifestação de patologia atribuída a qualquer lugar referente ao pé. A anamnese e o exame físico revelam essa condição, se realizados apropriada e cuidadosamente.

Podem estar presentes muitas condições do pé, como a pronação. Essas condições, no entanto, não são necessariamente dolorosas ou incapacitantes e nem constituem a base das reclamações apresentadas pelo paciente.

TORÇÃO DO PÉ

O pé pode sofrer distensão aguda, subaguda ou crônica. Distensão é essencialmente uma força imposta às partes "moles", e provoca a deformação que é chamada de entorse. A distensão é causada pela força excessiva em um esforço ou por uso excessivo. A entorse[2] é uma lesão articular que produz dor e incapacidade, com deformação do tecido colágeno.[3]

Distensão aguda do pé

A distensão aguda do pé é encontrada após permanência prolongada de pé, caminhada, corrida ou saltos que não tenham sido realizados anteriormente. A dor é sentida nos ligamentos, nos tendões, nos músculos, nas articulações ou até no periósteo dos ossos atingidos. A deambulação em um terreno estranho e irregular pode estar na origem da causa, enquanto um calçado defeituoso figura também como responsável. Este é um exemplo da pressão "normal" em um pé normal, em que aquela é excessiva e anormal em intensidade ou freqüência.

O exame revela evidência de "inflamação" por eritema, edema, calos agudos ou sensibilidade localizada do tecido. Estudos radiológicos são geralmente desnecessários, a não ser diante de suspeita de fratura por estresse. Em geral, são suficientes as medidas locais como repouso, elevação, modalidades de calor ou frio e antiinflamatórios.

Distensão crônica do pé

Em caso de imposição de pressão excessiva repetida ou pressão normal durante as atividades diárias em um pé estruturalmente comprometido, o resultado é a dor crônica. A dor permanece ou volta na retomada da atividade. Ela ocorre a partir dos tecidos envolvidos com a nocicepção. Eles são pressionados além da sua resiliência. Se a pressão for excessiva ou repetida, a deformação "normal" do tecido pressionado, que deve recuperar-se, não ocorre, provocando deformação persistente (Figs. 5.1 e 5.2).

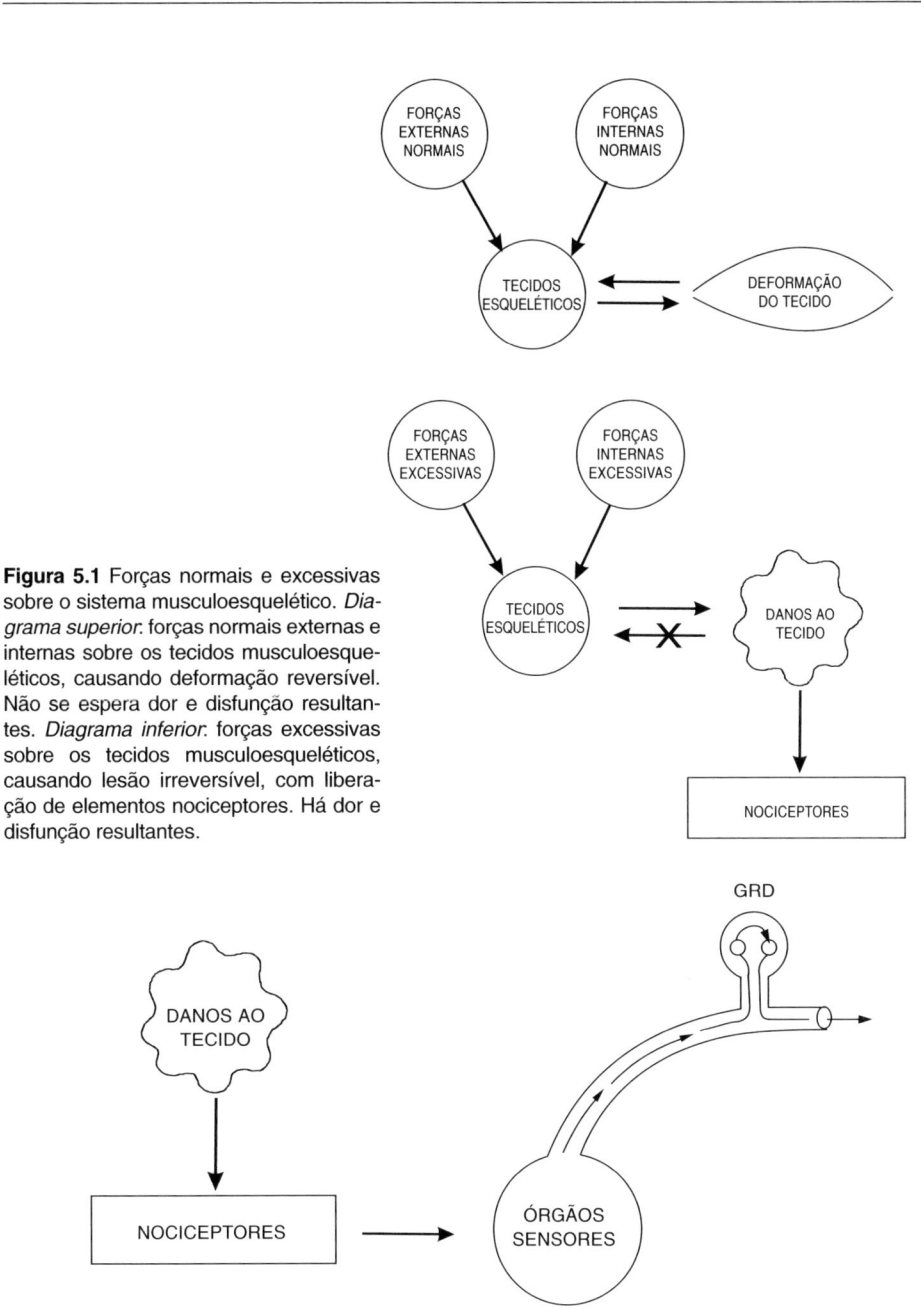

Figura 5.1 Forças normais e excessivas sobre o sistema musculoesquelético. *Diagrama superior:* forças normais externas e internas sobre os tecidos musculoesqueléticos, causando deformação reversível. Não se espera dor e disfunção resultantes. *Diagrama inferior:* forças excessivas sobre os tecidos musculoesqueléticos, causando lesão irreversível, com liberação de elementos nociceptores. Há dor e disfunção resultantes.

Figura 5.2 Seqüência de lesão tecidual criando nociceptores. Os tecidos lesionados liberam nociceptores químicos que inflamam (irritam) os órgãos sensoriais terminais. Com isso, liberam impulsos até o gânglio de raiz dorsal (GRD) via fibras não-mielinizadas tipo C e alfa tipo A, iniciando a percepção dolorosa.

A dor resultante torna-se programada no sistema nervoso central, realçando sua intensidade e sua persistência. O passo seguinte pode ser a incidência de dor crônica, mesmo se os nociceptores periféricos não estiverem mais estimulados (Fig. 5.3).[4]

A degradação do tecido a partir da pressão repetida ou por pressão nos tecidos anormais segue uma seqüência. Os ligamentos, os tendões e o tecido capsular expostos à pressão crônica sofrem um alongamento além da sua mutabilidade. Entende-se, aliás, por *pressão* a quantidade de tensão ou peso por unidade, e por distensão, o alongamento proporcional resultante.[3]

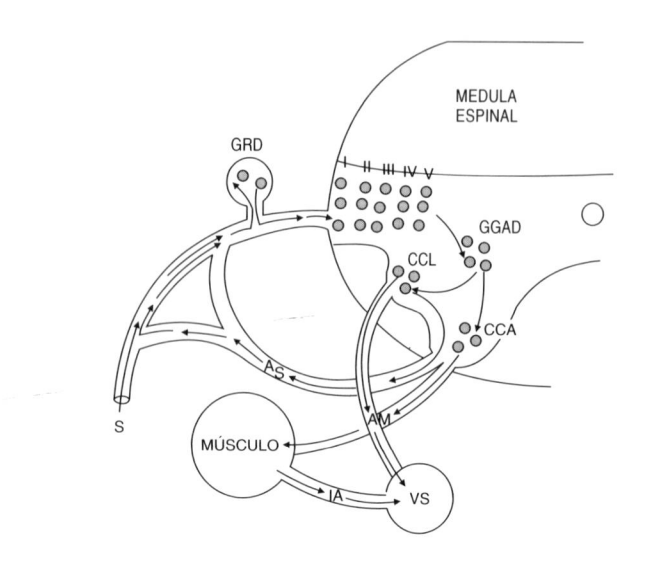

Figura 5.3 Vias neurológicas da nocicepção. Os impulsos sensoriais (S) entram via fibras aferentes até o gânglio de raiz dorsal (GRD) e então para as camadas I, II, III, IV e V de Rexed. As camadas I e II são a substância gelatinosa. As fibras intraneurais então transmitem impulsos até os tratos espinotalâmicos laterais (não-mostrados), ao hipotálamo, ao tálamo e, por fim, ao córtex. Os impulsos nociceptores transmitem aos gânglios de grande amplitude dinâmica (GGAD) até as células do corno lateral (CCL), que iniciam os impulsos autonômicos e para as células do corno anterior (CCA), que iniciam a resposta muscular. As fibras eferentes das CCL inervam os vasos sangüíneos (VS) na área de nocicepção. As fibras autonômicas aferentes transmitem a sensação (AS) ao GRD. Os músculos esqueléticos inervados pelos eferentes (AM) das AHC geram isquemia dos músculos por contratura persistente excessiva, causando impulsos autonômicos (IA) a partir dos vasos sangüíneos envolvidos. Ver o texto para detalhes dessas vias.

Os ligamentos são presos ao osso. Portanto, a tensão pode desenvolver-se quando eles forem estendidos por alteração na geometria articular em que estejam envolvidos. Por serem compostos de fibras paralelas, os ligamentos podem ser alongados somente por 6 ou 8% do seu comprimento em repouso.

Essa curva pressão-deformação envolve cinco regiões no tendão ou no ligamento:

Região do dedo: Pouco aumento da tensão com o alongamento; de 1,2 a 1,5% de efeito de distensão; dentro dos limites fisiológicos.

Região linear: A pressão cresce rapidamente com alongamento aumentado; começa o microlapso.

Região de colapso progressivo: Apesar de parecer normal a olho nu, ocorre a ruptura do tecido.

Região de colapso maior: O tendão permanece intacto, mas estreita-se em pontos de cisalhamento. As rupturas são visíveis.

Região de ruptura completa: O tendão se rompe macroscopicamente.

Essas regiões de lesão aplicam-se a tendões e/ou ligamentos e até ao colágeno nas cápsulas. São visíveis e clinicamente aparentes apenas nos estágios mais avançados (regiões).

Como os ligamentos alongam-se e degeneram, perdem sua função protetora de suporte, permitindo o movimento excessivo da articulação. Sua função proprioceptiva fica também prejudicada.[5,6] O "jogo" excessivo e o ruim alinhamento articular inflamam a cápsula e sua superfície articular. Tal inflamação torna-se local e fonte de dor. Gradualmente há alterações degenerativas na cartilagem (Figs. 5.4 até 5.7).

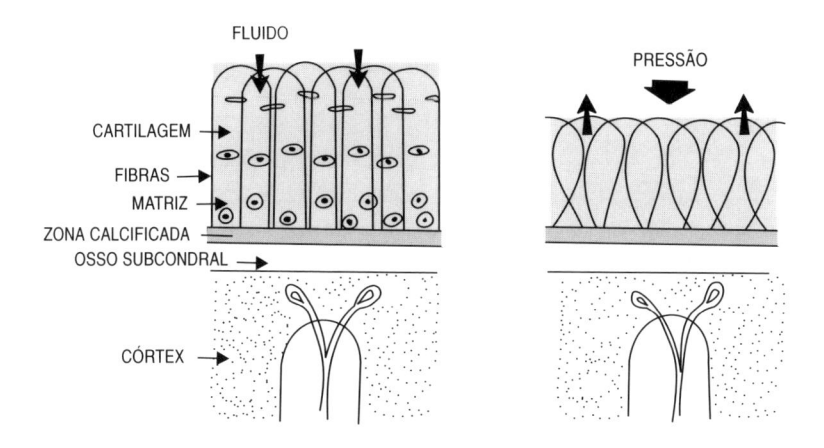

Figura 5.4 Nutrição da cartilagem. O suprimento sangüíneo até a cartilagem na cortical óssea vem somente até a camada subcondral. Com a aplicação e posterior liberação de pressão na cartilagem, esta liberação "embebe" a nutrição do sangue, que penetra o osso subcondral.

Se a irritação da articulação continuar, a lesão estrutural na superfície articular inicia as alterações *degenerativas.* Essas alterações, as *artroses,* são tentativas de reparo pela natureza (Fig. 5.8). O reconhecimento e a intervenção precoces podem impedir o progresso artrítico até a ocorrência de alterações irreversíveis.

Os sintomas iniciais da dor crônica por atividade de predisposição são geralmente a fadiga muscular, descrita como "dor" nos músculos do pé e/ou da perna. A sensibilidade profunda é encontrada no tecido inflamado. A atividade agravante e continuada altera os sintomas da fadiga muscular e a sensibilidade para as dores tendínea e ligamentar. Os pontos de sensibilidade localizada podem ser provocados pela palpação sobre os tecidos periosteais dos ossos atingidos, onde os tendões se inserem (Fig. 5.9).

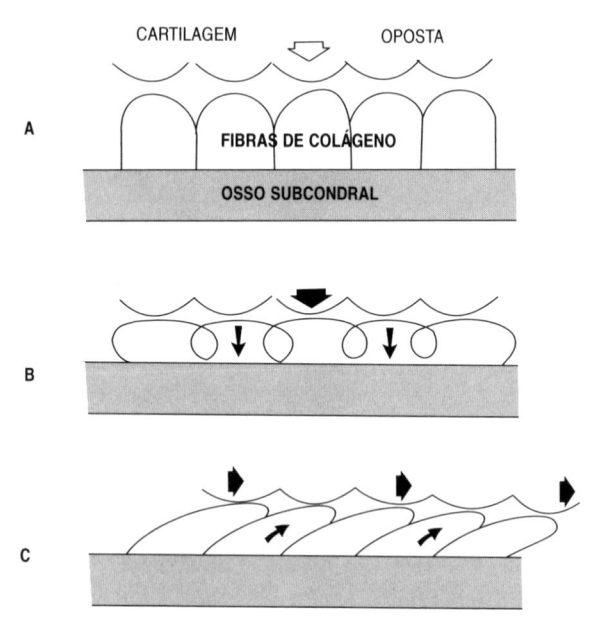

Figura 5.5 Função mecânica da cartilagem. **A** mostra as estruturas das cartilagens em oposição. O colágeno espiral atua como "mola" que comprime. **B** quando sob pressão. Isso força o fluido dentro da cartilagem para penetrar no osso subcondral. Quando da liberação (não-mostrada), a cartilagem "embebe-se" no fluido articular. **C** com cisalhamento lateral, a cartilagem deforma, mas mantém sua estrutura básica.

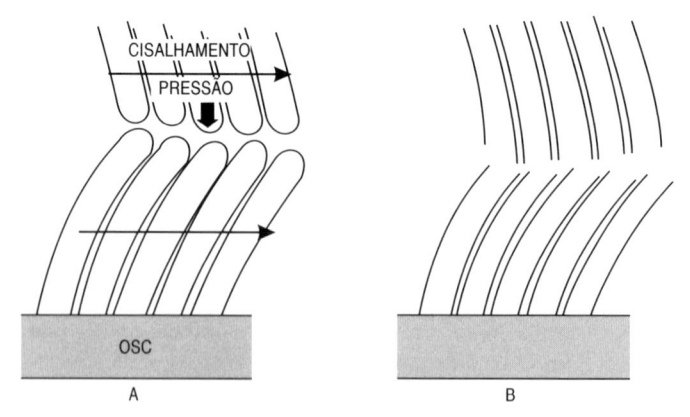

Figura 5.6 Alterações progressivas da cartilagem. A figura **A** indica as alterações reversíveis nas fibras de colágeno durante a compressão e o cisalhamento, nos quais as fibras espiraladas mantêm sua configuração. Em **B**, após lesão excessiva ou traumática, as fibras espirais de colágeno são quebradas e perdem sua reversibilidade. A cartilagem não tem mais suas capacidades inibitórias, começando com alterações degenerativas.

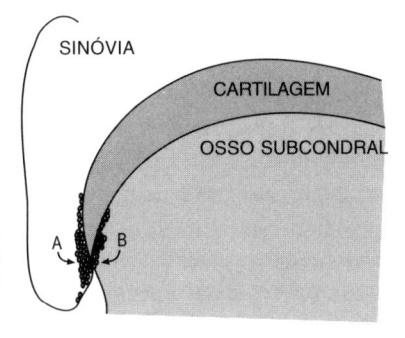

Figura 5.7 Base da sinovite. Quando há lesão ou inflamação articular, a sinóvia aumenta e forma um "pano" (*A*), que reveste a cartilagem. Há também migração da sinóvia inflamada, que invade o espaço entre a cartilagem e seu osso subcondral, prejudicando a nutrição.

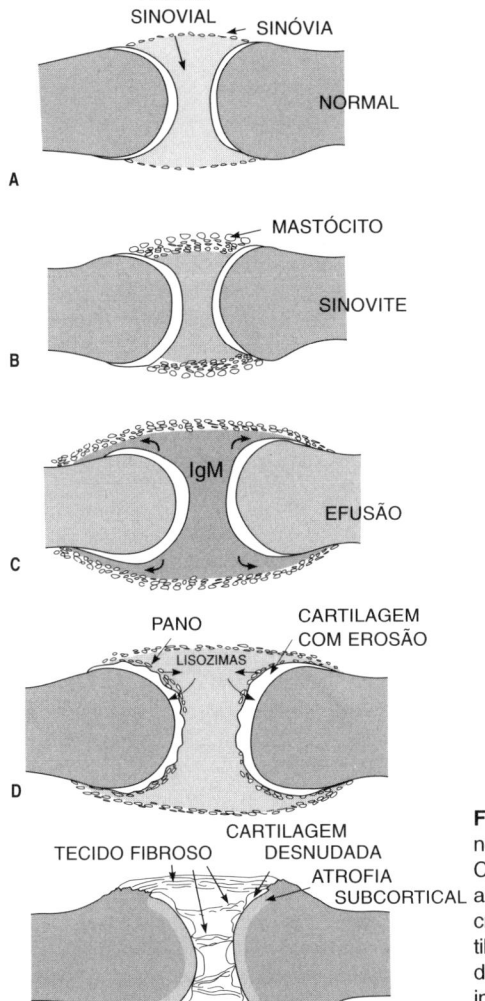

Figura 5.8 Estágios da doença articular degenerativa. (*A*) mostra uma articulação normal. Com a inflamação por lesão ou doença, a sinóvia aumenta e é preenchida com mastócitos (*B*), que criam IgM, (*C*) e lisozimas, que "digerem" a cartilagem (*D*). Por fim, a cartilagem torna-se desnuda, com atrofia subcortical (*E*) e tecido fibroso invade a articulação, unindo ambos os ossos desnudados.

Mecanismos de distensão sintomática do pé

O pé deve ser considerado uma estrutura complexa, em que as partes componentes dependem das outras estruturas adjacentes. O tálus sustenta o peso total do corpo através da sua articulação no encaixe formado pela tíbia e pela fíbula. O tálus, por sua vez, é sustentado pelo calcâneo de forma oblíqua (Fig. 5.10) e estabilizado por um complexo ligamentar (Fig. 5.11). A posição oblíqua do tálus sobre o calcâneo fornece ao tálus uma tendência de deslizar para a frente e medialmente sobre o calcâneo (Fig. 5.12). Tal sistema força o calcâneo em eversão e abaixa a porção anterior. A pronação resultante deprime o arco longitudinal, alongando o ligamento e a fáscia plantar.

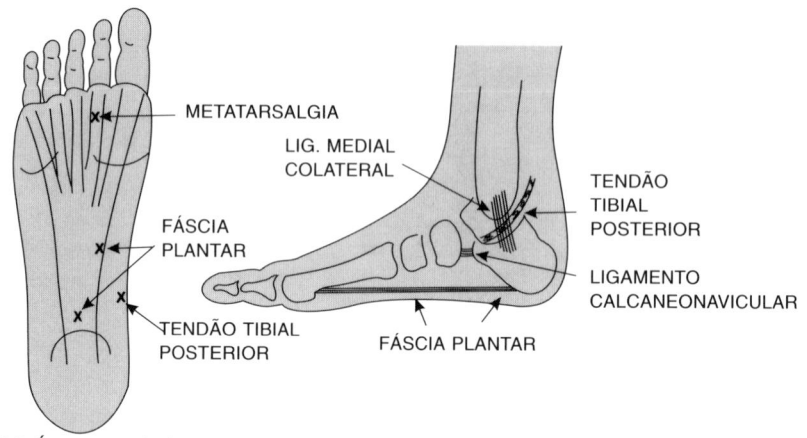

Figura 5.9 Áreas sensíveis na torção do pé. Todos os tecidos moles que se tornam sensíveis na sobrecarga do pé são apontados pelo paciente e palpáveis pelo examinador.

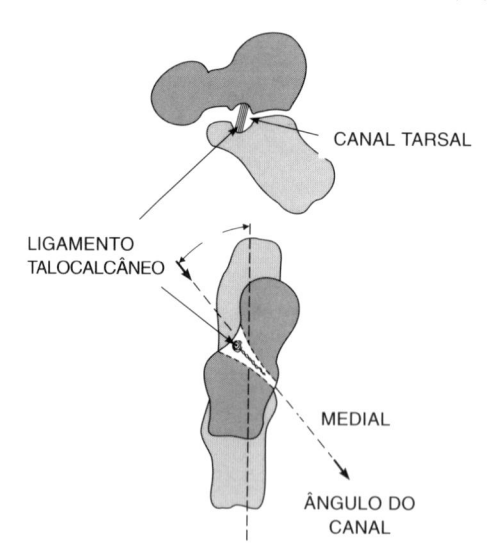

Figura 5.10 Articulação talocalcânea. O tálus e o calcâneo são unidos por três facetas: anterior, média e posterior. O túnel tarsal no seu curso oblíquo (sulco) contém os ligamentos talocalcâneos.

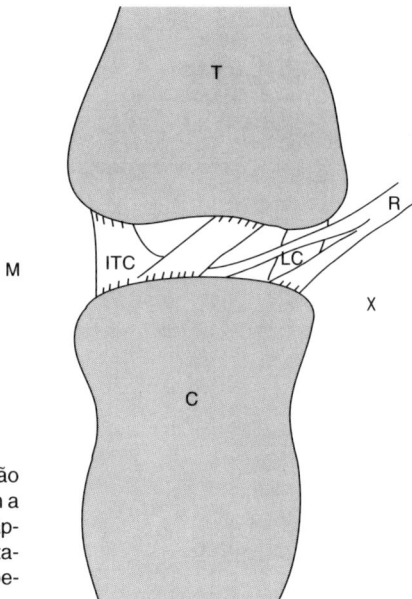

Figura 5.11 Complexo ligamentar da articulação talocalcânea. O tálus (T) e o calcâneo (C) formam a articulação talocalcânea. Ela é unida por uma cápsula (não-mostrada), pelo ligamento interósseo talocalcâneo (ITC), pelo ligamento cervical (LC) e pelo retináculo (R).

A posição em valgo do calcanhar coloca pressão de torque no antepé, o qual responde pela eversão. O pé agora sustenta o peso na borda interna, que força o pé para everter em mais pronação, promovendo a distensão nos ligamentos mediais do tornozelo e no tendão tibial posterior. Em virtude da posição em valgo do calcanhar, o tendão gastrocnêmio-sóleo desvia-se lateralmente e encurta de forma gradual, produzindo ainda mais distensão nos segmentos anteriores do pé.

Diagnóstico

A seqüência de distensão do pé pode ser manifestada no pé normal, porém é mais propensa a incidir em um pé descondicionado e em especial no que já está pronado. Normalmente há ação protetora muscular no pé, mas, com a pressão, os músculos falham. Nesse caso, a pressão é exercida nos ligamentos e, por fim, nas cápsulas articulares. Quando os ligamentos sofrem alterações, inicialmente reversíveis, estas tornam-se irreversíveis. A partir daí, ocorre a deformação articular.

No caso de alterações capsulares, elas também passam pela sua estrutura essencialmente de colágeno, de reversíveis para irreversíveis. As articulações, que, em geral, são estáveis por serem congruentes, se tornam mais incongruentes e, portanto, instáveis. As alterações estruturais aparecem onde houver cartilagem e incongruência estrutural significativa.

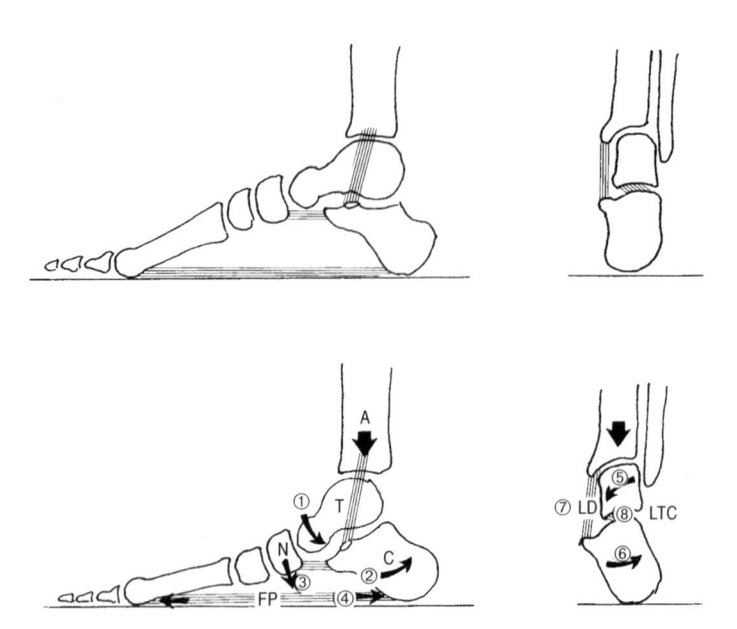

Figura 5.12 Mecanismo de torção do pé. As *figuras superiores* mostram o pé normal visto lateralmente (esquerda) e posteriormente (direita). Há bom arco longitudinal e calcanhar central. As figuras inferiores mostram o apoio (A) com estruturas mal-alinhadas, fazendo com que o tálus (T) deslize para a frente (1) e medialmente (5); e o calcâneo (C) rode posteriormente (2), colocando tensão no ligamento calcaneonavicular. O navicular (N) é abaixado (3). O achatamento do arco longitudinal impõe tensão sobre a fáscia plantar (FP) (4). A pronação resultante faz o calcâneo everter (6), adicionando tensão sobre o ligamento deltóide medial (LD) e sobre o ligamento talocalcâneo (LTC) (8).

Estágios

Na fase inicial de pressão e deformação do pé, os músculos tentam aliviar a distensão nos ligamentos e nas cápsulas articulares. Os receptores proprioceptivos dentro desses tecidos moles[5,6] asseguram a contração muscular apropriada. Diante de contração muscular prolongada e inapropriada, há fadiga e dor muscular.

O músculo posterior da tíbia é o principal *inversor* que se opõe à pronação – funcionalmente à *eversão*. O tendão tibial posterior pode ficar inflamado, sensível e com outros sinais de inflamação. Quando a pronação permanecer sem correção, a dor é provocada por apoio ou caminhada prolongados.

Ao exame, é evidente, à palpação, sensibilidade da região abaixo e atrás do maléolo medial (ver Fig. 5.9). O flexor longo do hálux pode também estar distendido e dolorosamente inflamado, já que funciona de maneira parecida ao tibial posterior, pressionando o dedo no chão durante a marcha.

À medida que a distensão persiste e o antepé passa por mais pronação, os eversores laterais, os fibulares e os extensores dos dedos encurtam para compensar o afrouxamento. Essa "redução" indica contração muscular prolongada com sensibilidade local.

Exame do pé distendido

Depois de obtido o histórico de dor relacionada ao pé, o exame deve determinar o tecido responsável pela dor e pela incapacidade. Como foi dito, o pé é passível de exame direto após o paciente ter apontado o local e o momento da dor.

O interósseo talocalcâneo, que une o tálus ao calcâneo, é normalmente retesado quando o pé está supinado. Mas, em pronação, se torna frouxo (Fig. 5.13). Isso permite a separação dos dois ossos, deformando o túnel do tarso com inflamação resultante do ligamento interósseo. Essa sensibilidade é obtida digitalmente no orifício lateral do canal do seio, logo anterior ao maléolo lateral com o pé passivamente invertido (Fig. 5.14). Ela constitui uma seqüela tardia na distensão do pé pronado.

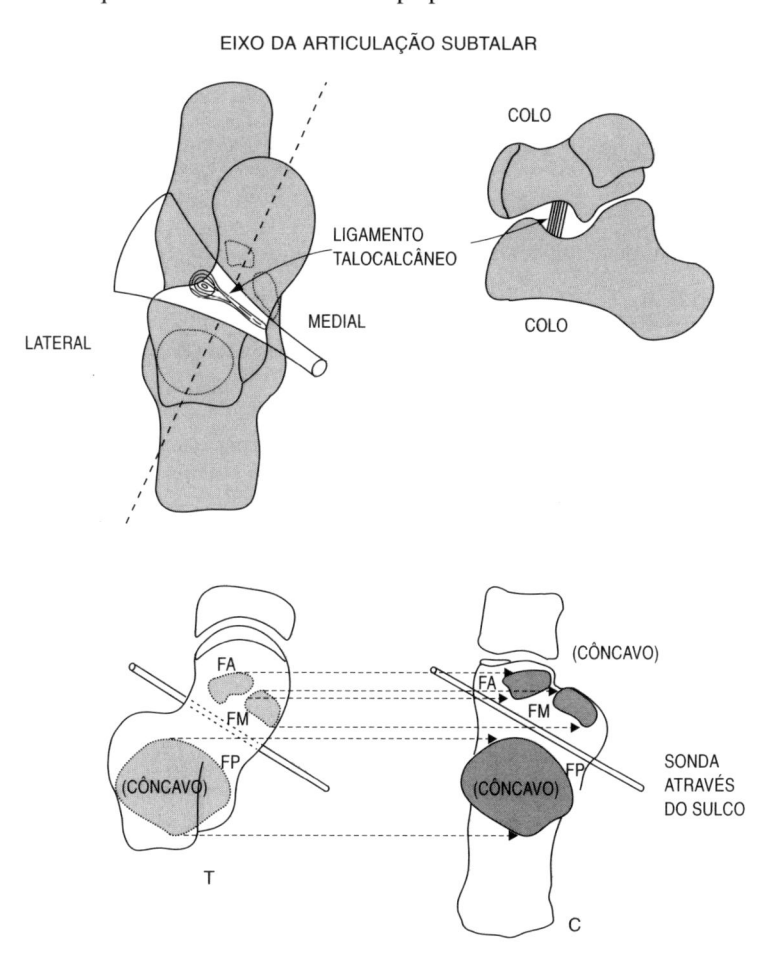

Figura 5.13 Ligamento talocalcâneo. O tálus e o calcâneo são unidos por três facetas: FA, anterior, FM, média, e FP, posterior. O seio do tarso (canal tarsal), no seu curso oblíquo, contém o ligamento talocalcâneo, que une os dois ossos.

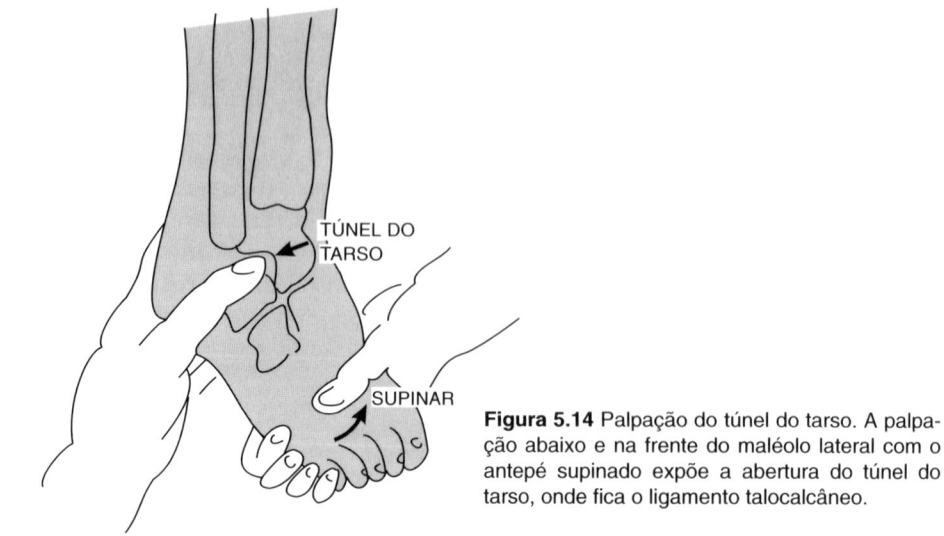

Figura 5.14 Palpação do túnel do tarso. A palpação abaixo e na frente do maléolo lateral com o antepé supinado expõe a abertura do túnel do tarso, onde fica o ligamento talocalcâneo.

No pé pronado há também, em geral, achatamento do arco longitudinal. Na distensão, a fáscia plantar alonga-se, e a sensibilidade e a dor são percebidas na base do pé, habitualmente na porção anterior do calcâneo (Fig. 5.15). Como a fáscia plantar insere-se no periósteo do calcâneo, ela pode ser facilmente palpada (Fig. 5.16).

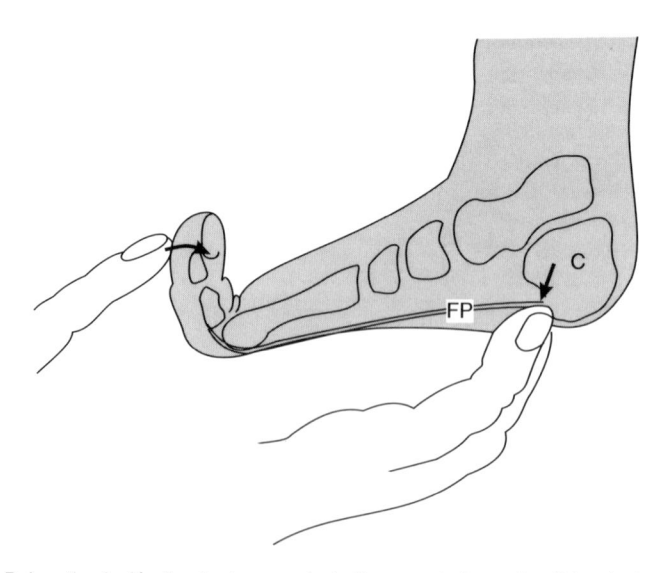

Figura 5.15 Palpação da fáscia plantar sensível. Com os dedos estendidos (seta curva), a fáscia plantar fica sensível onde se insere (seta reta) no aspecto anterior do calcâneo (C).

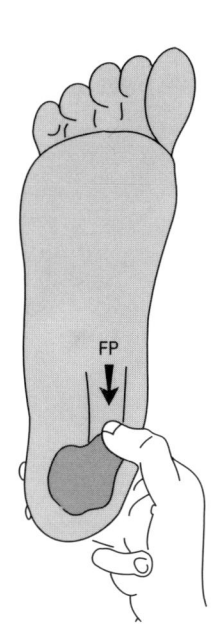

Figura 5.16 Palpação do tubérculo do calcâneo. O tubérculo do calcâneo (C) é o local de inserção da fáscia plantar (FP) e, medialmente, o abdutor do hálux e origem do flexor curto dos dedos (não-mostrado). O tubérculo é um ponto de carga no calcâneo durante a marcha.

Os ligamentos, especificamente os da região do calcanhar, também devem ser testados para a dor. Em caso de pressão-deformação grave do retropé e na dor crônica após a lesão, a articulação talocalcânea deve ser testada para determinar a adequação do ligamento talocalcâneo (ver Fig. 5.11). Para realizar o teste, o pé é posicionado em dorsiflexão extrema, a qual coloca a porção anterior e mais ampla do tálus dentro do encaixe, imobilizando esta articulação. O retropé (calcâneo) é então mobilizado pelo examinador, que testa o ligamento talocalcâneo (Fig. 5.17).

No pé pronado, o tendão tibial posterior é colocado sob alongamento e, portanto, sob pressão. O paciente reclama de dor e sensibilidade no aspecto medial do pé, agravados quando o pé é colocado em eversão ou ativamente em flexão plantar e inversão – a função primária do complexo músculo-tendão posterior da tíbia. O exame desse paciente requer a obtenção de sensibilidade no tendão posterior da tíbia e no ligamento da "mola" (Fig. 5.18).

No calcanhar, o tendão do calcâneo está também sujeito à pressão-deformação. Isso é prevalente de forma crescente nos atletas de fim de semana da sociedade atual. A lesão é habitualmente substancial, porque esse tendão é resiliente. O histórico alude à lesão, por pressão "interna" tal como saltos repetidos ou por estresse excessivo do tendão alongado ou por golpe externo.

Com o pé em flexão plantar ou dorsal, o tendão do calcâneo pode ser examinado pela palpação manual (Fig. 5.19). O paciente habitualmente também tem dor e fraqueza nos dedos dos pés ao levantar-se.

O músculo gastrocnêmio também deve ser examinado. Para tanto, o paciente ajoelha-se em uma superfície lisa com o pé estendido sobre a borda. O músculo da panturrilha (músculo gastrocnêmio) é passível de palpação (Fig. 5.20). Ela pode ser realizada com o pé em flexão dorsal ou plantar ativa. Se o tendão do calcâneo estiver totalmente rompido, a compressão do músculo gastrocnêmio não produz flexão plantar do pé, como normalmente ocorre.

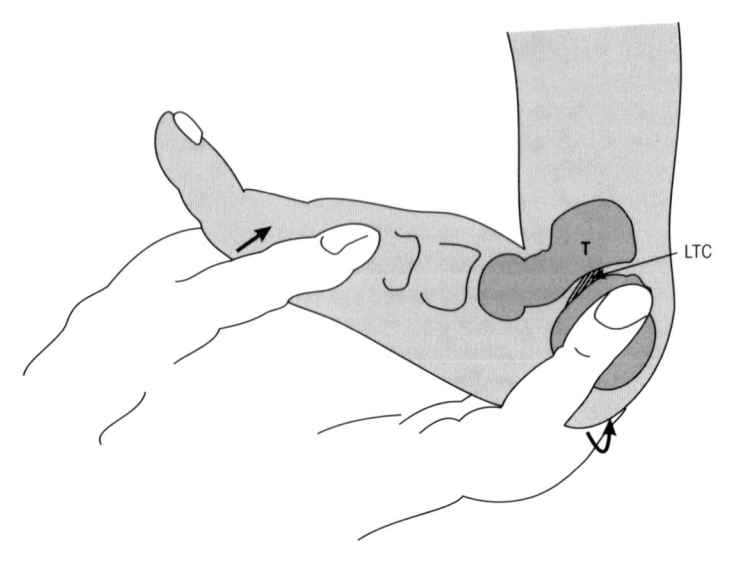

Figura 5.17 Teste da estabilidade talocalcânea. Fazendo a dorsiflexão do pé (seta reta, mão esquerda), o tálus (T) torna-se "trancado" no encaixe do tornozelo, quando a porção anterior do corpo do tálus acunha-se entre os maléolos. A mobilização do calcâneo (C) (seta curva) testa o ligamento talocalcâneo (LTC) e a estabilidade da articulação.

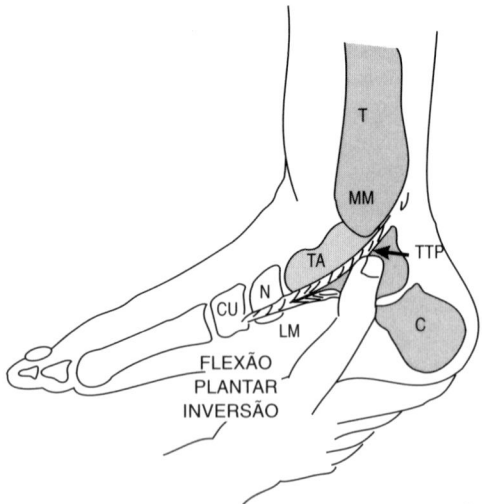

Figura 5.18 Palpação do tendão tibial posterior e ligamento da mola. O tendão tibial posterior (TTP) e o ligamento da mola (LM) podem ser palpados atrás e sob o maléolo medial (MM) da tíbia (T). O tendão ativa-se diante de flexão plantar do pé e de inversão. O tendão insere-se no navicular (N), que se articula com o cuneiforme (Cu) e com o tálus (TA). O calcâneo (C) também é mostrado.

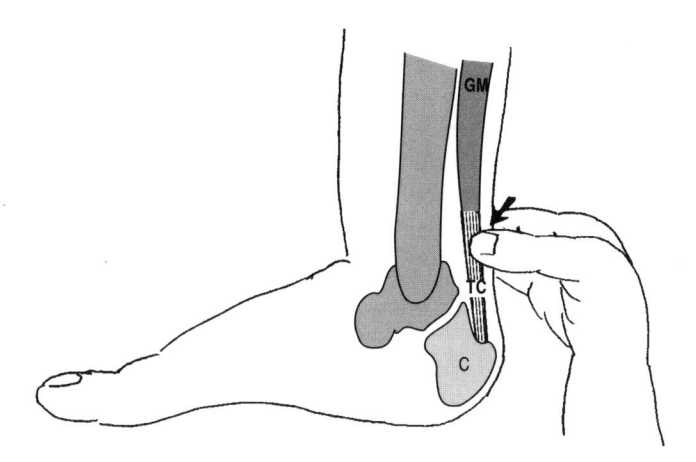

Figura 5.19 Palpação do tendão do calcâneo. O tendão do calcâneo (TC) pode ser palpado entre o polegar e o indicador logo acima do calcâneo (C). Normalmente, se a pressão for excessiva, ele é sensível; mas também é sensível sob pressão moderada, em comparação com o outro lado, na presença de tendinite ou no caso de ruptura parcial das fibras de colágeno.

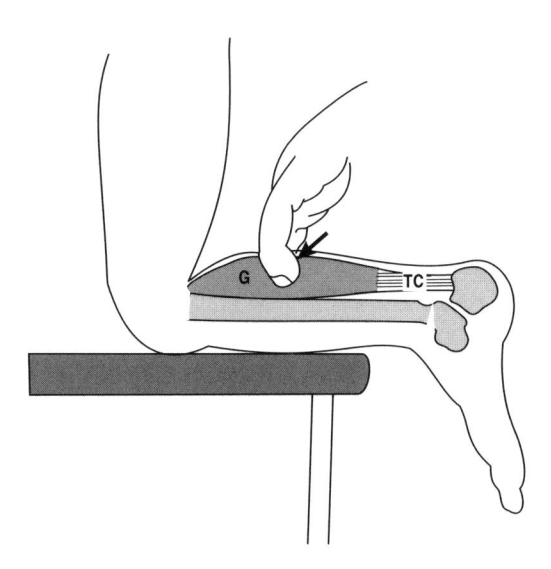

Figura 5.20 Palpação do complexo gastrocnêmio-tendão do calcâneo. Com o paciente ajoelhado, como mostrado, o músculo gastrocnêmio pode ser palpado durante a flexão plantar do pé. Isso normalmente ocorre quando o tendão do calcâneo está intacto. Em caso de estiramento ou ruptura de fibras musculares, haverá sensibilidade. Em caso de ruptura completa do tendão do calcâneo, o pé não realiza a flexão plantar ao se comprimir o gastrocnêmio.

Em caso de bursite aguda da bolsa entre o tendão do calcâneo e a tíbia ou superficial ao tendão, esta é geralmente visível por edema inflamado sensível à palpação (Fig. 5.21).

Quando o local do tecido for apontado como o local de trauma e nocicepção, deve ser determinado um meio de tratamento.

Se for observada dor no calcanhar, isso pode ser avaliado como fasciíte plantar, bursite, tendinite, possível fratura ou periostite. O local pode ser investigado com cuidadosa pressão digital que reproduza a dor.

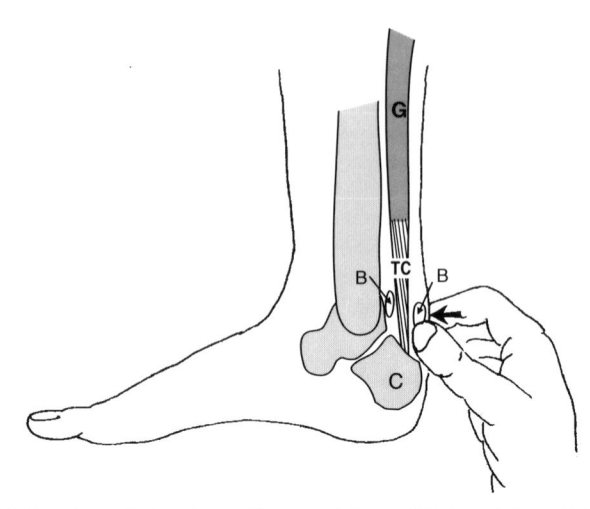

Figura 5.21 Palpação da bolsa do tendão do calcâneo. Há duas bolsas (B) na região do calcanhar. Uma fica entre o tendão do calcâneo e a tíbia. A outra fica entre o tendão do calcâneo e a pele. Qualquer uma delas pode ficar inflamada quando houver pressão, trauma direto ou fricção, habitualmente provocadas por contraforte elevado do sapato. As bolsas habitualmente não podem ser palpadas mas, quando inflamadas e com edema, aparecem visualmente e podem ser palpadas. Uma vez que o tendão do calcâneo é palpado (ver Fig. 5.19), a bolsa pode ser determinada.

O pé cronicamente distendido com o antepé pronado e evertido aplica pressão em qualquer uma ou em todas as articulações para a frente do tálus. O paciente aponta para a articulação específica e o examinador determina o local e a presença da patologia (Fig. 5.22). Estudos radiológicos são diagnósticos somente após a degeneração das superfícies articulares daquela articulação em particular. Cada articulação pode ser palpada.

Em um paciente com hálux valgo, pode haver também dor articular na primeira articulação cuneiforme-metatarsal. O osso cubóide pode ser palpado assim como a configuração da articulação cuneiforme-metatarsal (Fig. 5.23). A produção de mobilidade e a dor desta articulação pode ser testada pela sua mobilização (Fig. 5.24).

À medida que o exame do pé é feito anteriormente nas cabeças dos metatarsais e nos dedos dos pés, é também possível o exame preciso e individual dos ossos e de suas articulações. O exame do hálux envolve um capítulo inteiro, mas as técnicas de exame pertencem a este capítulo.

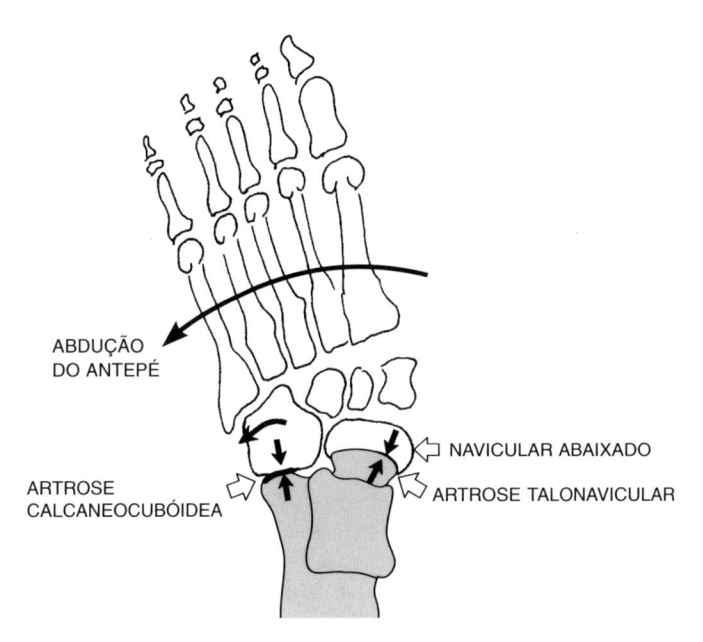

Figura 5.22 O pé cronicamente tensionado. O antepé abduzido em um pé cronicamente tensionado causa, por fim, alterações articulares em virtude da pressão do cubóide abduzido sobre o calcâneo. O tálus cai e pressiona sobre a porção superior do navicular. As pressões articulares, por fim, causam a degeneração, chamada de *artrose*.

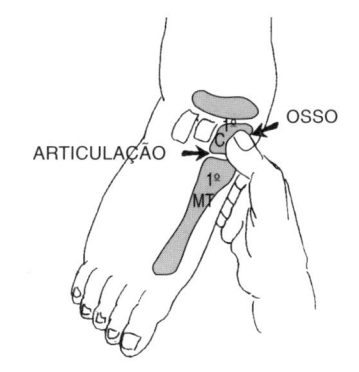

Figura 5.23 Palpação da articulação entre o cuneiforme e o primeiro metatarsal. A figura mostra o teste dessa articulação. A mão direita segura o cuneiforme (1º C) e a mão esquerda mobiliza o primeiro metatarsal (1º MT).

A palpação dos ossos sesamóides (Fig. 5.25) é de valor diagnóstico diante de dor na sustentação de peso por essa região, com ou sem hálux valgo, embora este esteja geralmente presente.

A primeira articulação metatarsofalângica está afetada no hálux valgo. Ela pode ser examinada individualmente (Fig. 5.26), no alinhamento normal do primeiro raio e no hálux valgo. A mobilização manual do primeiro dedo do pé indica a adequação da cartilagem dessa articulação (Fig. 5.27). No hálux valgo ou na artrite degenerativa há crepitação, dor e amplitude de movimento alterada (mobilidade excessiva ou restrição). No hálux valgo, além do varo do primeiro metatarsal e do valgo do hálux, uma exostose é freqüentemente encontrada, assim como a presença da bolsa sobrejacente aumentada (Fig. 5.28).

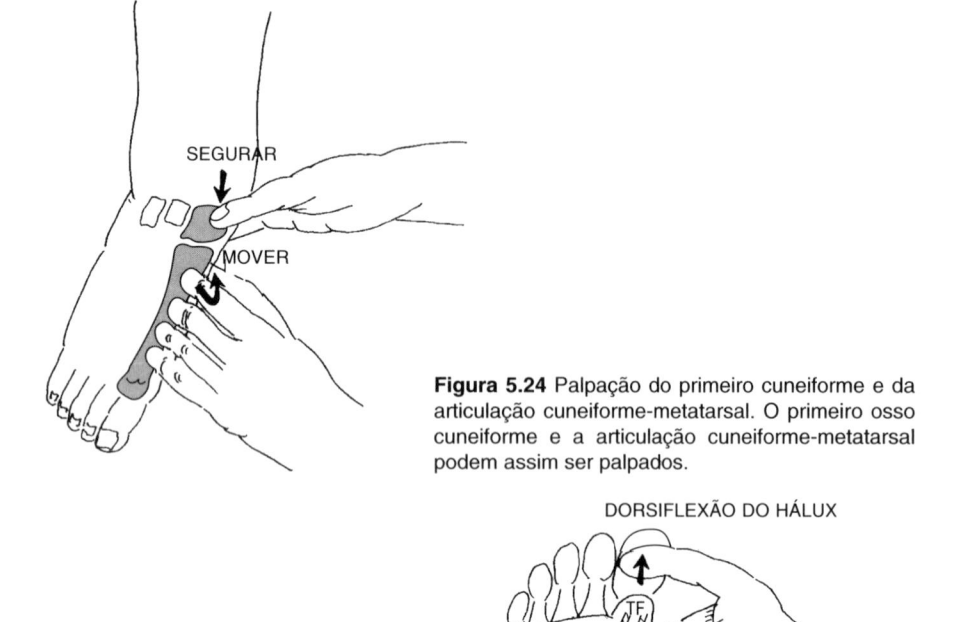

Figura 5.24 Palpação do primeiro cuneiforme e da articulação cuneiforme-metatarsal. O primeiro osso cuneiforme e a articulação cuneiforme-metatarsal podem assim ser palpados.

Figura 5.25 Palpação dos ossos sesamóides. O polegar palpa (seta maior) os ossos sesamóides, que estão localizados nos tendões flexores (TF). Os tendões ficam retesados com a dorsiflexão do hálux, usando-se o dedo indicador (seta menor).

METATARSALGIA

A metatarsalgia é uma entidade patológica bem-reconhecida, porém insuficientemente definida.[7] Ela é, essencialmente, uma síndrome de dor na região das cabeças dos metatarsais. Pode ser aguda, recorrente ou crônica e ter um grande número de etiologias que exigem avaliação cuidadosa e abrangente. As causas podem ser de origem vascular, avascular, mecânica local ou neurogênica. Histórico apropriado e exame abrangente são novamente fundamentais para alcançar o diagnóstico específico.

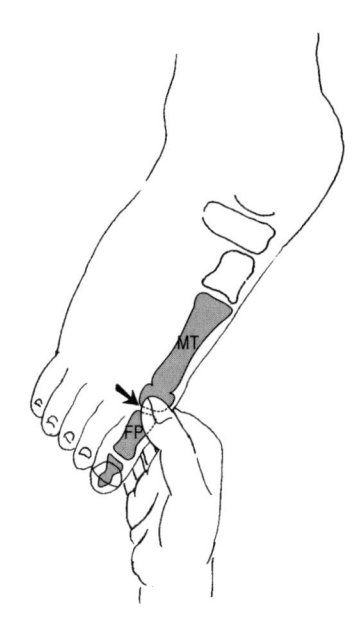

Figura 5.26 Palpação da primeira articulação metatarsofalângica. A figura mostra a palpação da primeira articulação metatarsofalângica (MTF).

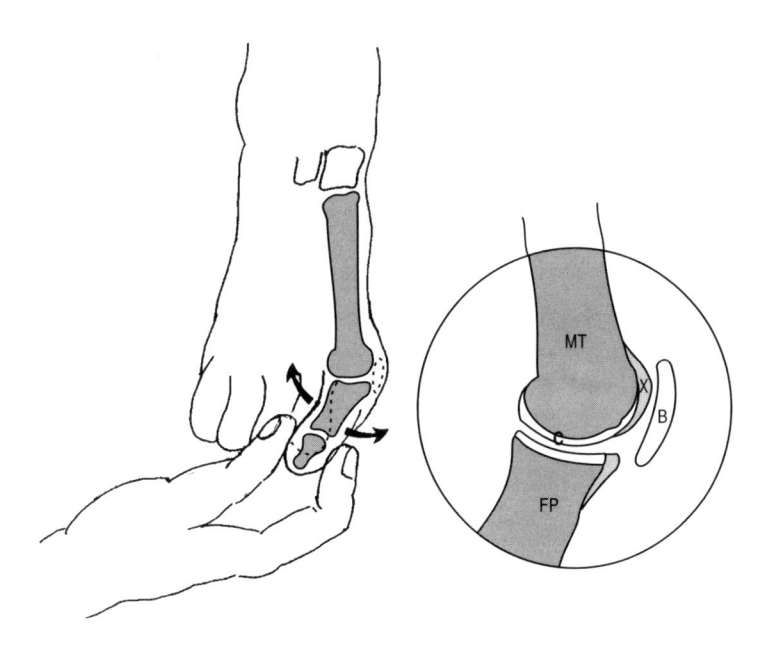

Figura 5.27 Avaliação da mobilidade do hálux valgo. A *figura da esquerda* mostra a técnica de exame da articulação entre o primeiro metatarsal (MT) e a falange proximal (FP). Neste caso, é com o hálux valgo, mas o exame é igual em uma articulação normalmente alinhada para determinar a integridade da cartilagem (C). No hálux valgo (*figura da direita*), há evidência de exostose (X) e uma bolsa (B) sobrejacente.

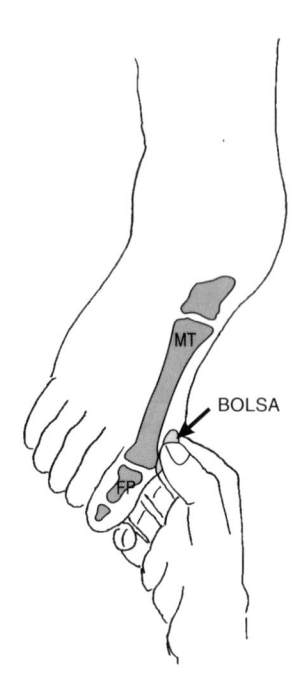

Figura 5.28 Exame da bursite do hálux valgo. A bolsa aumentada é freqüentemente palpada no hálux valgo. Os ossos do primeiro metatarsal (MT) e da falange proximal (FP) formam a articulação metatarsofalângica.

Dor sob os metatarsais menores

A dor sob os metatarsais menores (segundo, terceiro e quarto) está relacionada à biomecânica defeituosa da sustentação do peso. Pode ser conseqüência de marcha defeituosa, iatrogenia por alterações cirúrgicas do pé, congênita, hereditária ou de descondicionamento.

No pé pronado, a base *mecânica* mais comum para metatarsalgia é quando o retropé entra em valgo, o calcâneo desvia-se no tálus, o antepé abduz, e os metatarsais alargam-se no *pé chato* (Fig. 5.29). A indicação é para perda do arco metatarsal normal, fazendo com que todas as cabeças dos metatarsais sustentem peso igual (Fig. 5.30). Os locais em que normalmente há acolchoamento protetor adequado sob a primeira e a quinta cabeça dos metatarsais e pouco sob as outras três (Fig. 5.31) agora dispõem de sustentação de peso igual; assim, a segunda, terceira e quarta cabeças dos metatarsais ficam expostas à pressão insuportável.

A dor evidenciada sobre as cabeças dos metatarsais é a *metatarsalgia* (Fig. 5.32). Os pacientes geralmente reclamam que a dor é "como caminhar com uma pedra no sapato". Por fim, calos formam-se sobre as cabeças, o que agrava o local de pressão.

Com o pé mais pronado, o que acontece, já que as pessoas geralmente ganham algum peso com a idade e seus músculos intrínsecos perdem o tônus, é que os extensores do pé passam a funcionar mais, promovendo a dorsiflexão dos dedos, o que expõe as cabeças dos metatarsais a maior pressão (Fig. 5.33).

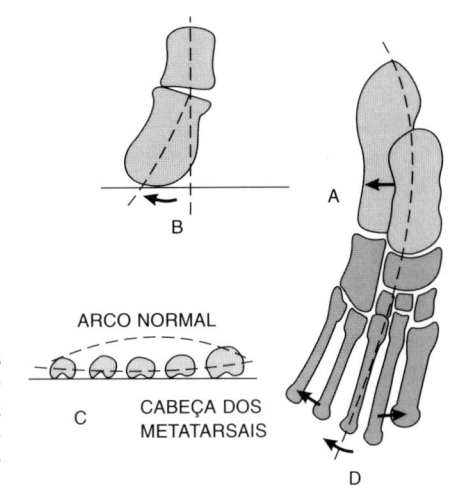

Figura 5.29 Aspectos do *pé plano* pronado. *A* mostra a posição em valgo do calcâneo (C) sobre o tálus (T), também mostrado em *B*. *D* mostra a abdução do antepé com a separação dos metatarsais (*aplanamento*), fazendo com que as cabeças metatarsais *C* recebam carga igual.

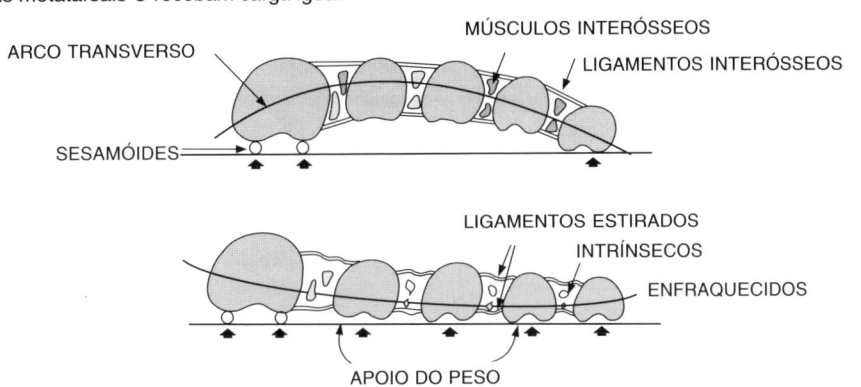

Figura 5.30 Pé plano. Uma fraqueza constitucional dos ligamentos intermetatarsais, combinada com fraqueza dos músculos intrínsecos do pé, faz com que ele se espalhe excessivamente com o apoio. Os sintomas consistem de dor nas cabeças dos metatarsais médios (segundo, terceiro e quarto), com desenvolvimento de joanetes e calos.

Figura 5.31 Pontos de apoio do pé. Há seis pontos de apoio nas cabeças dos metatarsais. Por causa dos dois ossos sesamóides, o primeiro metatarsal carrega dois sextos do peso. O arco metatarsal normal também garante esse equilíbrio. O pé plano pronado perturba o equilíbrio, causando apoio igual em todas as cabeças dos metatarsais.

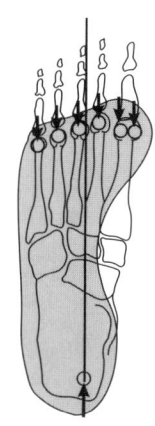

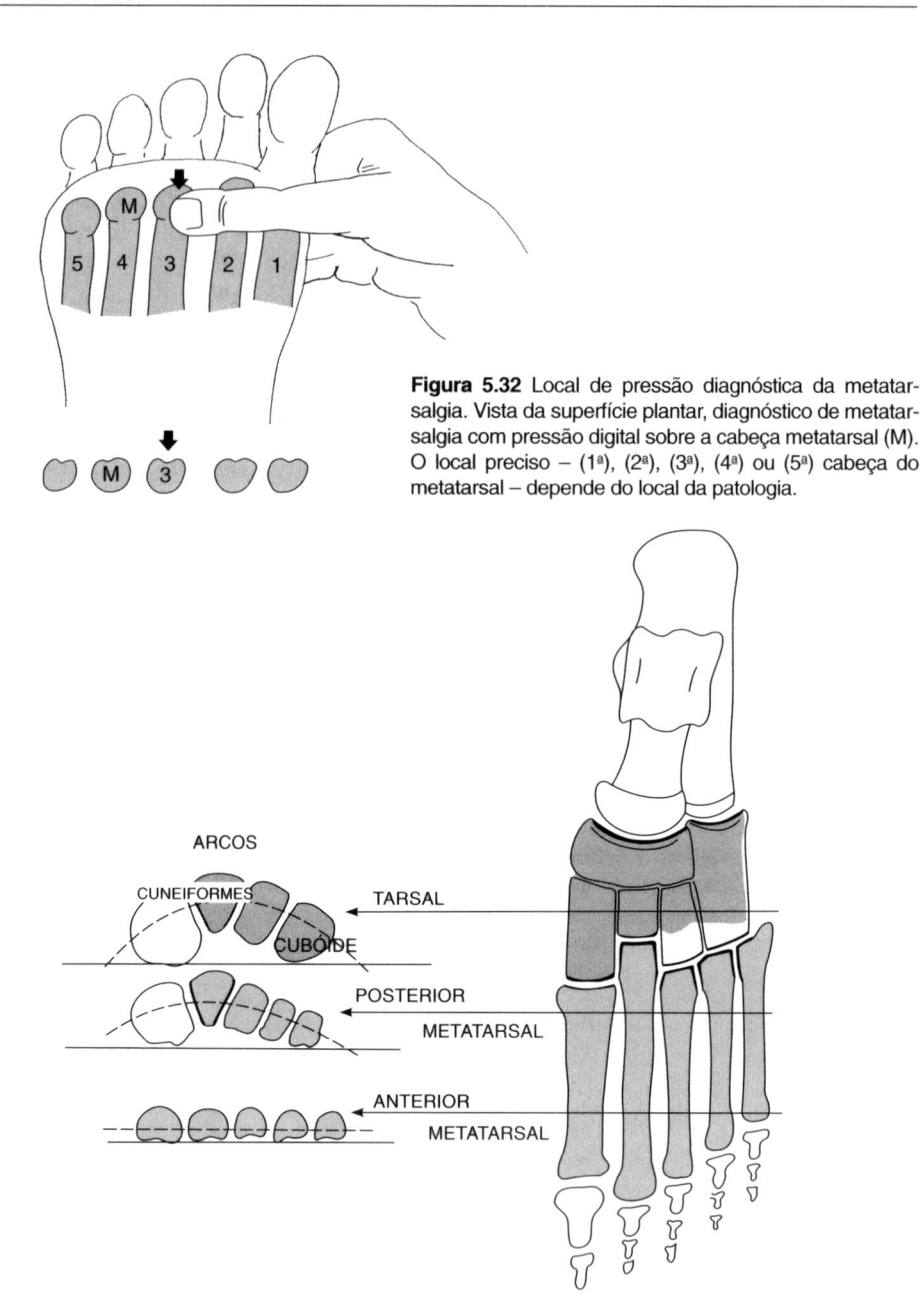

Figura 5.32 Local de pressão diagnóstica da metatarsalgia. Vista da superfície plantar, diagnóstico de metatarsalgia com pressão digital sobre a cabeça metatarsal (M). O local preciso – (1ª), (2ª), (3ª), (4ª) ou (5ª) cabeça do metatarsal – depende do local da patologia.

Figura 5.33 Mecanismo muscular formando o arco transverso. O arco transverso é somente um arco potencialmente flexível, não anatomicamente estrutural. As cabeças dos metatarsais são elevadas pelos dedos, retos, e as articulações metatarsofalângicas são flexionadas (A) e (B) pelos flexores longo e curto. A fraqueza dos músculos intrínsecos permite aos dedos flexionarem na articulação interfalângica, e os flexores então aumentam essa flexão nas articulações interfalângicas. A cabeça do metatarso recebe todo o peso do corpo.

Joanetes

A metatarsalgia do hálux pode relacionar-se a edemas, artrites e problemas no sesamóide. Dor devido ao edema geralmente está relacionada ao uso de sapato impróprio ao hálux valgo, o qual poderia constituir um capítulo inteiro.

Artrite

Em relação ao hálux, a artrite afeta a primeira articulação metatarsofalângica, causando dor, crepitação, movimento limitado e alteração na marcha.[8] Isso porque o hálux participa intensamente na marcha normal. O exame clínico inclui avaliação da marcha e determina o estágio da marcha em que a dor é sentida. A primeira articulação metatarsofalângica pode ser examinada manualmente (ver Fig. 5.26).

Dor sesamóide

A dor nos ossos sesamóides é indicada por sensibilidade sobre eles (ver Fig. 5.25). Há freqüentemente um calo.[9]

O neuroma interdigital de Morton, discutido no Capítulo 9, pode confundir o examinador em relação ao local exato da dor perto das cabeças dos metatarsais. Deve-se tentar o exame cuidadoso, no qual a cabeça é comprimida digitalmente em vez da área interdigital, que contém os nervos (Fig. 5.34).

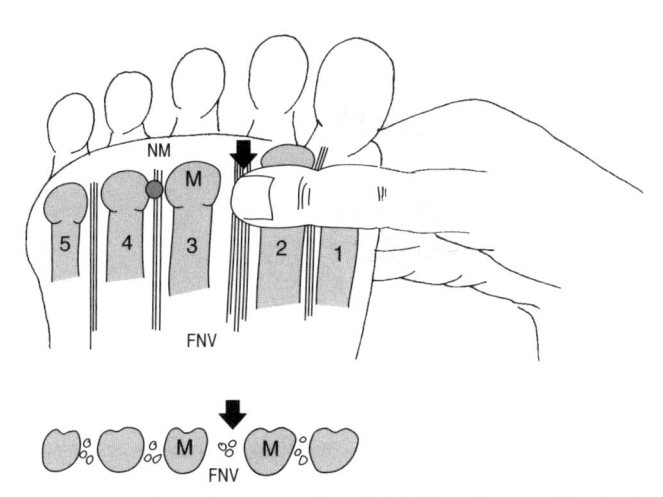

Figura 5.34 Local de pressão diagnóstica do neuroma interdigital. Vista da superfície plantar, a pressão digital sobre os feixes neurovasculares (FNV), que formam um neuroma entre as cabeças metatarsais (M), sendo diagnóstico de neuroma de Morton (NM). O local preciso depende da patologia, sendo habitualmente entre a terceira e a quarta cabeça dos metatarsais, mas vários locais são possíveis.

SÍNDROME DE MORTON: PRIMEIRO DEDO ENCURTADO

Um primeiro metatarsal curto, a *Síndrome de Morton* (como descrito por Dudley Morton[10] e não por Thomas G. Morton.[11] Este último descreveu a metatarsalgia de um neuroma), causa carga excessiva na segunda cabeça do metatarsal. A condição é geralmente hereditária. Consiste do seguinte: (1) primeiro metatarsal excessivamente curto, é hipermóvel na base em que se articula com o segundo metatarsal e com o cuneiforme; (2) deslocamento posterior dos sesamóides; (3) espessamento da diáfise do segundo metatarsal (Fig. 5.35). O peso excessivo suportado pelo segundo metatarsal produz mobilidade excessiva em sua base, por conta da pressão sobre os ligamentos, cápsulas e músculos que unem o segundo metatarsal com o cuneiforme.

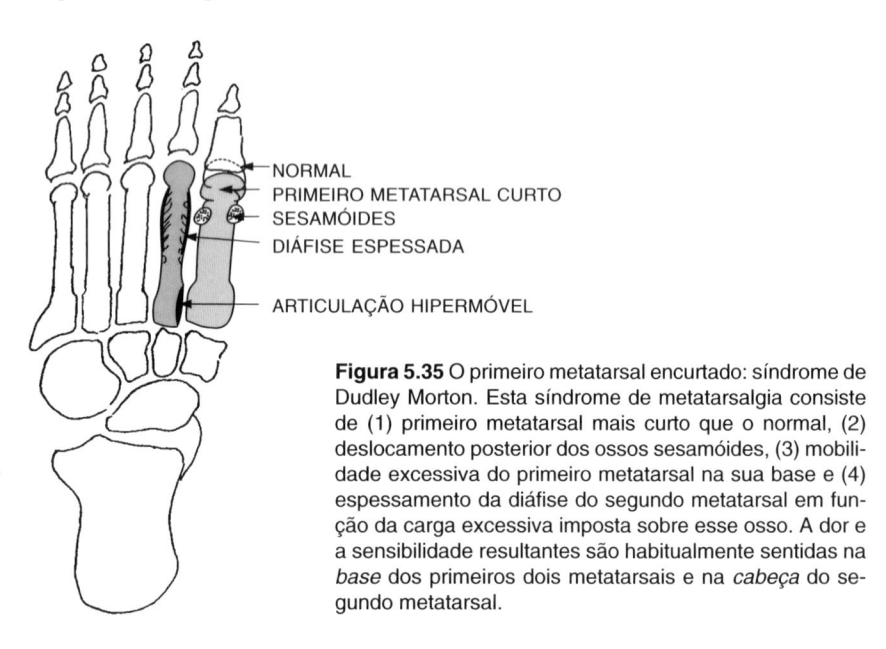

Figura 5.35 O primeiro metatarsal encurtado: síndrome de Dudley Morton. Esta síndrome de metatarsalgia consiste de (1) primeiro metatarsal mais curto que o normal, (2) deslocamento posterior dos ossos sesamóides, (3) mobilidade excessiva do primeiro metatarsal na sua base e (4) espessamento da diáfise do segundo metatarsal em função da carga excessiva imposta sobre esse osso. A dor e a sensibilidade resultantes são habitualmente sentidas na *base* dos primeiros dois metatarsais e na *cabeça* do segundo metatarsal.

FRATURA DE MARCHA

A fratura de marcha é uma fratura de pressão no osso metatarsal, geralmente observada após período prolongado de deambulação. É rara uma história de lesão violenta prévia, dificultando o diagnóstico inicial, já que a atividade traumática "específica" é poucas vezes determinada.

A patologia é uma fratura filamentar da diáfise do segundo ou terceiro osso metatarsal, sem deslocamento dos fragmentos. Inicialmente a fratura pode não ser notada em radiografias de rotina. Porém, mais tarde, com a formação do calo da fratura, o diagnóstico radiológico é confirmado (Fig. 5.36). A cintilografia óssea faz o diagnóstico bem antes de haver evidência radiológica.

Clinicamente há sensibilidade no local da fratura. A dor é sentida pelo paciente na sustentação de peso e durante flexão-extensão dos dedos dos pés daquela falange. A dor desaparece com repouso e na ausência de carga, retornando com o reinício da sustentação de peso. O apoio repetido resulta em edema e eritema no local da fratura.

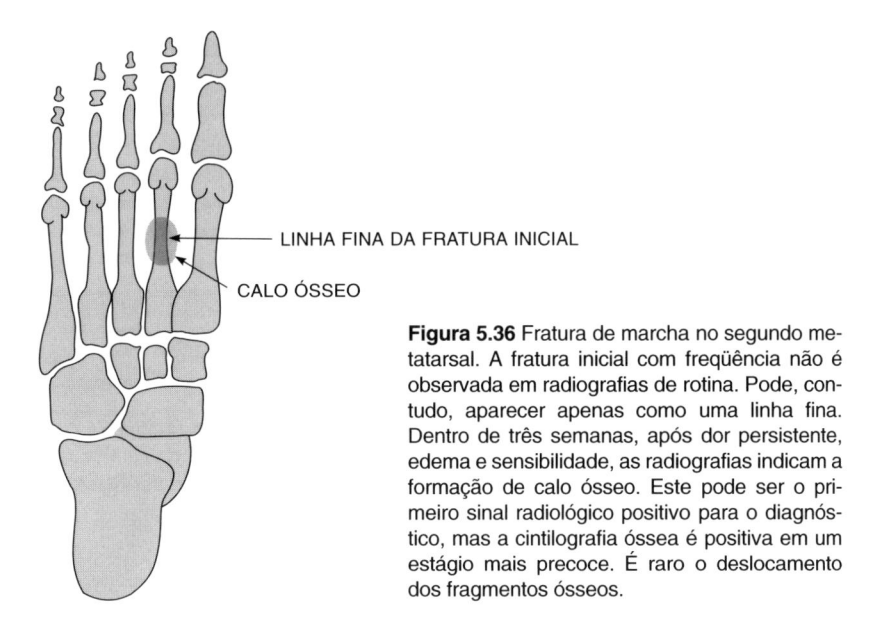

Figura 5.36 Fratura de marcha no segundo metatarsal. A fratura inicial com freqüência não é observada em radiografias de rotina. Pode, contudo, aparecer apenas como uma linha fina. Dentro de três semanas, após dor persistente, edema e sensibilidade, as radiografias indicam a formação de calo ósseo. Este pode ser o primeiro sinal radiológico positivo para o diagnóstico, mas a cintilografia óssea é positiva em um estágio mais precoce. É raro o deslocamento dos fragmentos ósseos.

PÉ CAVO

O pé cavo, também chamado de pé em garra ou pé oco, tem um arco extraordinariamente alto (Fig. 5.37). O arco longitudinal alto encurta o pé e gera obliqüidade das cabeças dos metatarsais quando elas entram em contato com a superfície do solo. Isso pode provocar metatarsalgia e geralmente forma calosidades abaixo das cabeças. A extensão compensatória da articulação metatarsofalângica encurta os tendões extensores com tenodese em flexão da articulação interfalângica proximal. As articulações interfalângicas proximais hiperflexionadas formam calos no dorso dos dedos. As articulações metatarsofalângicas freqüentemente se deslocam e o antepé torna-se inflexível.

Se a deformidade em cavo é anterior ou posterior (Fig. 5.38), isso pode ser considerado de interesse acadêmico; mas pode resultar em alterações degenerativas da articulação talocalcânea ou no antepé. Tais alterações, por fim, são radiologicamente evidentes, mas, antes de ocorrerem alterações orgânicas significativas, a patologia articular precoce é evidente ao exame clínico.

As alterações na articulação calcaneocubóidea são palpáveis (Fig. 5.39), sendo também palpáveis as alterações na articulação entre o cubóide e o quinto metatarsal (Figs. 5.40 e 5.41).

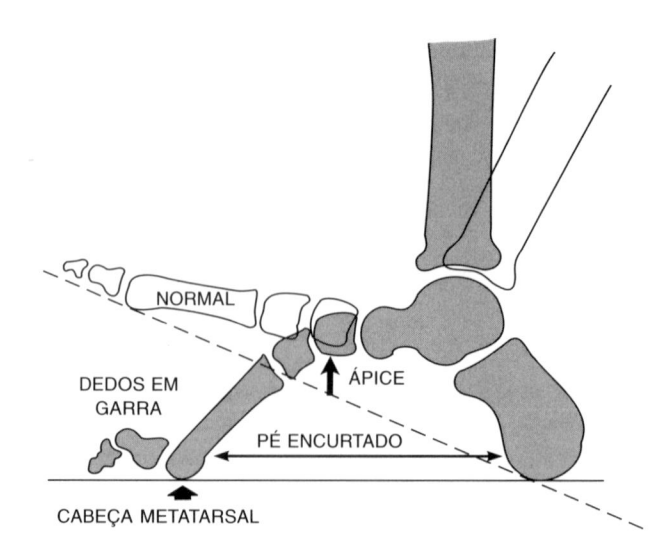

Figura 5.37 Pé cavo. O pé cavo tem o arco longitudinal exagerado, com seu ápice na articulação navicularcuneiforme. O pé é mais curto que o normal, as cabeças dos metatarsais são proeminentes, e os dedos apresentam o aspecto de garra. Tal condição é provocada pela contratura dos extensores dos dedos. As falanges distais estão flexionadas e há luxação das articulações metatarsofalângicas. A linha pontilhada horizontalmente mostra o pé normal e seu arco longitudinal.

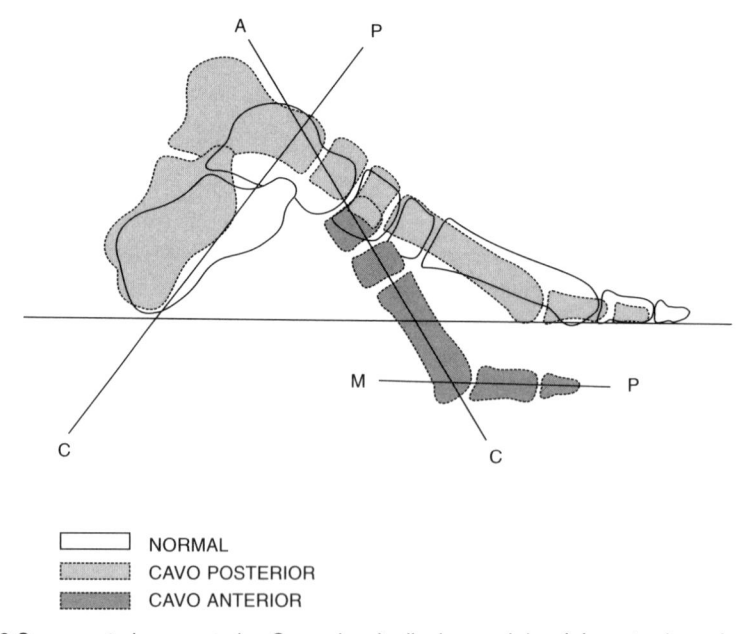

Figura 5.38 Cavo: posterior ou anterior. O arco longitudinal normal do pé é mostrado em branco. No cavo posterior (P-C), o retropé é vertical com angulação da articulação talocalcânea. No cavo anterior, a angulação fica entre o tálus e os ossos do antepé (A-C). A angulação é mostrada nas articulações metatarsofalângicas (M-P).

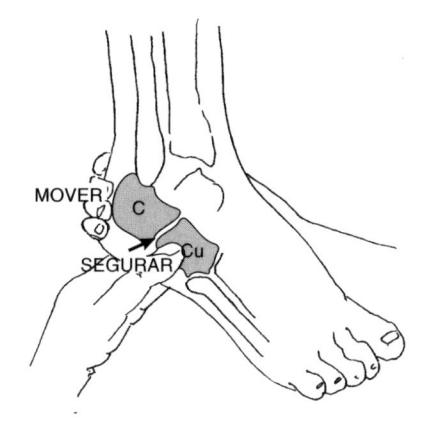

Figura 5.39 Palpação da articulação calcaneocubóidea. Segurar firmemente o calcâneo (mão direita). O cubóide, então, pode ser mobilizado com a mão esquerda. Isso configura o teste de mobilidade e da produção de dor de uma articulação calcaneocubóidea hipermóvel.

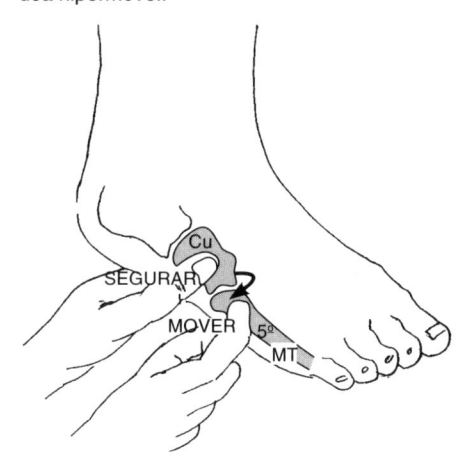

Figura 5.40 Palpação da articulação entre o cubóide e o quinto metatarsal. A flexibilidade e o local da dor na articulação entre o cubóide e o quinto metatarsal são testados segurando-se firmemente o cubóide (mão esquerda) e movendo o quinto osso metatarsal (mão direita).

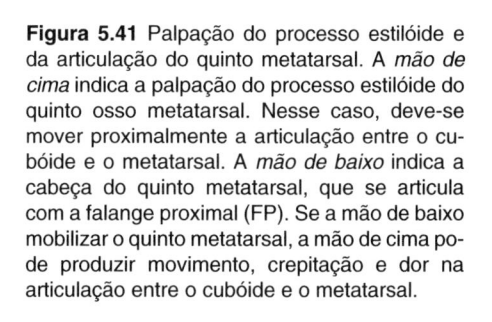

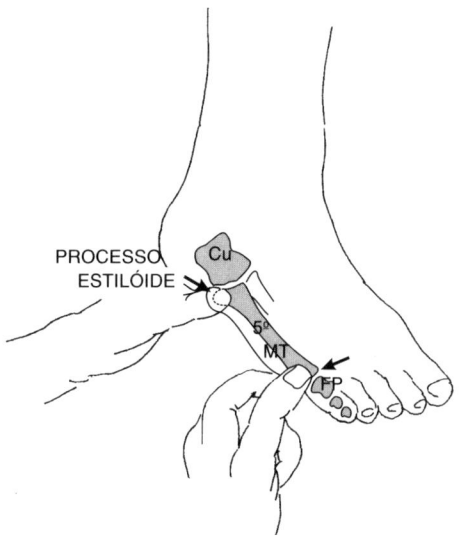

Figura 5.41 Palpação do processo estilóide e da articulação do quinto metatarsal. A *mão de cima* indica a palpação do processo estilóide do quinto osso metatarsal. Nesse caso, deve-se mover proximalmente a articulação entre o cubóide e o metatarsal. A *mão de baixo* indica a cabeça do quinto metatarsal, que se articula com a falange proximal (FP). Se a mão de baixo mobilizar o quinto metatarsal, a mão de cima pode produzir movimento, crepitação e dor na articulação entre o cubóide e o metatarsal.

O pé cavo alto pode estar presente e ser assintomático até que ocorram calos e/ou que alterações articulares tornem-se sintomáticas. Essas alterações articulares ocorrem na articulação talocalcânea ou nas articulações talares do antepé, sendo testadas pelo exame manual apropriado. A marcha pode estar alterada. Habitualmente é difícil comprar calçados.

PROTOCOLOS DE TRATAMENTO

Distensão aguda do pé

A distensão aguda do pé é geralmente uma condição autolimitadora e que se recupera com a pausa na atividade, repouso, elevação do pé, uso de salicilatos ou medicação antiinflamatória. Modalidades locais, como gelo ou alternância de gelo e calor, podem oferecer alívio para a dor.

É indicada a avaliação do pé e da sua mecânica se a atividade postulada como causadora não parecer plausível e em caso de defeito funcional que possa ser profilaticamente corrigido.

Distensão crônica ou recorrente do pé

Na distensão crônica ou recorrente do pé, os problemas sintomáticos demandam avaliação cuidadosa, estrutural e funcionalmente. Sendo o pé pronado seguidamente o fator causador, essa pronação deve ser corrigida e a patologia específica abordada.

Inicialmente, se os sintomas são graves e parecer indicado o repouso geral do pé com deambulação, um imobilizador mole (ou duro) é necessário. Moldado, o imobilizador permite que as articulações inflamadas, os tendões, os ligamentos e os músculos se recuperem. Na remoção do imobilizador, devem ser feitas a reavaliação cuidadosa e a reabilitação do pé, corrigindo os aspectos mecânicos falhos do mesmo. Esse é o ponto em que o pé deve ser especificamente avaliado e analisado em busca de fatores causais. A imobilização prolongada é indesejável, uma vez que a atrofia por desuso de todos os tecidos é rápida, agravando os fatores etiológicos.

O uso de esparadrapo para colocar o pé no formato desejável é aceito como benéfico. O esparadrapo com esponja adesiva pode alterar os locais de carga durante o apoio e/ou a marcha. Corta-se o esparadrapo com esponja protetora em variadas espessuras, formas e tamanhos, de acordo com a função desejada (Fig. 5.42). Na melhor das hipóteses, considera-se esse procedimento apenas um alívio temporário, já que os coxins devem ser substituídos e modificados com freqüência, pois estragam pelo uso e ao serem molhados no banho.

Apesar das alterações estruturais, ósseas e articulares precisarem de correção, exercícios para aumentar a flexibilidade e diminuir a instabilidade muscular devem ser considerados precocemente. Mesmo se os exercícios não forem por si corretivos, melhoram a recuperação e aumentam os benefícios da órtese. Os exercícios beneficiam o sucesso da cirurgia. Em caso de qualquer limitação articular ou contratura precoce, o pé deve ser mobilizado. Esse movimento passivo pode ser realizado por terapeuta, familiares ou até mesmo pelo paciente. Exercícios específicos devem basear-se nas alterações notadas no exame. São comuns os exercícios para alongar o tendão do calcâneo. Ao serem indicados, eles devem ser devida e repetidamente realizados (Fig. 5.43).

Após a identificação específica dos músculos envolvidos, estes devem ser reforçados. O reforço requer exercícios *ativos*, com ou sem resistência, dependendo da fraqueza inicial ou da fadigabilidade do músculo envolvido. A circulação do pé e da

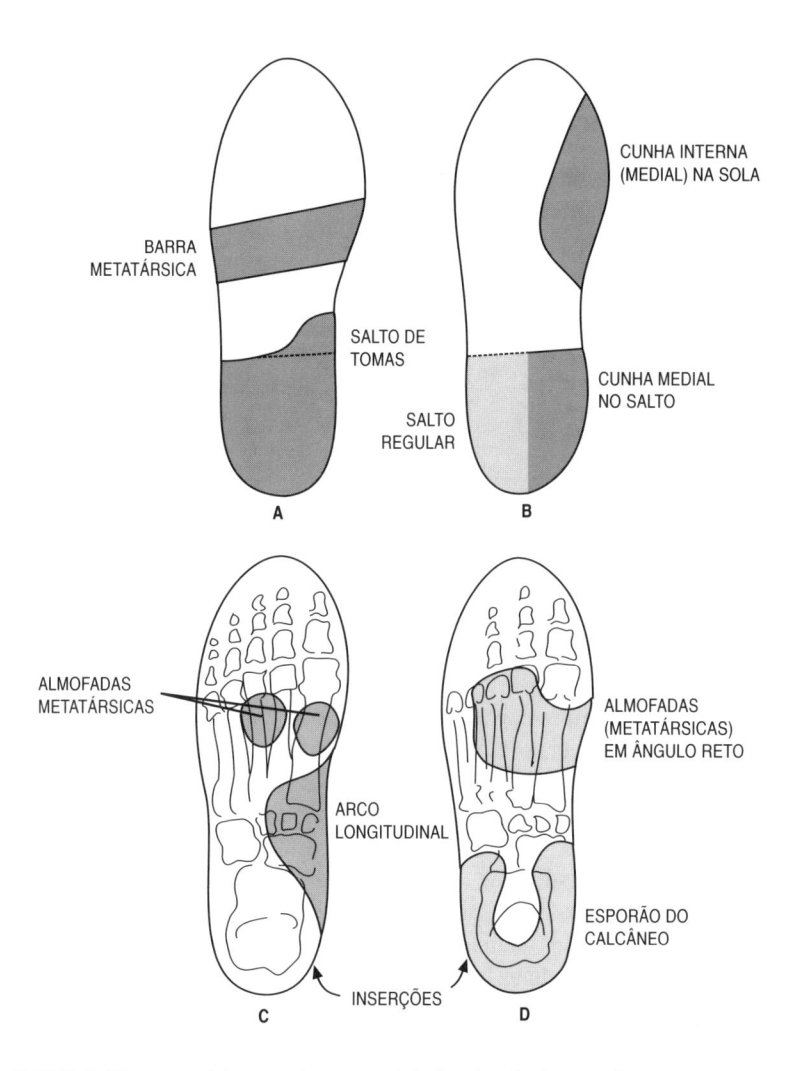

Figura 5.42 Palmilhas e acolchoamentos para minimizar locais de pressão.

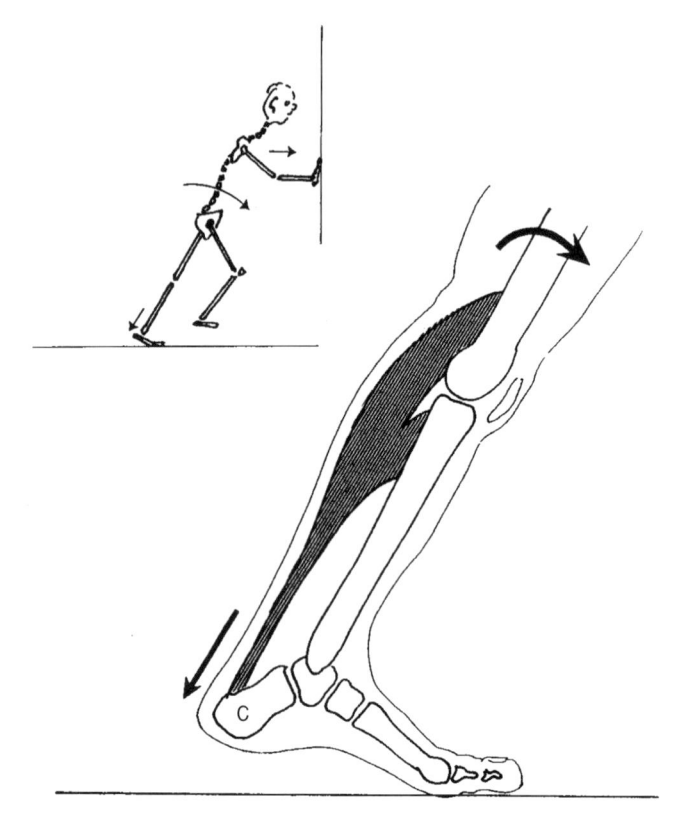

Figura 5.43 Exercício de alongamento do tendão do calcâneo. Inclinando-se contra uma parede e mantendo o calcanhar para baixo, o músculo gastrocnêmio-sóleo é alongado. O movimento para cima e para baixo torna o exercício ativo, como também ao dobrar os cotovelos. Quanto mais longe da parede, maior o grau de alongamento.

perna é também aumentada por um programa de exercícios ativos. O treinamento e a correção da marcha são valiosos após a identificação do distúrbio específico da marcha. A deambulação, se apropriada e consistente, ainda permanece o exercício de escolha para a função total do corpo. A marcha estética deve ser assegurada, bem como um programa de exercícios terapêuticos de marcha. A perda de peso deve ser garantida conforme a necessidade.

Também devem ser instituídos os calçados *corretivos* devidamente adaptados. O termo "corretivo" não é um conceito preciso, uma vez que os calçados (Fig. 5.44), por si, não corrigem: eles apenas permitem ao pé funcionar devidamente, sem constrição ou inibições. O exame de um sapato bem gasto com freqüência indica os problemas da marcha (Fig. 5.45). Se forem indicadas órteses, os calçados devem permitir a sua inserção e elas devem ser aceitas pelo paciente. Um calçado devidamente adaptado também pode manter o alinhamento pretendido pela órtese.

Figura 5.44 Calçados adequados. O calçado deve se estender 2,5 cm além do pé. No antepé, o calçado deve ser amplo o suficiente para permitir que o pé, após um dia de uso, caiba confortavelmente e não aperte os dedos e as cabeças dos metatarsais. O calcanhar do pé deve ser mantido firmemente na parte de trás do calçado.

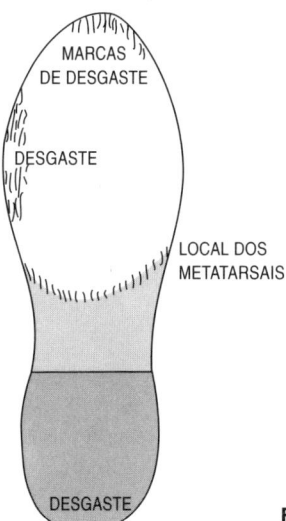

Figura 5.45 Exame do solado do calçado.

Os calçados devem ser adaptados no final do dia, após a deambulação prolongada, já que o pé normal "espalha-se" levemente e até deforma após um dia de atividades. O sapato deve ser largo no antepé e ter contraforte e solado firmes o bastante para se conformar ao estilo da marcha (Fig. 5.46). O calçado deve ser longo o suficiente para estender-se 2,5 cm além do dedo maior durante a sustentação de peso. O solado não deve ser firme ou inflexível demais, porque alguma flexibilidade permite a contração dos músculos intrínsecos do pé.

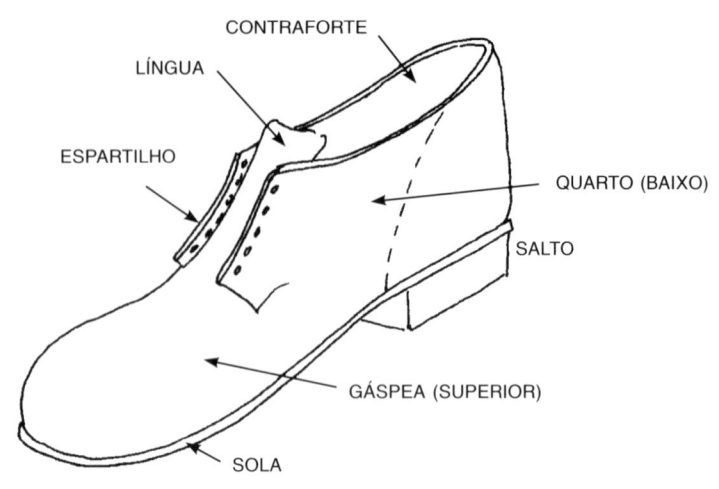

Figura 5.46 Componentes do calçado.

O calcanhar deve ser razoavelmente estreito para minimizar a flexão plantar do pé durante o apoio. O salto alto prejudica a marcha e promove o deslizamento para a frente do pé durante o apoio e a marcha, movimentando-o para a frente, na direção da região mais estreita dos dedos.

Adições ao calçado asseguram a função desejada. Uma adição ao calcanhar, tal como um salto de Thomas, modifica o apoio e a marcha, pela alteração nas fases da mesma.

As órteses são moldadas ao pé para alterar sua forma e são importantes na correção da distensão do pé. Elas devem ser moldadas para o pé que sustenta o peso e não impor pressão em qualquer parte do pé, porque o desconforto elimina o seu uso. As órteses devem ser ajustáveis ao sapato e permitir espaço para o pé ficar bem-acomodado.

Idealmente, deve ser feito um molde positivo do pé. A órtese pode ser de vários materiais, tal como determinado tipo de plástico, o Plexiglas, e outros. Inicialmente se usava o metal. Hoje o metal serve de reforço, mas raramente é o único material usado.

A órtese deve incluir o calcanhar para corrigir valgo ou varo. Acredita-se que seja um fator contribuinte da deficiência. A pronação do antepé, geralmente a patologia principal, é corrigida e mantida pela órtese. O arco longitudinal é também restaurado, conforme a tolerância (Fig. 5.47).

O salto do sapato também pode ser modificado com cunha para controlar valgo ou varo (Fig. 5.48). O calcanhar deve ser mantido com firmeza para garantir que a cunha seja efetiva (Fig. 5.49).

Na presença de metatarsalgia, a pressão nas cabeças dos metatarsais pode ser eliminada elevando-se a diáfise do metatarsal específico (Fig. 5.50). O coxim deve estar sob a diáfise do metatarsal e não sob a cabeça, porque naquela posição aplicaria pressão adicional à cabeça inflamada. Em vista de a pronação geralmente causar a metatarsalgia, isso deve ser abordado, incluindo o alongamento do tendão do calcâneo, caso esteja encurtado.

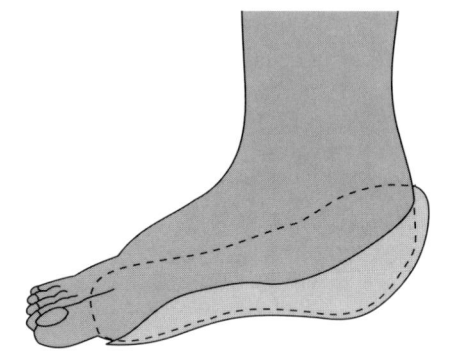

Figura 5.47 Dispositivo ortótico moldado. O pé é moldado no formato desejado e sustentado por uma órtese plástica feita a partir de um molde de gesso.

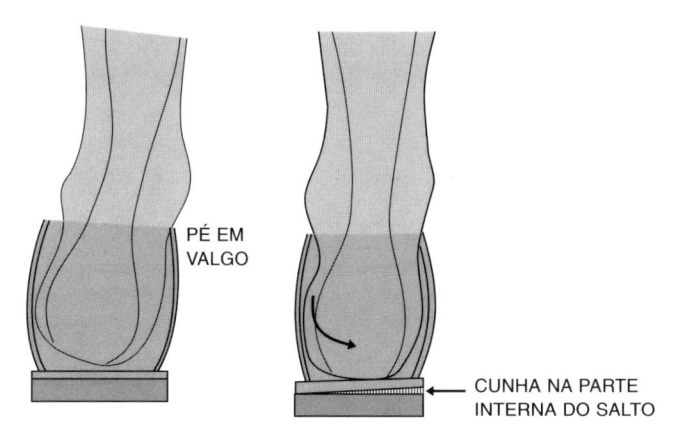

PÉ EM VALGO

CUNHA NA PARTE INTERNA DO SALTO

Figura 5.48 Cunha interna para tratar o valgo do calcâneo. A cunha interna deve começar sem elevação na borda externa, até 1,5 a 2,5 cm da borda interna. A elevação exata é determinada pela altura necessária para colocar o calcâneo em posição vertical.

Os calos devem ser aparados. Coloca-se o pé em água quente e, então, com lixa ou pedra-pome, o colo é extraído por raspagem. A prevenção da recorrência dos calos deve incluir a causa da formação. O acolchoamento ao redor e sob a lesão deve ser instituído enquanto os biomecanismos normais do pé são restaurados.[12,13]

Palmilhas para uso com carga, de espessuras variadas, são moldadas ao pé (Fig. 5.51). Devem ser mais grossas proximalmente à cabeça do metatarsal causadora do calo e ocas sob o calo doloroso. A palmilha é coberta com espuma macia de polietileno (Plastazote*) e espessada com cortiça ou múltiplas camadas do próprio material da palmilha. As áreas ocas são cobertas com polímero viscoelástico para retardar "o contato com o solo".

---

* Plastazote, Apex Foot Health, South Hackensack, New Jersey.

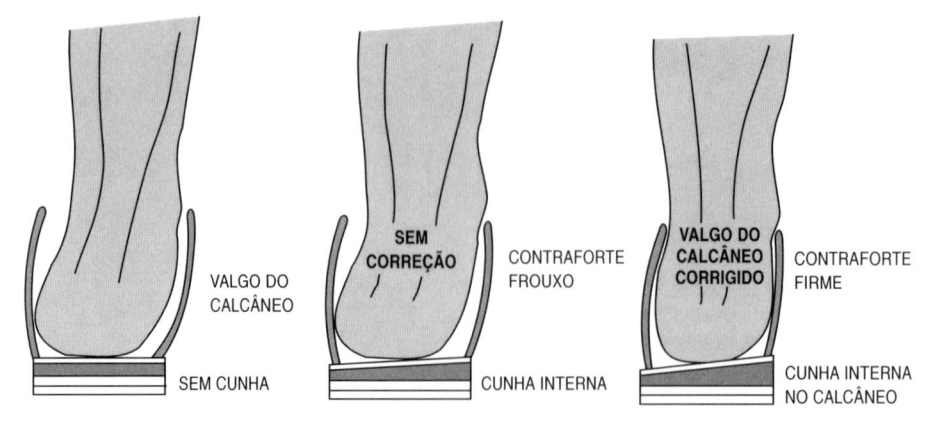

Figura 5.49 Contraforte firme para controle de valgo ou varo. *A* mostra o valgo do calcanhar em calçado normal sem correção. *B* mostra cunha interna com contraforte frouxo que não corrige o valgo. *C* indica que uma cunha corretiva no contraforte firme corrige o valgo do calcanhar.

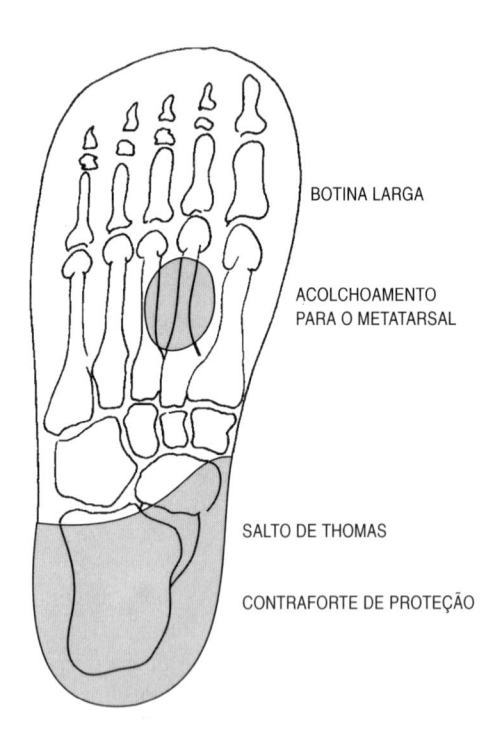

Figura 5.50 Modificações no calçado para o tratamento da metatarsalgia. Coxim colocado atrás da cabeça do segundo metatarsal eleva a diáfise e diminui a carga sobre sua cabeça. O calçado com antepé amplo e macio permite ao pé espalhar-se sem constrição. Um salto de Thomas ajuda a corrigir a pronação na marcha. O contraforte firme promove o calcanhar centralizado.

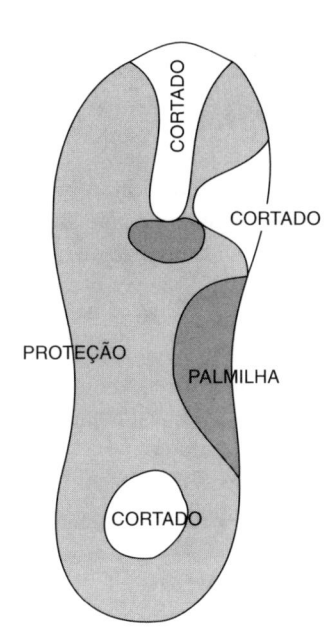

Figura 5.51 Palmilha de várias camadas para o tratamento de calos. A palmilha cortada precisamente é feita de polietileno de variadas espessuras. Conforme indicado, há cortes sob as calosidades. O acolchoamento é feito com o aumento da espessura do polietileno e/ou com inserção de cortiça, minimizando a pressão no calo ou no osso causador.

Cirurgicamente, os calos sintomáticos podem ser aparados com bisturi pelo médico, enfermeiro ou técnico treinado. Uma lixa cirúrgica elétrica literalmente lixa o calo.*

O tratamento da patologia do hálux, discutida no Capítulo 6, deve estar de acordo com um conceito geral. Em virtude de o dedo estender e flexionar repetidamente em cada fase da marcha, sua mobilidade prejudicada é causa comum de dor e incapacidade. O dedo e seu primeiro metatarsal devem também estar em alinhamento direto, o que não é verdadeiro em muitos problemas dolorosos do hálux.

Para prevenir a extensão da sola do sapato diante do movimento limitado do hálux, uma haste de aço pode ser inserida dentro e fora do solado (Fig. 5.52). O *solado convexo* é também efetivo em condições de movimento dolorosamente limitado da articulação metatarsofalângica do hálux (Fig. 5.53).

Os problemas dos sesamóides são tratados com mais eficiência com a minimização do trauma direto. Por estarem contidos nos tendões, os movimentos do sesamóides, combinado como a compressão contra a cabeça do metatarsal, devem ser minimizados ou evitados. A obtenção da dor por hiperextensão do dedo constitui teste provocativo, pois reproduz a dor no exato local do sesamóide. A haste de aço (ver Fig. 5.52) e a sola convexa (ver Fig. 5.53) estão indicadas. Antes de recorrer à ressecção cirúrgica, deve-se aguardar algum período de tempo. A estimulação nervosa elétrica transcutânea (TENS) [4] tem sido efetiva.

A hiperextensão dos dedos, que causa exposição excessiva das cabeças dos metatarsais, e um "agarramento" dos dedos à medida que eles flexionam para compensação

---

* Dremel, Division of Emerson Electrical Company, Racine, Wisconsin.

são cirurgicamente tratados pela tenotomia e/ou capsulotomia extensora da articulação metatarsofalângica. A ressecção das cabeças das falanges distais pode ser necessária. Tal intervenção cirúrgica está além do objetivo deste texto e é melhor ser referida para um ortopedista especializado.

O tratamento da síndrome de Morton requer a construção de uma "plataforma" sob o primeiro metatarsal para aliviar a carga no segundo metatarsal.

Em uma fratura de marcha, o repouso, a elevação, o medicamento antiinflamatório e as modalidades de gelo, ou alternância de gelo e calor, são inicialmente efetivos. Um gessado curto pode ser necessário para permitir a deambulação no período de cura. Como não há deslocamento de ossos, nenhum cuidado extra é requerido, a menos que se torne evidente que um problema de pé contribuiu para fratura de marcha.

O pé cavo com metatarsalgia sintomática e/ou alterações degenerativas no antepé é mais bem tratado com uma palmilha laminada de cortiça e uma camada superficial de polímero viscoelástico. As cabeças dos metatarsais são protegidas por cobertura de polímero viscoelástico (Fig. 5.51).

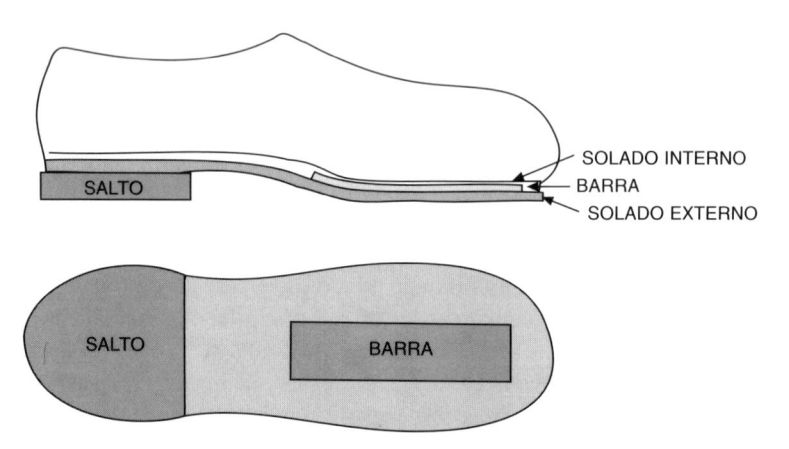

Figura 5.52 Barra de solado. Onde houver evidência de que a hiperextensão das falanges esteja contribuindo para a dor anterior do pé, a sola do sapato pode ser mantida inflexível pela inserção de uma barra de aço entre as partes interna e externa do solado. Isso evita a extensão dos dedos na fase tardia do apoio e no levantamento do calcanhar.

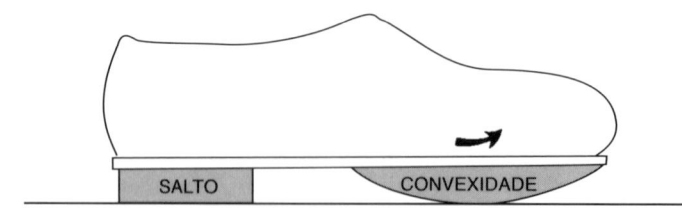

Figura 5.53 Solado convexo. A aplicação de solado convexo no calçado permite que o pé atravesse as fases média e tardia do apoio e do levantamento do calcanhar sem estender a sola e, assim, sem estender os dedos.

O cuidado conservador dos problemas do pé obviamente demanda acurada cinética anatomopatológica do pé, abordando todos os aspectos das correções com calçados, órteses, palmilhas[14,15] e possível intervenção cirúrgica quando todas as abordagens conservadoras falharem em atingir o resultado necessário.

REFERÊNCIAS BIBLIOGRÁFICAS

1. Cailliet, R: Soft Tissue Pain and Disability, ed 3. FA Davis, Philadelphia, 1996.
2. Clayton, LT (ed): Taber's Cyclopedic Medical Dictionary, ed 17. FA Davis, Philadelphia, 1993, pp 1733,1760.
3. Tillman, LJ, and Cummings, GS: Biological Mechanisms of Connective Tissue Mutability, Chap l. In Currier, DP, and Nelson, RM: Dynamics of Human Biological Tissues. FA Davis, Philadelphia, 1992, pp 1-44.
4. Cailliet, R: Pain: Mechanism and Management. FA Davis, Philadelphia, 1993.
5. Sjolander, P, Djupsjpbacka, M, Johansson, H, Sojka, P, and Lorentzon, R: Can receptors in the collateral ligaments contribute to knee joint stability and proprioception via effects on the fusiform-muscle spindle system? Neuro-Orthopedics 15:65-80, 1994.
6. Hall, MG, Ferrell, WR, Baxendale, RH, and Hamblen, DL; Knee Joint Proprioception: Threshold Detection Levels in Healthy Young Subjects. Neuro-Orthopedics 15:81-90, 1994.
7. Gould, JS: Metatarsalgia. Orthop Clin North Am 20(4):553-562, 1989.
8. Thompson, FM, and Mann, RA: Arthritides. In Mann, RA (ed): Surgery of the Foot, ed 5. CV Mosby, St. Louis, 1986, p 158.
9. Mann, RA: Keratotic disorders of the plantar skin. In Mann, RA (ed): Surgery of the Foot, ed 5. CV Mosby, St. Louis, 1986, p 192.
10. Morton, DJ: The Human Foot. Columbia University Press, New York, 1948.
11. Morton, TG: Interdigital neuroma. Am J Med Sci 71:37, 1876.
12. Reynolds, JC: Metatarsalgia. In Gould, JS (ed): The Foot Book. Williams & Wilkins, Baltimore, 1988.
13. Smith, RW: Calluses: Nonsurgical treatment: In Gould, JS (ed): The Foot Book. Williams & Wilkins, Baltimore, 1988.
14. Zamosky, I, and Licht, S: Shoes and Their Modifications. In Licht, S (ed): Orthotics Etcetera: Physical Medicine Library, Vol 9. Elizabeth Licht, Publisher, New Haven, 1966.
15. Milgram, JE: Office measures for relief of the painful foot. J Bone Joint Surg 46-A:1096, 1964.

CAPÍTULO 6

O hálux

O hálux provê estabilidade ao aspecto medial do pé[1] por meio do mecanismo tipo guindaste da aponeurose plantar (Fig. 6.1).[2] A aponeurose plantar origina-se do tubérculo do calcâneo e passa para a frente para se inserir nas bases das falanges proximais. Durante a marcha, enquanto o corpo passa sobre o pé, o hálux em posição neutra faz dorsiflexão e o calcanhar levanta do solo. Ele então faz a flexão plantar antes de os dedos saírem do chão (Figs. 6.2 e 6.3).

A análise com uma plataforma de força demonstra pressão aumentada sob a cabeça do primeiro metatarsal, que se transfere para o hálux na segunda metade da fase de apoio, quando a marcha entra na fase de levantamento dos dedos.[3]

HÁLUX VALGO

Como afirmado no Capítulo 2, o pé "normal" deve ser indolor e ter equilíbrio muscular normal, ausência de contratura, calcanhar central, dedos retos e móveis e três locais de apoio do peso enquanto o indivíduo estiver de pé e durante a fase de apoio da marcha[4].

O *hálux valgo* é uma subluxação estática da primeira articulação metatarsofalângica. Há três componentes do *complexo joanete*: (1) o hálux angula-se lateralmente em direção ao segundo dedo, (2) a porção medial da primeira cabeça metatarsal aumenta e (3) a bolsa sobre o aspecto medial da articulação metatarsofalângica torna-se inflamada e com as paredes espessadas (Fig. 6.3). Essa condição é mais freqüentemente encontrada em mulheres idosas que têm antepé alargado com arco transverso achatado no pé pronado. O hálux com freqüência desloca o segundo dedo. Embora mais freqüentemente notada em mulheres idosas, essa condição está presente no paciente desde tenra idade. Contudo, a condição somente passa a ser sintomática quando os tecidos inflamados tornam-se dolorosos. O hálux valgo ocorre quase que exclusivamente em pessoas que usam calçados inapropriados,[5] embora algumas vezes se desenvolva em pessoas que usam calçados adequados.

Se houver variação no alinhamento do hálux, o seu mecanismo de estabilização fica diminuído por causa da redução do efeito de guindaste. Isso resulta em transferência lateral de peso para o segundo e até para o terceiro metatarsal.

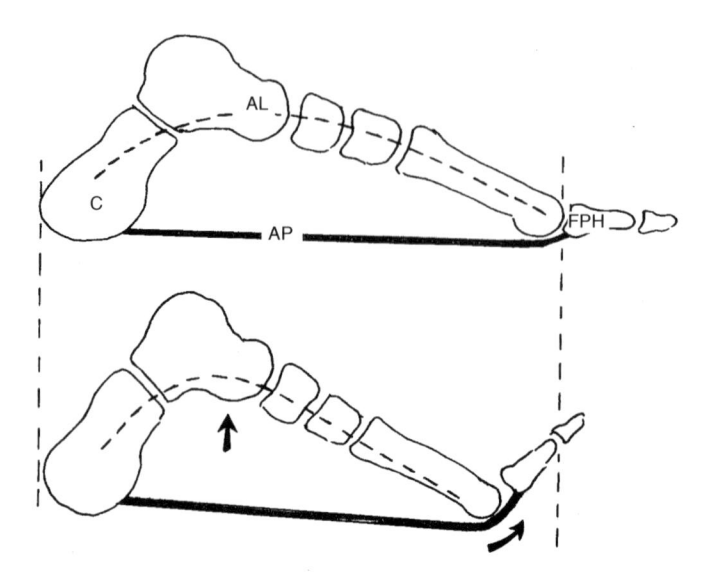

Figura 6.1 Efeito de guindaste do hálux sobre o arco longitudinal. A aponeurose plantar (AP) insere-se no calcâneo (C) e na falange proximal do hálux (FPH). O arco longitudinal normal (AL) está mostrado na figura de cima. Na figura de baixo, quando o dedo se estende (seta curva), a aponeurose plantar curva-se ao redor do hálux e eleva o arco longitudinal (seta vertical).

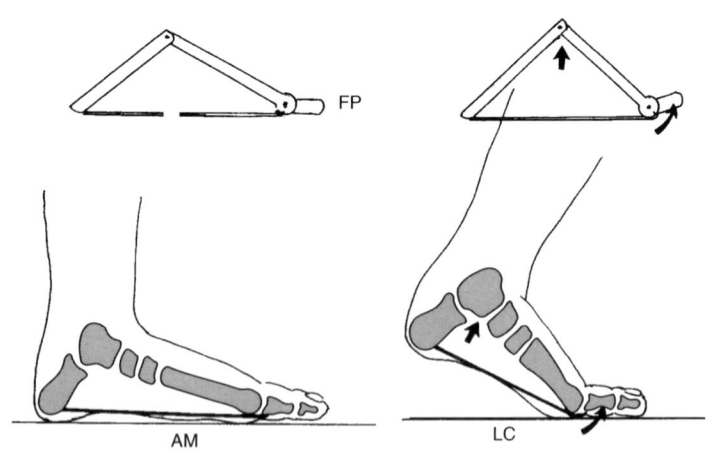

Figura 6.2 Efeito de guindaste da fáscia plantar sobre a falange proximal. Na fase de apoio mediano da marcha (AM), a falange proximal (FP) está na posição neutra. Com a progressão da marcha para o levantamento do calcanhar (LC), o ângulo do arco longitudinal aumenta (seta), a fáscia plantar enrola-se ao redor da cabeça do metatarsal e o hálux se estende (seta curva). A reação muscular flexora reflexa faz o hálux fletir e pressionar o solo.

ARCO
TRANSVERSAL
LARGO E CHATO

HÁLUX VALGO

ESPESSAMENTO DA CABEÇA METATARSAL

MUDANÇA LATERAL DOS SESAMÓIDES

VARO DO PRIMEIRO METATARSAL

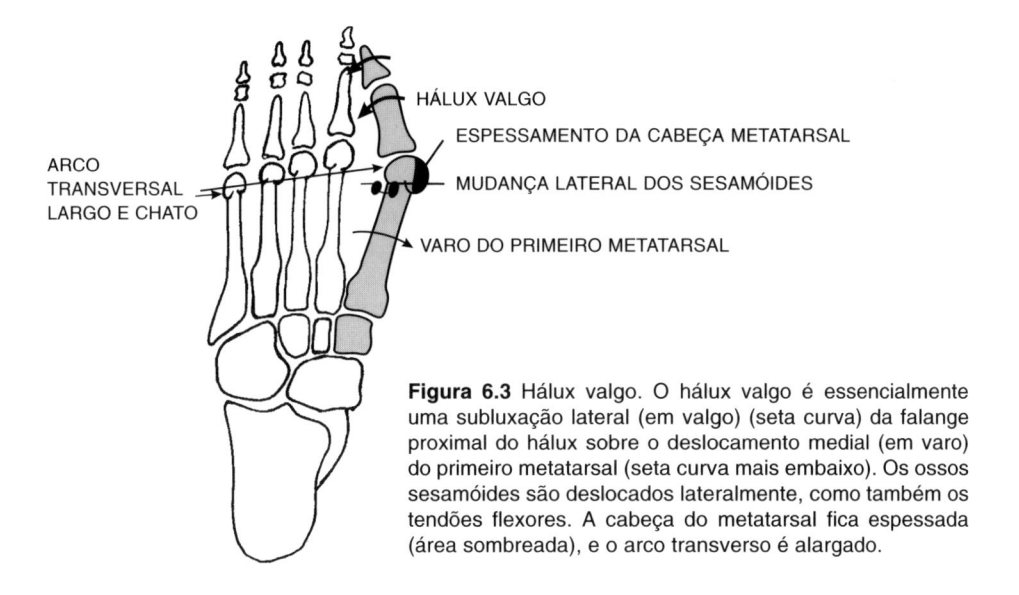

Figura 6.3 Hálux valgo. O hálux valgo é essencialmente uma subluxação lateral (em valgo) (seta curva) da falange proximal do hálux sobre o deslocamento medial (em varo) do primeiro metatarsal (seta curva mais embaixo). Os ossos sesamóides são deslocados lateralmente, como também os tendões flexores. A cabeça do metatarsal fica espessada (área sombreada), e o arco transverso é alargado.

A intervenção cirúrgica nas anormalidades pode interferir no mecanismo de guindaste, portanto, essa mudança no mecanismo deve ser compreendida. Uma intervenção como o procedimento de Keller, que remove a base da falange proximal, destrói o mecanismo de guindaste e transfere o peso para a cabeça do segundo metatarsal. Qualquer osteotomia que encurte o metatarsal por mais de 7 a 10 mm resulta em carga diminuída e em transferência lateral do peso.

A articulação metatarsofalângica do primeiro dedo difere das outras porque dispõe de um mecanismo sesamóide. A cabeça do primeiro metatarsal apresenta superfície ovóide e cartilagínea que se articula com a base menor, côncava e elíptica da falange proximal (Fig. 6.4).

Bandas ligamentares em forma de leque unem os ligamentos colaterais da articulação metatarsofalângica. O ligamento corre distalmente em direção plantar para prender-se na falange proximal. O *leque* move-se em direção plantar para inserir-se nos sesamóides e nos coxins plantares.

Na superfície plantar da cabeça do metatarsal há dois sulcos paralelos. Os ossos sesamóides contidos nos tendões do flexor curto do hálux são convexos e "cavalgam" esses sulcos. Os sesamóides estão presos à base da falange e *não* na cabeça do metatarsal. Isso significa que os sesamóides se movem na direção que o hálux se mover.

A cabeça do primeiro metatarsal não tem inserção muscular. Portanto, é sustentada por uma alça capsular. No hálux valgo, quando o metatarsal move-se lateralmente e a falange proximal medialmente, o extensor e o flexor longos do hálux desviam sua força lateralmente, acentuando as forças deformantes. Os ossos sesamóides também migram e o sesamóide fibular torna-se descoberto, permitindo que o músculo abdutor do hálux deslize sob a cabeça metatarsal, causando pronação do hálux.

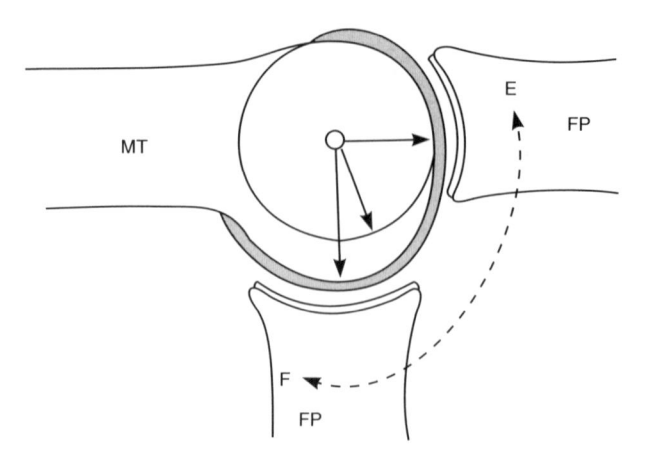

Figura 6.4 Articulação metatarsofalângica do hálux. A vista lateral da articulação metatarsofalângica do hálux revela a cobertura por cartilagem (área escura) com a cabeça do metatarsal em formato ovóide (B > A) e não redonda (A_1). A base da falange proximal (FP) é mais arredondada e menor em superfície. Na flexão completa (F), a distância do eixo (X) é maior em flexão total do que em extensão total (E). Isso indica que essa articulação é incongruente.

A única estrutura que confere estabilidade medial à articulação metatarsofalângica é o complexo ligamentar medial. Ele falha quando forças etiológicas são impostas.

Conceitos etiológicos

Na prática ortopédica geral, o hálux valgo é diagnosticado com mais freqüência em adultos. Mesmo assim, com questionamento adequado, muitos pacientes, se não todos, lembram-se da deformidade como ocorrendo cedo.[6,7] Muitos conceitos foram propostos em relação à etiologia do hálux valgo. Os fatores congênitos podem – e provavelmente o fazem – predispor à deformidade mais tarde.

O primeiro metatarsal pode ser mais curto do que o normal e estar em varo, como resíduo de um metatarso primo varo (ver Fig. 4.18). A revisão da literatura médica inglesa indica que o metatarso varo é a causa subjacente de hálux valgo, mas há pouca evidência de que esta seja uma alegação válida.[6,7]

Permanece obscuro se o desvio lateral da falange proximal ocorre primeira em vez de secundariamente ao metatarso varo primário. Este último continua um osso de contenção, uma vez que a correção permanente da condição (hálux valgo), não pode ser esperada, a menos que a condição "primária" tenha sido corrigida.[8,9]

O ângulo intermetatarsal aumenta (normalmente) com a idade e, junto com outras forças, pode aumentar a incidência de hálux valgo. A subluxação da primeira articulação metatarsofalângica ocorre freqüentemente antes que a epífise esteja fechada, implicando uma incidência "precoce" de hálux valgo.[6,10]

O varo do primeiro metatarsal é promovido pela obliqüidade do primeiro cuneiforme, mudando o ângulo da primeira articulação metatarsal (Fig 6.6A). A cabeça do primeiro metatarsal pode ser mais convexa que o normal e permitir que a primeira falange proximal gire lateralmente (Fig. 6.6B). Um desequilíbrio muscular primário ou secundário traciona lateralmente a primeira falange e supera o abdutor do hálux ineficaz (Fig. 6.6C).

Trauma repetitivo pelo uso de calçados estreitos, pontudos e/ou salto alto, pronação não-corrigida, excesso de peso e músculos intrínsecos debilitados permitem que o hálux desvie progressivamente, na direção lateral. Os tendões longos, flexor e extensor do hálux (ver Fig. 6.5) viram lateralmente, junto com seus ossos sesamóides, e exercem tração, acentuando o valgo (Fig. 6.6B). O tendão do adutor do hálux é uma estrutura relativamente fixa, que se insere na base da falange proximal e assim, simultaneamente, ancora os sesamóides, de forma que não possam desviar-se medialmente com a cabeça do metatarsal.

Com a ocorrência do valgo no hálux, a base da falange proximal empurra medialmente a cabeça do metatarsal. Isso atenua a cápsula medial. O abdutor do hálux, que se insere no aspecto medial da falange proximal, move-se na direção medial. A cartilagem da cabeça do metatarsal gradualmente amolece, não sendo mais resistente a essa migração (Fig. 6.7).

Embora tenha sido postulado,[11] persistem dúvidas sobre a existência de rotação da diáfise metatarsal. Diante de alguma pronação do pé, o hálux sofre rotação longitudinal, colocando a relação da articulação metatarsofalângica em posição oblíqua ao solo. Isso deixa a articulação em desvantagem mecânica em relação à força aplicada na articulação em atividades diárias. Muitos cirurgiões consideram que o insucesso dos procedimentos cirúrgicos é conseqüência de uma falha em corrigir essa rotação.

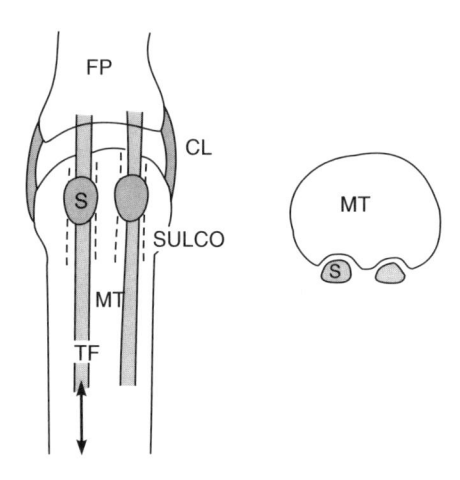

Figura 6.5 Vias dos sesamóides junto à cabeça do metatarsal. Há sulcos no aspecto plantar da cabeça do metatarsal (MT), nos quais os tendões flexores (TF) deslizam (setas). Os sesamóides (S) estão envolvidos no tendão que se prende à base da falange proximal (FP). São mostradas as cápsulas (CL) da articulação MF.

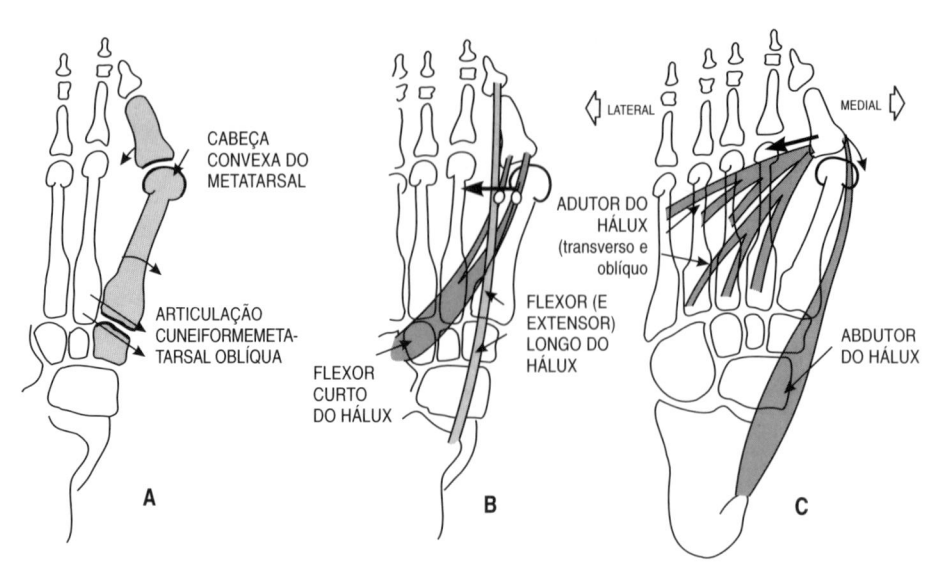

Figura 6.6 Conceitos de etiologia do hálux valgo. As causas mais prováveis da etiologia do hálux valgo estão mostradas aqui. (*A*) Convexidade excessiva da cabeça do primeiro metatarsal, permitindo que a falange proximal sofra subluxação lateral. Há também uma superfície articular oblíqua do cuneiforme que faz com que o metatarsal seja desviado na direção em varo. (*B*) Com o desvio lateral da falange, os tendões dos flexores curto e longo do hálux, na superfície plantar, e o tendão do extensor longo do hálux no dorso migram lateralmente, atuando sob o regime de uma força em forma de arco. (*C*) O desequilíbrio dos intrínsecos do pé faz com que os adutores tracionem e encurtem, superando os abdutores, que, por sua vez, se alongam.

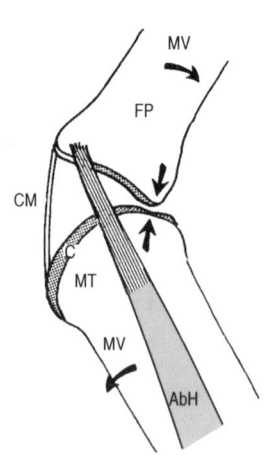

Figura 6.7 Mecanismo do hálux valgo. O movimento em valgo do hálux (MV) faz com que o aspecto lateral da falange proximal (FP) sofra impacto (setas retas) na cartilagem oposta (C) da cabeça do metatarsal (MT). Com o desgaste, a cartilagem fica mais fina, o que diminui a resistência aos movimentos. A cápsula medial (CM) alongada, e o tendão do abdutor do hálux (AbH) migra lateralmente, adicionando mais força em valgo.

Joanetes

Muitos pacientes apresentam-se ao médico com hálux valgo por causa da presença de "joanete", que é esteticamente inaceitável, causa dor e prejudica o uso de calçados acessíveis e aceitáveis.

Uma excrescência óssea da metatarsofalângica não é notada muito precocemente no hálux valgo. O que parece ser uma proeminência, na verdade, é um deslocamento da falange proximal em direção lateral. Com o progresso da condição, a falange se desvia mais em direção lateral, e o sulco sagital na cabeça do metatarsal medial aprofunda-se, enquanto a eminência medial prolifera. O sulco sagital (ver Fig. 6.6) migra lateralmente, tal como o tendão flexor e seu sesamóide, estando ambos espessados. Os dois tornam-se gradualmente atenuados pela sua ineficiência mecânica.

A bolsa suprajacente no aspecto medial da articulação torna-se inflamada, gradualmente espessa e, por fim, calcifica (Fig. 6.8). Com o espessamento do ligamento do sesamóide medial, o mesmo ocorre com o ligamento colateral lateral, que gradualmente se torna atenuado por causa da fricção externa.

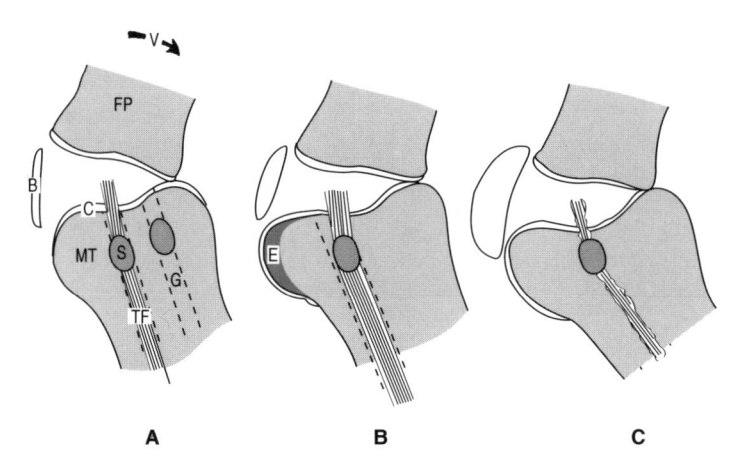

Figura 6.8 Formação do "joanete". A parte **A** mostra o hálux valgo (V) pré-joanete. A bolsa (B) está normal, assim como a cartilagem (C). Os ossos sesamóides (S) dentro dos tendões flexores (TF) estão nos sulcos normais (G) da superfície plantar das cabeças dos metatarsais (MT). A articulação com a falange proximal (FP) mostra sua angulação. A parte **B** é o estágio de desenvolvimento do joanete, onde há espessamento (exostose, E) do aspecto medial da cabeça do metatarsal. A bolsa espessa e os sulcos alargam. Os tendões flexores se espessam. A parte **C** é o estágio mais tardio, em que o joanete está bem-estabelecido e a bolsa ampla e espessada. Os tendões flexores estão enfraquecidos.

Ação muscular no hálux valgo

A dinâmica muscular da formação do hálux valgo pode ser compreendida mediante a avaliação da sua função. Os tendões extensores longos e curtos passam dorsalmente, e os tendões flexores longos e curtos passam na superfície plantar. O tendão conjunto do abdutor e do adutor do hálux passa, respectivamente, medial e lateralmente.

A cápsula articular é coberta somente pelos ligamentos do capuz, que seguram o tendão do extensor longo do hálux. Com o desenvolvimento de movimento em valgo, a cápsula medial e os ligamentos alongam, permitindo que o tendão do extensor longo do hálux migre e se contraia. Ele não apenas estende o hálux, mas também o aduz. Como mostrado na Figura 6.7, o abdutor do hálux também se torna um fator deformante.

Em 15 a 20% dos pacientes com hálux valgo ocorre luxação do segundo dedo. Este último tem dois interósseos dorsais e dois plantares (ver Fig. 1.29). Seus tendões estendem-se de forma dorsolateral ou dorsomedial, dependendo do alinhamento das falanges. Com a articulação metatarsofalângica em alinhamento direto, eles atuam como adutores ou abdutores. Quando a articulação metatarsofalângica estende a base da falange proximal, ela é tracionada dorsalmente por esses músculos.

Se o pé for mantido em posição constante com os dedos estendidos, como durante o uso de sapato de salto alto, a cápsula plantar alonga-se em excesso. Com valgo, o hálux que se desvia lateralmente vai para baixo do segundo dedo, deslocando-o de modo gradual (Fig. 6.9).

Exame

A avaliação do paciente com hálux valgo (freqüentemente a queixa é de "joanete" doloroso) consiste na investigação da queixa principal. Pode ser que simplesmente um antepé largo impossibilite o uso de calçados normais, ou pode haver dor na movimentação do hálux, fricção com o segundo dedo, que foi dorsalmente desviado pelo valgo do hálux ou edema doloroso do aspecto medial da primeira articulação metatarsofalângica.

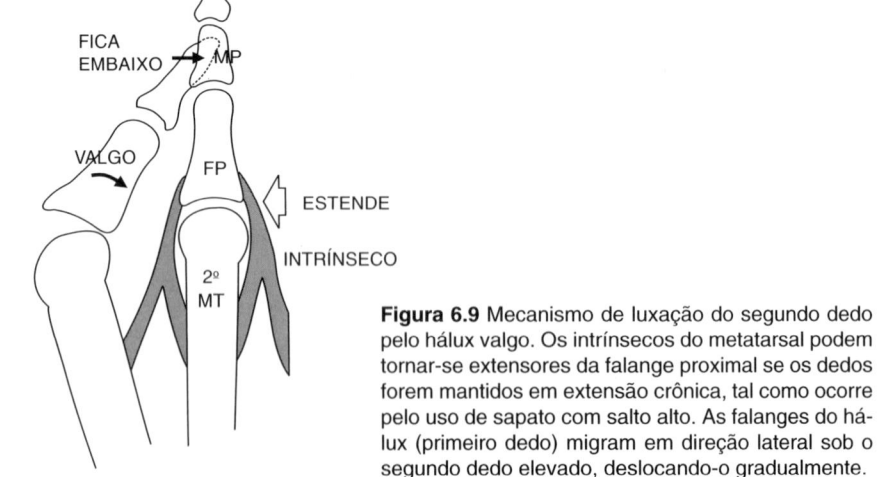

Figura 6.9 Mecanismo de luxação do segundo dedo pelo hálux valgo. Os intrínsecos do metatarsal podem tornar-se extensores da falange proximal se os dedos forem mantidos em extensão crônica, tal como ocorre pelo uso de sapato com salto alto. As falanges do hálux (primeiro dedo) migram em direção lateral sob o segundo dedo elevado, deslocando-o gradualmente.

O exame do paciente de pé e descalço acentua o pé com carga e deformidades (Fig. 6.10). Na posição sentada, o pé é movido ativamente em todas as articulações, podendo ser observado o movimento da primeira articulação metatarsofalângica e da interfalângica. A limitação pode tornar-se aparente, assim como a crepitação e até a produção de dor. A amplitude passiva de movimento é então testada. O grau de mobilidade é visto como limitado ou hipermóvel. Também são observadas as calosidades.

Estudos radiológicos

Os estudos radiológicos são feitos em posição com carga, incluindo as incidências ântero-posterior, lateral e oblíqua. Os seguintes itens devem ser analisados:
- O ângulo de valgo do hálux
- O ângulo intermetatarsal
- O grau de valgo interfalângico do hálux
- O tamanho da eminência medial
- Evidência de alterações degenerativas na primeira articulação metatarsofalângica
- Obliqüidade na primeira articulação metatarsocuneiforme
- A presença de faceta lateral na base da primeira diáfise metatarsal
- Determinação da congruência da articulação metatarsofalângica[12]

Os seguintes ângulos devem ser medidos (Fig. 6.11): o ângulo do hálux valgo é formado por uma linha que passa através da falange proximal, formando ângulo com uma linha traçada através do primeiro metatarsal. O ângulo (HV na Fig. 6.11) é essencialmente o ângulo de desvio do alinhamento direto do hálux com o metatarsal. Até 10°, o ângulo é considerado normal, e 15° é considerado anormal.[12] O ângulo intermetatarsal (IM) mede a relação do primeiro osso metatarsal com o segundo, demonstrando o grau de metatarso varo.

Pode haver mal-alinhamento da articulação metatarsofalângica, o que habitualmente não está associado com artrose. Quando presentes, as alterações degenerativas devem ser avaliadas. A avaliação é clínica pelo encontro da limitação dolorosa e/ou crepitação e pela confirmação radiológica.

Uma faceta lateral aumentada na base do primeiro metatarsal pode bloquear o realinhamento do primeiro metatarsal e indicar osteotomia, se for clinicamente significativa. A congruência da articulação metatarsocuneiforme deve ser avaliada, já que constitui um fator de produção de hálux valgo sintomático. A ausência de subluxação lateral depõe contra a incongruência, embora haja hálux valgo. A subluxação lateral indica incongruência. Ela também é indício de que a correção pode ser feita pelo "deslizamento" da falange proximal para o alinhamento anatômico.

Fica aparente, pelo exposto, que a decisão quanto ao tipo e extensão do hálux valgo e sua correção depende da determinação da base anatomopatológica própria da condição. As expectativas e as dúvidas do paciente quanto a qualquer procedimento corretivo devem também ser elucidadas, porque não será criado um "novo pé" ou necessariamente um pé indolor, que permita o uso de qualquer tipo de calçado. O simples alinhamento anatômico não constitui garantia. Mesmo uma leve deformidade pode resultar em alguma rigidez, dor e limitação articulares, e mesmo em alguma compressão de nervo.

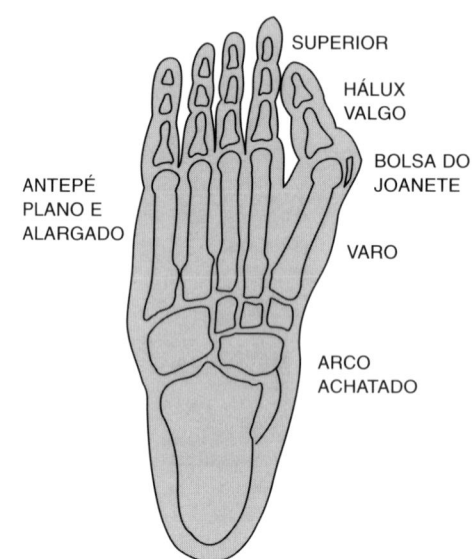

Figura 6.10 O pé com hálux valgo e joanete. O pé com hálux valgo apresenta antepé largo, metatarsal e arcos longitudinais baixos. Com freqüência o hálux passa por cima do segundo dedo, que pode virar um "dedo em martelo" com calosidades. Uma bolsa edemaciada e sensível pode recobrir o aspecto medial aumentado da cabeça do primeiro metatarsal.

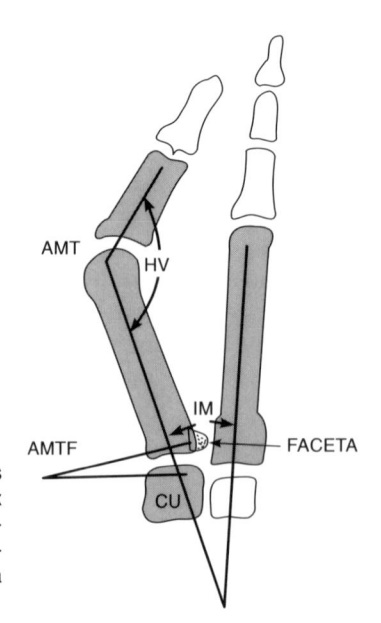

Figura 6.11 Ângulo do hálux valgo. Os seguintes ângulos podem ser radiologicamente medidos: HV = ângulo do hálux valgo (deve ser menor do que 15°); IM = ângulo intermetatarsal (deve ser menor de 9°); AMC = ângulo metatarsocuneiforme; AMTF = ângulo da articulação metatarsofalângica (que revela alterações degenerativas).

O calçado deve ser cuidadosamente considerado, já que indubitavelmente nunca será aceito o uso de calçados com a frente apertada e salto alto. Mesmo a correção anatômica exitosa não permite o uso de calçados inapropriados, ainda que seja socialmente desejável.

Tratamento

O tratamento deve ser individualizado de acordo com a idade do paciente, com o grau de deformidade, com a gravidade e duração dos sintomas e com a relação definida dos sintomas com o hálux valgo. Muitas pessoas com deformidade grave não têm sintomas e não estão incapacitadas. Em especial, a preocupação estética merece diagnóstico e tratamento mais reservados.

Um indivíduo que desenvolva hálux valgo antes dos 20 anos e que tenha história familiar deve ser tratado de forma conservadora e profilática. Deve ser prescrito calçado apropriado, que corrija ou modifique o pé plano e a pronação do pé, enfatizando o uso de calçado com a frente mais larga. Uma férula de estabilização deve ser usada à noite (Fig. 6.12). O calçado deve apresentar calcanhar plano, com bolsa ou área recortada para acomodar o joanete e a bolsa. No idoso, são eficazes os calçados elaborados a partir de moldes, evitando a pressão sobre joanete e bolsa. A correção da pronação, conforme tolerada, deve ser instituída, assim como a correção do arco longitudinal plano. Os exercícios têm seus defensores, contudo são de valor questionável.

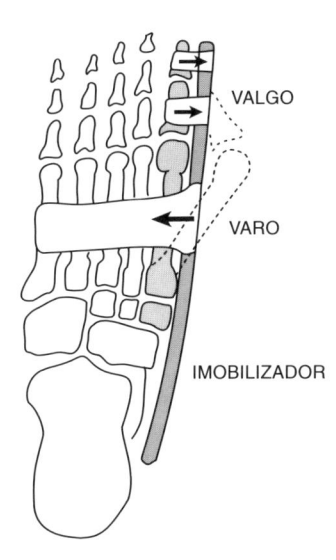

Figura 6.12 Imobilizador noturno para o hálux valgo juvenil. Em um antepé com flexibilidade e que possa ser manualmente corrigido, é efetivo um imobilizador que aduza o primeiro metatarsal (corrige o varo) e abduza as duas falanges (corrige o valgo).

A ampla discussão sobre as intervenções cirúrgicas está além do objetivo deste livro. Elas são numerosas e variadas. Contudo, os princípios gerais podem ser discutidos.

A osteotomia da falange proximal, combinada com a excisão da exostose medial, constitui procedimento padrão (Fig. 6.13). Procedimentos de partes moles distais que liberem os tecidos contraídos são também comuns. Vários procedimentos incluem a osteotomia proximal do metatarsal, que não encurta o comprimento do osso metatarsal e, assim, não altera o efeito guindaste, podendo prevenir a dorsiflexão e a flexão plantares funcionais da primeira falange.

Com uma articulação metatarsocuneiforme hipermóvel, a artrodese tem seus defensores. Quando houver alterações degenerativas graves na articulação metatarsofalângica, uma artrodese ali é também contemplada.[13,14]

Uma exostectomia de correção tripla foi recentemente proposta, parecendo fisiologicamente funcional, porque previne o encurtamento e a elevação do metatarsal envolvido.

Em resumo, as decisões são baseadas em:
1. Congruência da articulação metatarsofalângica.
2. Grau de valgo maior do que 15°.
3. Presença de alterações degenerativas sintomáticas na articulação metatarsofalângica e na metatarsocuneiforme.

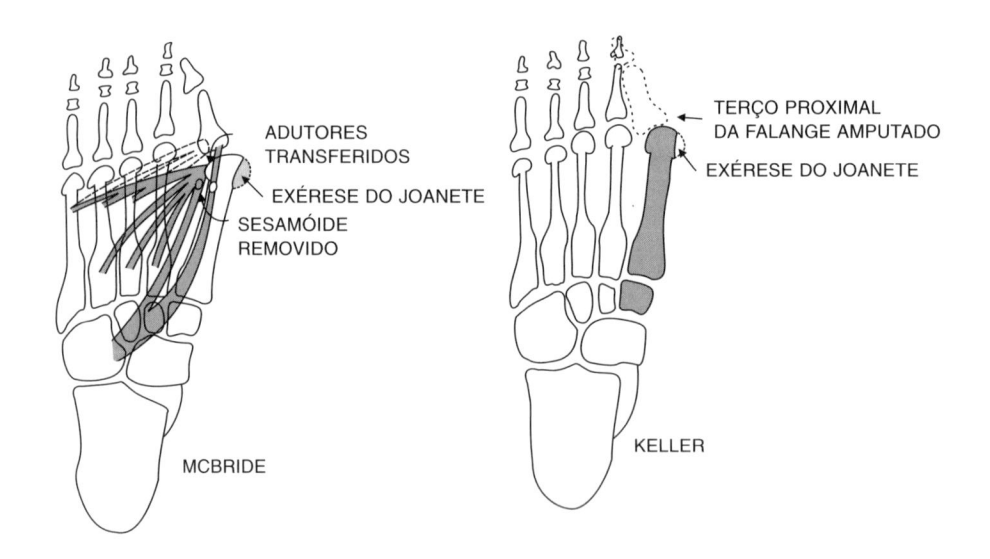

Figura 6.13 Procedimentos cirúrgicos para corrigir o hálux valgo. O procedimento de *McBride* consiste na retirada do joanete, no pregueamento da cápsula sobre o aspecto medial da cabeça do metatarsal e no transplante do tendão conjunto adutor da base da falange proximal para a parte externa da cabeça do metatarsal. O grupo adutor agora traciona lateralmente o metatarsal e não provoca a subluxação da falange. O procedimento de *Keller* prevê a retirada do joanete e a amputação do terço proximal da falange proximal. As inserções musculares da falange são removidas, permitindo que os sesamóides se retraiam e o hálux encurte.

À avaliação pré-operatória também pode seguir-se, depois da cirurgia, estudos de análise eletromiográfica, bem como a observação clínica e a satisfação do paciente.

Com ou sem intervenção cirúrgica o indivíduo com hálux valgo no pé provavelmente não irá calçar "sapatos comuns", necessitando de adaptações (Fig. 6.14).

Estudos de análise eletromiográfica

Além do mapeamento da pressão do pé para avaliar anormalidades da marcha (ver Capítulo 2), os estudos eletromiográficos também estão sendo avaliados. Esses estudos têm sido extensamente aplicados no contexto laboratorial. E começam a ser aplicados clinicamente. Quando sincronizados com o mapeamento, eles fornecem informação valiosa a ser considerada antes de qualquer intervenção cirúrgica.

Seis eletrodos cutâneos superficiais são colocados sobre os ventres musculares do tibial anterior, do fibular longo e do gastrocnêmio medial à direita e à esquerda. A localização precisa é determinada orientando o paciente a executar contração isométrica durante cinco segundos.

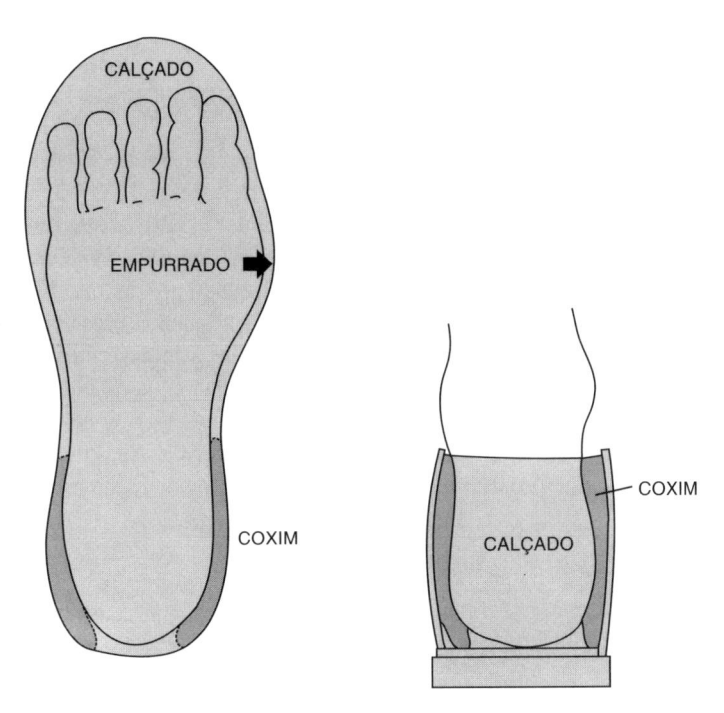

Figura 6.14 Modificação do calçado no joanete com hálux valgo. Neste caso, o antepé é excessivamente alargado, e o joanete saliente representa problema específico. A parte da frente do calçado pode ser "empurrada" para fora. Um calçado com antepé alargado tem contraforte largo. Por isso, devem ser inseridos coxins para garantir a firmeza do calcanhar.

Durante a marcha e com o emprego do mapeamento da pressão, a EMG é sincronizada e registrada com o mapeamento. O músculo fibular longo controla o primeiro metatarsal contra as forças de reação do solo. Uma das principais causas da deformidade de joanete é a elevação do primeiro metatarsal, chamada de *hipermobilidade do primeiro raio*.[16] Isso, alegadamente, contribui para a formação do joanete e para a limitação do movimento do hálux.

Geralmente as forças de propulsão do fibular longo e do extensor estão disfuncionais quando se desenvolve uma deformidade de hálux valgo no pé pronado. Assim, além de examinar o paciente com hálux valgo na posição sentada, é possível testar o paciente durante a caminhada. O mapeamento e estudos concomitantes de EMG registram a mecânica exata da marcha do paciente, o que não pode ser avaliado de forma adequada pelo olho humano.

HÁLUX RÍGIDO

O hálux rígido é o segundo problema mais comum do hálux. A articulação metatarsofalângica do hálux promove dorsiflexão e flexão plantares repetidamente durante a marcha. Assim, quando essa articulação perde sua flexibilidade, a marcha fica prejudicada. A dor ocorre diante de alterações degenerativas secundárias na cartilagem, causando artrose degenerativa. Quando o pé passa pela fase de apoio mediano, ele sofre dorsiflexão e o hálux se estende.

Na impulsão do pé, o hálux faz flexão plantar. Os tendões dos músculos flexores contêm os ossos sesamóides, que contribuem para o mecanismo e, assim, para a patologia, quando a cartilagem sofre degeneração. As alterações degenerativas passam por vários estágios, desde o simples amolecimento da cartilagem, com alguma sinovite, até a degeneração significativa com fusão parcial. Esse mecanismo é discutido no Capítulo 5.

A dor é sentida a cada passo. O paciente faz a supinação excessiva do pé, tentando colocar o peso na borda externa e evitar movimento do primeiro raio, na borda interna. Na marcha, o peso "escorrega" da cabeça do quinto metatarsal. A fadiga ocorre quando a marcha está prejudicada de modo significativo e o pé gradualmente adquire calos sob as partes que recebem carga (cabeça do quinto metatarsal). As articulações do quinto metatarsal e da falange proximal, por sua vez, sofrem degeneração precoce.

Diagnóstico

O diagnóstico pode ser feito pelo paciente, indicando "quando" a dor ocorre na marcha e "onde" ela é sentida. O exame da primeira articulação metatarsofalângica (ver Figs. 5.26 e 5.27) revela crepitação, amplitude de movimento dolorosa e deformidade articular. Os ossos sesamóides também podem ser palpados (ver Fig. 5.25) e causar dor. Podem ainda ser dolorosos na extensão contra resistência do hálux. Os estudos radiológicos revelam a extensão da lesão articular.

Tratamento

Está indicada a prevenção do movimento da primeira articulação metatarsofalângica. O uso de uma cantoneira de aço no calçado (ver Fig. 5.52) ou de uma sola convexa (ver Figs. 5.53 e 6.15) ajuda a prevenir o movimento nesse local. Uma palmilha com coxim sob a diáfise do primeiro metatarsal eleva o osso e diminui o grau de flexão da articulação metatarsofalângica.

Nas alterações degenerativas iniciais, enquanto houver algum movimento, mesmo que doloroso e limitado, as medidas conservadoras habitualmente são o suficiente. A injeção inter-articular de um agente analgésico com ou sem esteróides oferece alívio temporário. Os medicamentos antiinflamatórios orais também oferecem algum benefício. Em razão de o movimento articular gradualmente diminuir até a fusão total, a intervenção cirúrgica é eletiva.

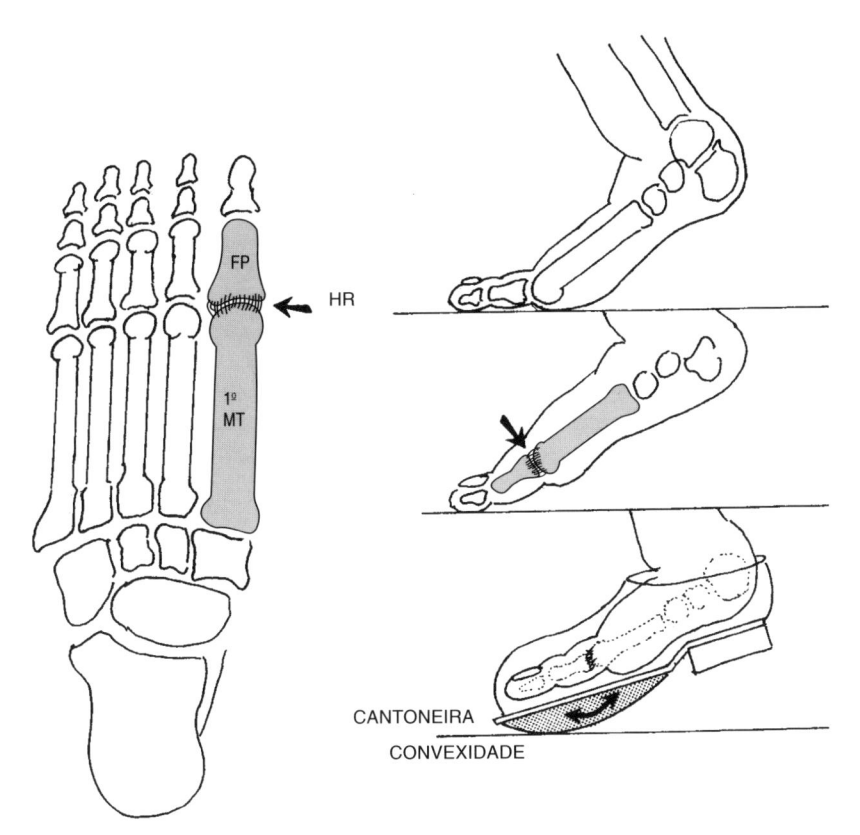

Figura 6.15 Hálux rígido. Em uma articulação lesionada entre o primeiro metatarsal (MT) e a falange proximal (FP), a articulação não se move ou o faz dolorosamente a cada passo (figura superior à direita). O tratamento serve para prevenir a dorsiflexão do hálux em cada passo, o que é feito pela inserção de uma cantoneira de aço no calçado, prevenindo a flexão da sola, e colocando um meio-solado de formato convexo. Isso permite a marcha indolor.

Uma vez que a articulação esteja fusionada, verificam-se alterações em articulações mais proximais do primeiro metatarsal, com formação de calo nos locais de pressão sobre o primeiro dedo.

DEDOS EM MARTELO

Um dedo em martelo constitui deformidade fixa em flexão das articulações interfalângicas (entre o metatarsal e as falanges proximal e média). A falange distal habitualmente está flexionada, mas não fixada, e pode apontar para a frente.

Formam-se calos no dorso das articulações interfalângicas flexionadas (Fig. 6.16). A falange proximal com freqüência sofre subluxação a partir da cápsula que fica excessivamente alongada, e as cápsulas e tendões do lado flexionado (superfície plantar) se contraem. Se a deformidade em flexão for principal ou exclusivamente na articulação distal, a condição é chamada de dedo em malho.

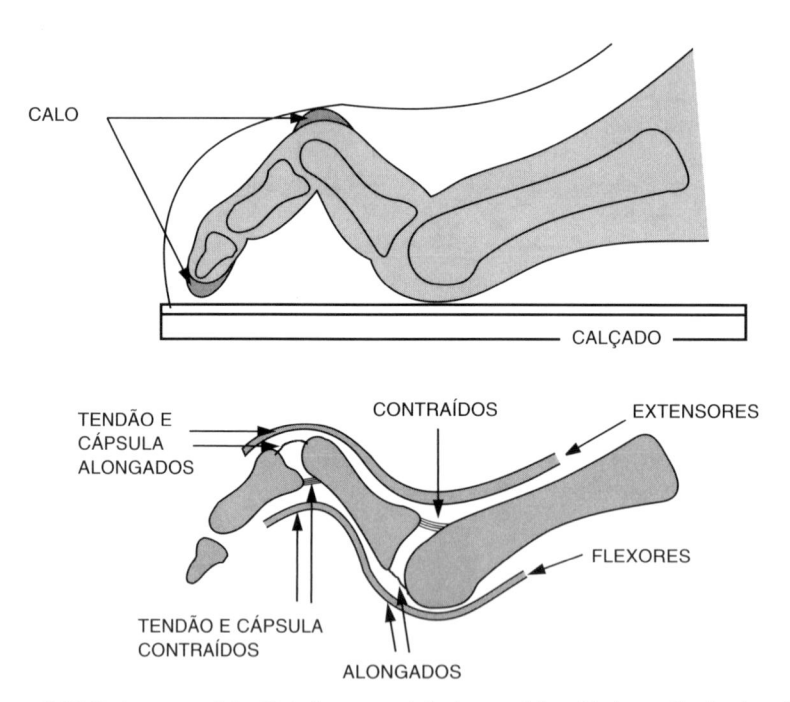

Figura 6.16 Dedo em martelo. O dedo em martelo é uma deformidade em flexão da articulação interfalângica habitualmente do segundo, terceiro e quarto dedos. As cápsulas do lado côncavo encurtam (contraem), e as do lado extensor sofrem hiperextensão. Com freqüência ocorre subluxação. Embora as articulações interfalângicas proximal e média estejam flexionadas, a falange proximal está estendida. A falange distal pode estar flexionada ou estendida. Os calos ocorrem na superfície dorsal da falange proximal e podem aparecer na ponta da falange distal (setas).

REFERÊNCIAS BIBLIOGRÁFICAS

1. Mann, RA: The great toe. Orthop Clin North Am 20(4):519-533, 1989.
2. Hicks, JH: The mechanism of the foot. II. The plantar aponeurosis and the arch. J Anat 88:25, 1954.
3. Clark, TE: The pressure distribution under the foot during barefoot walking (dissertation). Pennsylvania State University, University Park, PA, 1980.
4. Cailliet, R: Foot and Ankle Pain, FA Davis, Philadelphia, 1968.
5. Lam, S-F, and Hodgson, ARA: A comparison of foot forms among the non-shoe and shoe-wearing Chinese population. J Bone Joint Surg 40A:1058, 1958.
6. Hardy, RH, and Clapham, JCR: Operations on hallux valgus. Bone Joint Surg 33B:376, 1951.
7. Piggott, H: The natural history of hallux valgus in adolescence and early adult life. J Bone Joint Surg 42B:749-760, 1960.
8. Lapidus, P.W: Operative correction of the metatarsus varus primus in hallux valgus. Surg Gynecol Obstet 58:183, 1934.
9. Ellis, VH: A method of correcting metatarsus primus varus: Preliminary report. J Bone Joint Surg 33 B:415, 1951.
10. McMurray, TP: Treatment of hallux valgus and rigidus. Br Med J 2:218, 1936.
11. Inman, VT (ed): Du Vries' Surgery of the Foot, ed 3. CV Mosby, St Louis, 1973.
12. Mann, RA, and Couglin, MJ: Hallux valgus: Etiology, anatomy, treatment and surgical considerations. Clin Orthop 157:31, 1981.
13. Akin, OF: The treatment of hallux valgus: A new operative procedure and its results. Medical Sentinel 33:678, 1925.
14. Mann, RA: Surgery of the Foot. CV Mosby, St Louis, 1986, pp 89-98.
15. Selner, AJ, Ginex, SL, and Selner, MD: Tricorrectional bunionectomy for correction of high intermetatarsal angles. Am J Pediatr Med Assoc 84(8):385-389, 1994.
16. Root, ML, Orien, WP, and Weed, JH: Normal and abnormal function of the foot: Clinical biomechanics, Vol II. Clinical Biomechanics Corp., Los Angeles, 1977.

CAPÍTULO 7

O calcanhar

Há muitos motivos para a incidência de dor no calcanhar. Entre os quais podem ser classificados três: (1) dor originada dos tecidos localizados atrás e abaixo do calcanhar, (2) dor originada entre os ossos e as articulações do calcanhar e (3) dor originada de outra fonte referente ao calcanhar.

Muitos pacientes apresentam-se com dor no calcanhar por inúmeras razões e respondem, sem diagnóstico específico, ao manejo conservador com repouso, fisioterapia, esteróides, medicação antiinflamatória não-esteróide e órtese. Aqueles que persistem com dor e incapacidade tornam-se pacientes com *dor crônica no calcanhar*, representando significativo problema diagnóstico e terapêutico.

FASCIITE PLANTAR

A dor sentida sob o calcanhar e localizada pelo paciente como "levemente à frente do calcâneo" é freqüentemente denominada de *esporão do calcâneo*. Tal condição atinge pessoas cujas atividades recentes tenham exigido ficar de pé ou caminhar por muito tempo, sem precedentes. Isso é notado com mais freqüência em indivíduos que exibem pé pronado com arco longitudinal achatado e que caminham sob um regime de marcha sem flexibilidade. Os homens são mais suscetíveis.

A dor e a sensibilidade local são percebidas abaixo da porção anterior do calcanhar; nesse caso a pressão profunda revela sensibilidade na área ântero-medial do calcâneo. A radiografia do pé pode não revelar muito ou, quando a dor for prolongada, revela esporão calcificado no aspecto ântero-medial do calcâneo. O esporão típico pode ser diagnosticado em indivíduo assintomático ou estar ausente em uma pessoa sintomática; logo, o diagnóstico deve proceder pela condição local e/ou pela presença de esporão radiológico.

Esse é o local em que a fáscia plantar insere-se no aspecto ântero-medial do calcâneo (Fig. 7.1). O mecanismo da fasciite plantar no pé plano foi aludido na seção sobre o pé pronado (Capítulo 5), mas merece repetição (Fig. 7.2). Durante a marcha, há tensão repetitiva de tração na fáscia plantar e também no periósteo do calcâneo (Fig. 7.3).

A fáscia, a qual se insere ao periósteo do calcâneo, é inervada pelo primeiro ramo do nervo plantar lateral. Essa fáscia é uma aponeurose fibrosa com muitas camadas e origina-se da tuberosidade medial do calcâneo, inserindo-se nas placas plantares das articulações metatarsofalângicas, nas bainhas do tendão flexor e nas bases falângicas proximais dos dedos. Quando as articulações metatarsofalângicas são dorsifletidas, ocorre um efeito tipo guindaste da fáscia plantar (Fig. 7.4).

Com o passar do tempo, ocorrem várias microrrupturas na fáscia, assim como algum rompimento da inserção plantar da fáscia no periósteo (Fig. 7.5). Isso resulta em periostite com calcificação gradual. Também podem ocorrer fraturas por fadiga, confirmadas por radiografias ou cintilografia óssea.

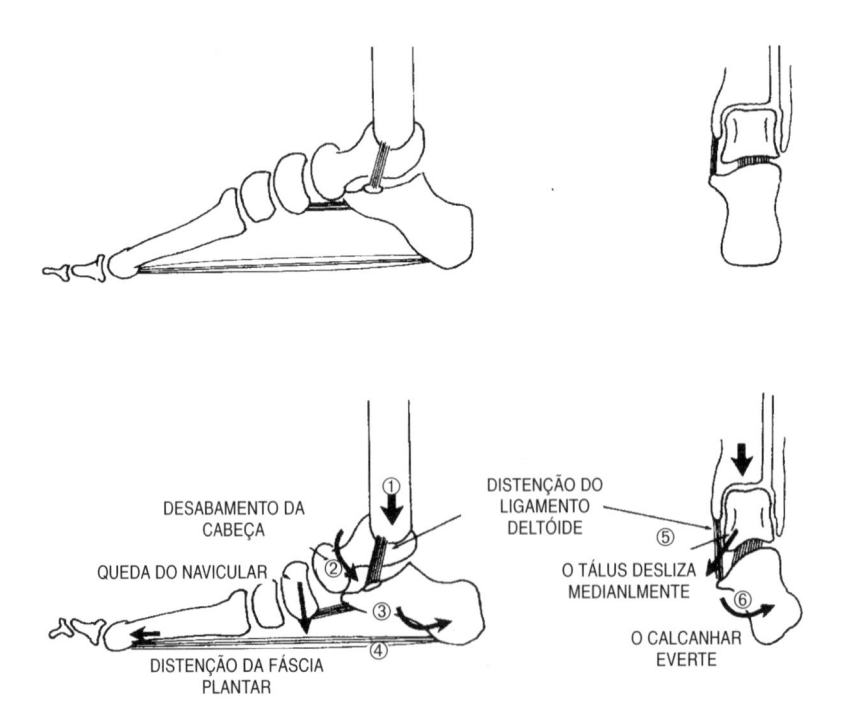

Figura 7.1 Mecanismo e seqüência da torção do pé. As figuras superiores mostram o pé normal com alinhamentos ósseo e articular também normais. O arco longitudinal é adequado e o calcanhar está centralizado. (*1*) O esforço de carga recebido através da tíbia e do tálus (*2*), que desliza para a frente e medialmente (*5*) no calcâneo de sustentação. O calcâneo (*3*) é abaixado anteriormente, colocando tensão nos ligamentos plantares (*4*). O calcâneo everte sob a pressão para baixo do tálus e vai para valgo (*6*).

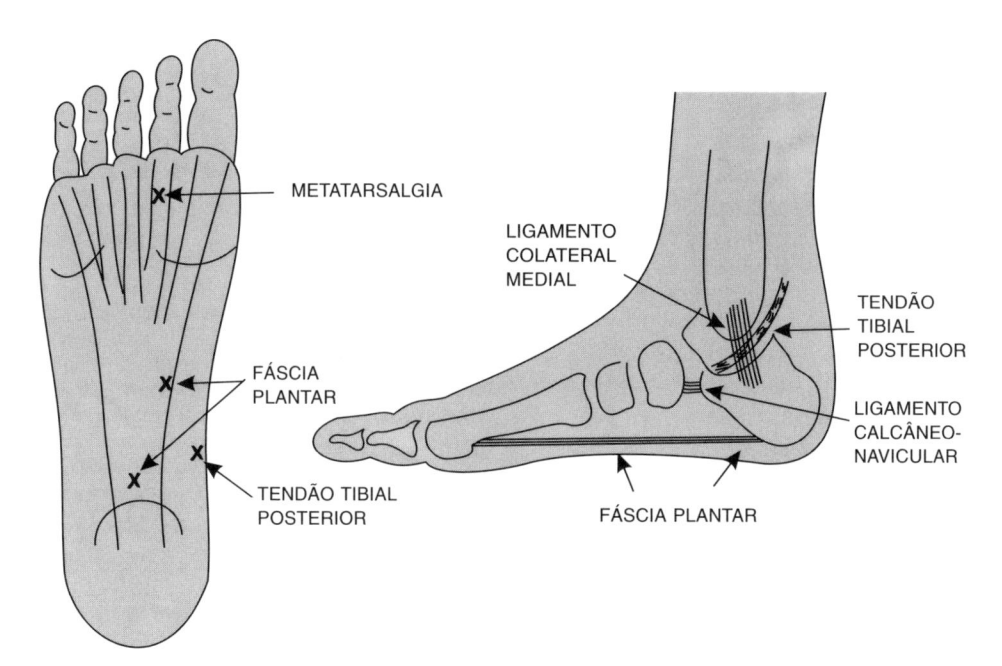

Figura 7.2 Áreas sensíveis na torção do pé. "Áreas-gatilho" observadas no pé que sofre sobrecarga. A sensibilidade inicial é habitualmente notada na borda medial da fáscia plantar e mais tarde perto do calcanhar. O ligamento deltóide não está mostrado, mas é um ponto de sensibilidade perto do tendão tibial posterior, que se torna sobrecarregado. A cabeça do segundo metatarsal é o local mais prevalente de metatarsalgia.

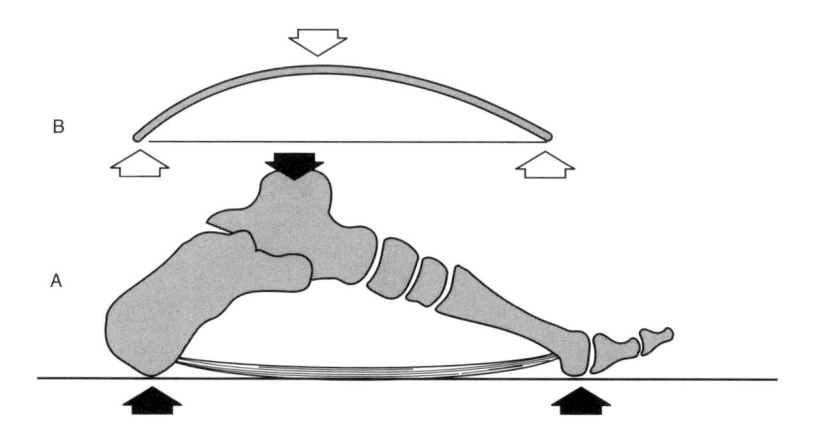

Figura 7.3 Mecanismo da fáscia plantar no arco longitudinal. (*A*) A seta maior mostra o peso do corpo sobre o pé. A menor aponta a carga sobre o calcanhar (à esquerda) e sobre os dedos (à direita). O arco é mantido pelas estruturas articulares, com a fáscia plantar somente reforçando a resistência do arco. (*B*) O mesmo mecanismo em relação a um arco tangido e pressionado na direção das setas brancas, tensionando a corda (fáscia).

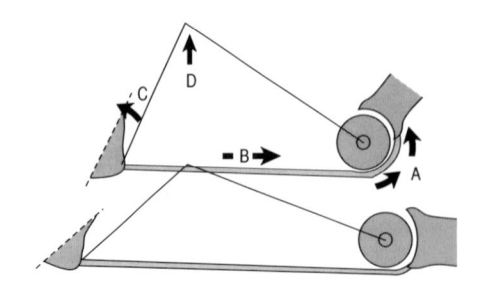

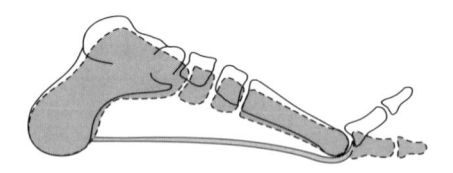

Figura 7.4 Efeitos dos dedos sobre a fáscia plantar. A figura inferior mostra o arco longitudinal, que achata (porção sombreada) com a sustentação do peso. A figura superior mostra (A) a extensão do dedo (seta curva) colocando tensão na fáscia plantar (B) e rotação do calcâneo (C). O arco longitudinal deveria aumentar (D), mas o peso sobreposto impede essa elevação, tensionando a fáscia.

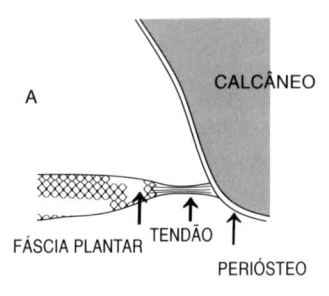

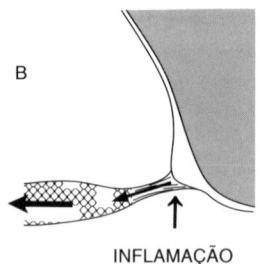

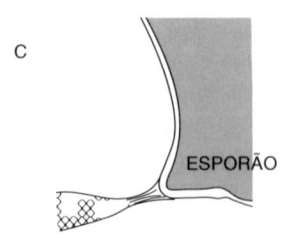

Figura 7.5 Mecanismo de fasciite plantar. **A** é a relação normal da fáscia plantar com seu tendão inserindo-se no periósteo do calcâneo. **B** mostra a tração (seta) puxando o periósteo do calcâneo. **C** mostra a invasão subperiostal de tecido inflamatório, que se ossifica, formando o esporão.

Tratamento

O manejo local deve ser instituído antes de recorrer-se à intervenção cirúrgica. Como a pronação é um fator contribuinte freqüente, deve ser tratada com órtese apropriada. A prevenção de pressão local no calcanhar pode aliviar a dor de sustentação de peso (Fig. 7.6). Contudo, por ser uma lesão pela tração, esse tipo de procedimento, por si, é geralmente ineficaz.

A injeção de agente anestésico e de esteróide no local da lesão na fáscia periosteal é, em geral, paliativo, seja ela uma fasciite local ou uma compressão nervosa (Fig. 7.7).

O tratamento cirúrgico escolhido é a fasciotomia plantar e a remoção do esporão do calcanhar. Tal procedimento oferece resultados inconsistentes.[1] A técnica de DuVries[2] aborda medialmente o calcanhar e remove o esporão após abordá-lo entre as camadas da fáscia para permitir sua permanência. Durante esse procedimento, foi revelado o suprimento nervoso da área, entre a fáscia e o músculo abdutor do hálux (Fig. 7.8).[3] É provável que a injeção de agente analgésico e de esteróide na área do esporão afete esse nervo.

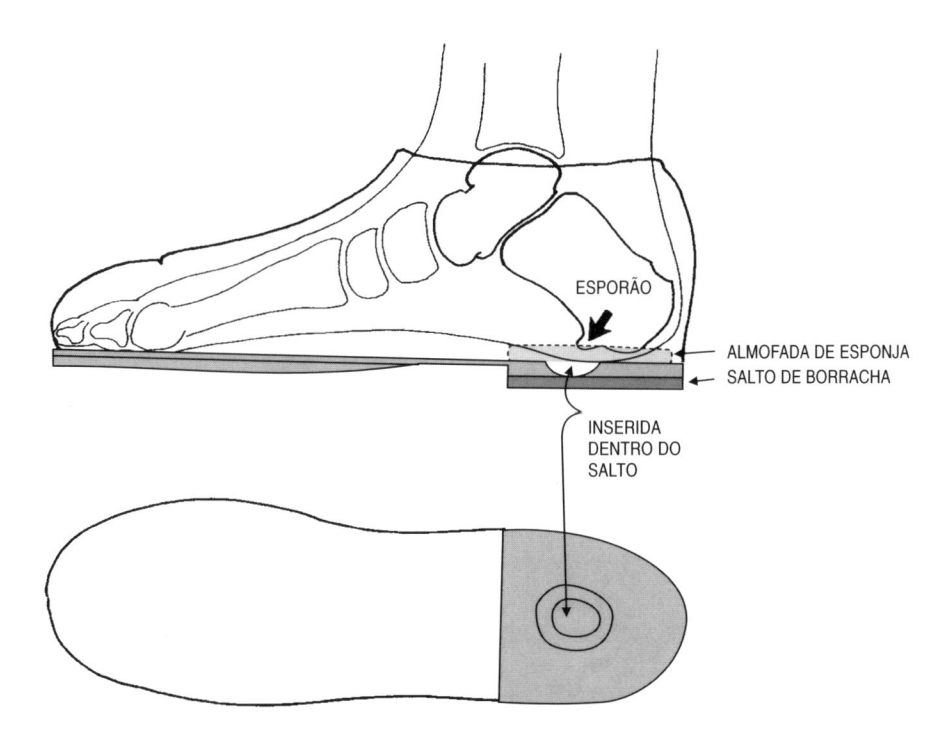

Figura 7.6 Modificação no calçado para prevenir esporão de calcâneo. Uma proteção de esponja inserida no calcanhar do calçado diminui a pressão sobre o calcâneo. Um corte pode ser feito no salto do sapato.

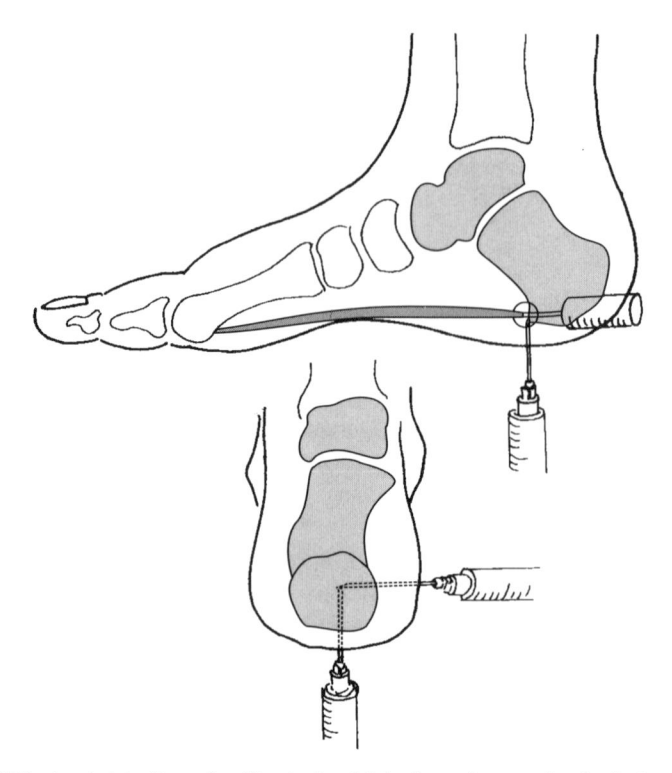

Figura 7.7 Técnica da injeção na fasciite plantar. A injeção pode ser aplicada diretamente no ponto de sensibilidade máxima na fáscia plantar, através do coxim do calcâneo. A fáscia se insere no calcâneo nesta área. O local pode ser alcançado via abordagem lateral ou medial, mas a localização não é exata.

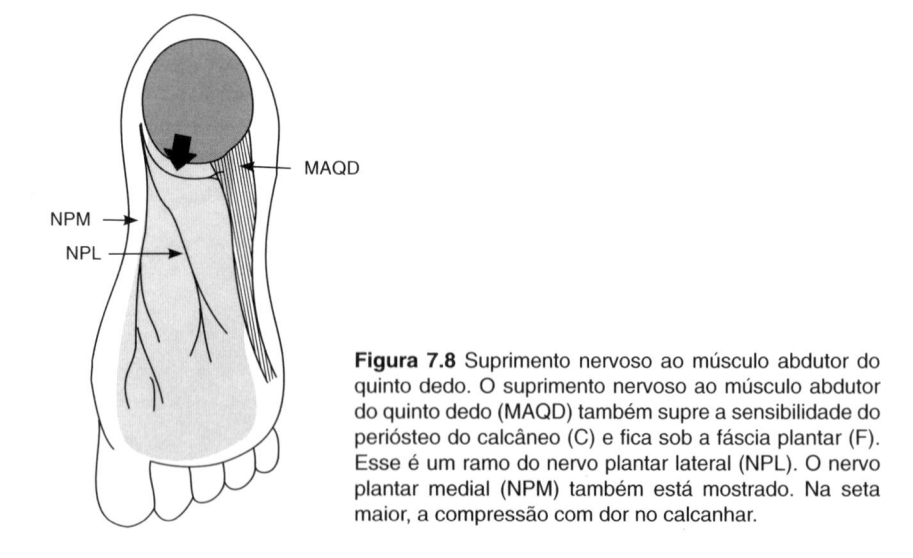

Figura 7.8 Suprimento nervoso ao músculo abdutor do quinto dedo. O suprimento nervoso ao músculo abdutor do quinto dedo (MAQD) também supre a sensibilidade do periósteo do calcâneo (C) e fica sob a fáscia plantar (F). Esse é um ramo do nervo plantar lateral (NPL). O nervo plantar medial (NPM) também está mostrado. Na seta maior, a compressão com dor no calcanhar.

O primeiro ramo do nervo plantar lateral é um nervo motor e sensitivo misto para o músculo abdutor do quinto dedo, assim como para o músculo quadrado plantar e para o periósteo do calcâneo.[4] O local exato da compressão situa-se entre a espessa fáscia profunda do abdutor do hálux e a margem caudal medial da cabeça medial do músculo do quadrado plantar, distal à tuberosidade medial do calcâneo. O nervo é descomprimido por exposição visual meticulosa. No pós-operatório todas as outras modalidades são empregadas.

DOR NO COXIM DO CALCANHAR

A dor pode ser percebida em todo o coxim do calcanhar. O coxim é composto por tecidos gorduroso e fibroso elástico, ambos encapsulados em compartimentos de septos fibrosos. O tecido jovem (Fig. 7.9) apresenta elasticidade que permite ao coxim agir como "amortecedor". A elasticidade diminui com a idade ou com o trauma repetido, fazendo com que o peso do corpo seja sustentado pelo calcanhar menos protegido, ou até mesmo não-protegido. Se não tratada, essa condição permite a formação de tecido cicatricial nos compartimentos e que o periósteo sofra ebunsação. As camadas do compartimento podem, de fato, romper-se, permitindo que o fluido no compartimento escape. Um trauma agudo no coxim do calcanhar pode ser a causa, assim como as lesões repetidas.

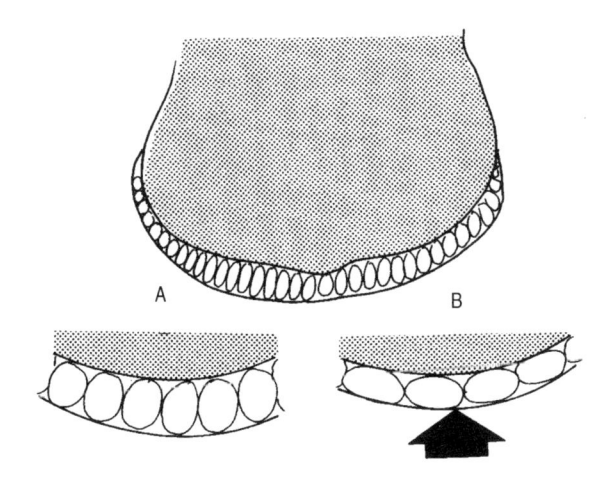

Figura 7.9 Coxim. O coxim envolve todo o aspecto póstero-inferior do calcâneo, sendo formado de numerosas "células" que contêm fluido. Os coxins (A) se expandem sem a carga e se comprimem (B) com a carga. Quando lesionadas, as células podem romper-se, perdendo seu contorno. O tratamento é a substituição do coxim, conforme indicado na figura inferior.

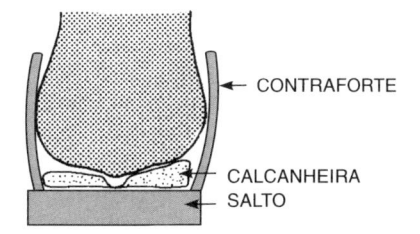

← CONTRAFORTE
← CALCANHEIRA
← SALTO

O diagnóstico é feito pela sensibilidade generalizada no coxim do calcanhar, pela ausência à palpação ou diminuição de coxim compressível.

O tratamento efetivo geralmente envolve o alívio de pressão no calcanhar, inserindo-se uma palmilha de esponja no calçado ou erguendo o calcanhar, para transferir a sustentação de peso para a frente no apoio e na batida do calcanhar. A infiltração de analgésico local com ou sem esteróides pode aliviar os sintomas. Felizmente a condição é em geral autolimitada.

CONTRATURA DE DUPUYTREN

A contratura de Dupuytren, semelhante à encontrada na mão, atinge a fáscia plantar (ver Fig. 7.1). Esta síndrome apresenta nódulos lobulados e firmes na fáscia plantar. Esses "tumores" são fibrosos, e a biópsia revela os componentes celulares de fibroblastos em proliferação. Eles são aderentes à pele, causando o seu enrugamento. Crescem vagarosamente e causam problemas mecânicos. Os nódulos desenvolvem-se dentro do tecido adiposo superficial à aponeurose plantar, com bandas fibrosas estendendo-se de forma centrífuga dos nódulos. A progressão pode cessar a qualquer hora sem nenhuma razão aparente. Os nódulos podem ser confundidos com fibrossarcoma e devem ser cuidadosamente diferenciados por patologista competente.

A hereditariedade é fator importante na contratura de Dupuytren,[5,6] com o trauma repetido sendo menos provável. Essa condição torna-se mais proeminente na quarta década de vida e é mais prevalente em pacientes alcoolistas, epilépticos e diabéticos. Ela é mais prevalente em indivíduos com tônus simpático aumentado e com predisposição para distrofia simpático-reflexa.

PERITENDINITE DE AQUILES

A estrutura do tendão está bem-documentada.[7] Ele é composto de bandas paralelas de fibras de colágeno (Figs. 7.10 até 7.12), que se enrolam e se desenrolam à medida que são submetidas a forças de tração. Quando essas forças cessam, se fisiológicas, recuam para sua extensão original.[8-10] O alongamento repetido da tensão ocasiona o "arrasto" de uma fibra de colágeno, que implica leve alongamento, embora fisiológico.

Quando lesionado, o tecido conjuntivo é reparado por acúmulo de células inflamatórias com estimulação de micrófagos e com formação de fibroblastos, que sintetizam colágeno. Os fibroblastos também formam *cicatriz*. Eles são geralmente o único componente celular dos tendões adultos, com o colágeno sendo o componente principal da matriz extracelular.

A tendinite de Aquiles é provavelmente denominada mais corretamente como *peritendinite*. A inflamação do tendão é máxima na sua inserção, de 4 a 8 cm acima do calcâneo. A condição não constitui tenossinovite, já que o tendão do calcâneo (de Aquiles) não possui nenhuma bainha tendínea sinovial. A inflamação incide no tecido conjuntivo frouxo, conhecido como *paratendão*.

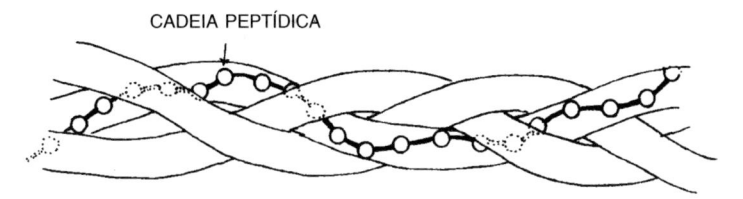

Figura 7.10 Fibra trielicoidal de tropocolágeno.

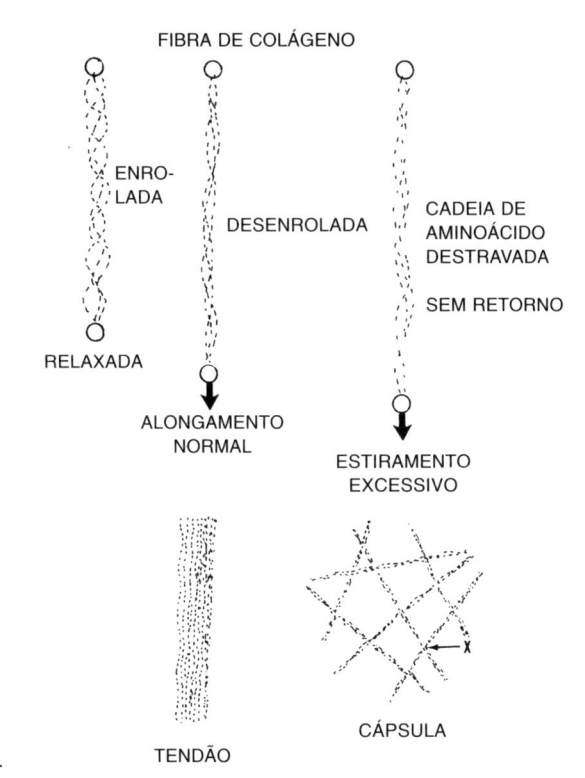

Figura 7.11 Fibras de colágeno.

O trauma ou tensão é a causa habitual. Clinicamente o tendão está sensível ao ser apertado entre os dedos do examinador. Pode haver algum espessamento, mas geralmente não é percebido. O estiramento do tendão causa dor.

O tratamento consiste em repouso e em prevenção do alongamento do tendão. Isso significa eliminar as atividades musculares do gastrocnêmio-sóleo. A imobilização do pé e do tornozelo com um gessado abaixo do joelho por quatro semanas geralmente proporciona cura. A imobilização é então seguida por alongamento progressivo e brando, com exercícios graduais do gastrocnêmio-sóleo. A injeção de analgésico e de esteróide solúvel no tendão tem seus defensores. O tendão fica propenso a uma outra lesão e até mesmo à ruptura, sendo pertinente fazer exercícios de reforço para minimizar o trauma.

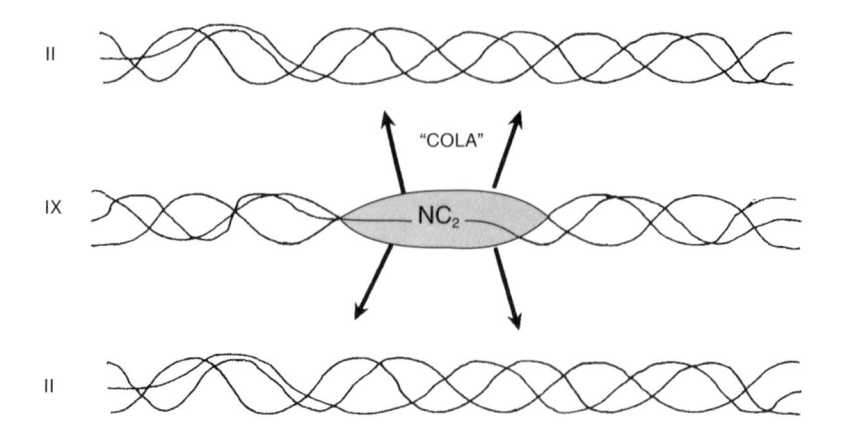

Figura 7.12 O papel do tipo IX na cartilagem.

RUPTURA DO TENDÃO DO CALCÂNEO

Eventualmente a dor aguda na parte posterior da panturrilha junto com a audição de um "estalo" indica potencial ruptura do tendão do calcâneo (de Aquiles). O mecanismo do rompimento é de contração aguda excessiva do grupo muscular gastrocnêmio-sóleo ou golpe externo direto no complexo do tendão contraído do gastrocnêmio-sóleo.

A equimose é geralmente percebida, e a ruptura pode ser palpável (Fig. 7.13). Solicita-se um teste para determinar a integridade do rompimento. É o *teste de Simmond*. Com o paciente deitado de costas e ambos os pés projetando-se sobre a beirada da mesa, são apertados os músculos da panturrilha. No pé normal, o tornozelo faz a flexão plantar, enquanto, no lado parcialmente rompido, há flexão plantar diminuída ou ausente. Na posição ereta, o paciente não pode levantar-se na ponta dos dedos da perna afetada.

A ruptura do tendão do calcâneo foi descrita pela primeira vez por Ambrose Paré em 1575 e novamente em 1768 por Hunter, que sofreu ruptura enquanto dançava. Hunter tratou a si mesmo com imobilização e elevação do calcanhar, aparentemente com bons resultados.[11] Essa é uma forma de tratamento ainda hoje defendida.

Se uma intervenção for indicada, ela deve ser feita logo, porque em uma semana há ocorrência de granulação substancial na ruptura, o que impede a aproximação das extremidades rompidas[12]. Sem o reparo cirúrgico, a ruptura se repete em aproximadamente 10 a 29% dos casos. Após o reparo cirúrgico, somente 2% recidivam.[13] Buck[14] seccionou o tendão do calcâneo de um rato e permitiu que ele retraísse sem sutura. Um coágulo de fibrina foi aleatoriamente colocado no defeito entre as extremidades rompidas (Fig. 7.14).

Em quatro dias, os fibroblastos começam a crescer no coágulo periférico. Gradualmente as fibras de colágeno tornam-se orientadas de forma paralela à direção longitudinal. Em duas semanas, toda a extensão do tendão até a inserção muscular encontra-se repleta de fibroblastos. Parece que a cicatrização ocorre em adultos humanos dentro de 24 meses, mas o tendão pode não ter extensão ou força normal suficientes.

A pele sobrejacente pode aderir, produzindo uma cicatriz inflexível que prejudica a cicatrização, necrosa a pele e causa infecção. A expansão de pele por meio do expansor de partes moles ajuda na prevenção desta seqüela.[15] A redução pós-operatória da força muscular pode ser causada por atrofia de desuso ou por falha em restaurar o comprimento original do tendão. O primeiro pode ser restaurado por meio de exercícios, mas o último apresenta prognóstico desfavorável.[16]

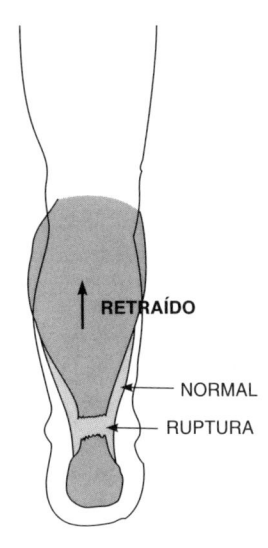

Figura 7.13 Ruptura do tendão do calcâneo. A maioria das rupturas do tendão do calcâneo é completa. Ocorre aproximadamente 5 cm acima da inserção calcânea. O músculo da panturrilha se retrai em direção ao espaço poplíteo e, com freqüência, é sentido um "intervalo" no local da ruptura. O paciente não consegue ficar na ponta dos pés.

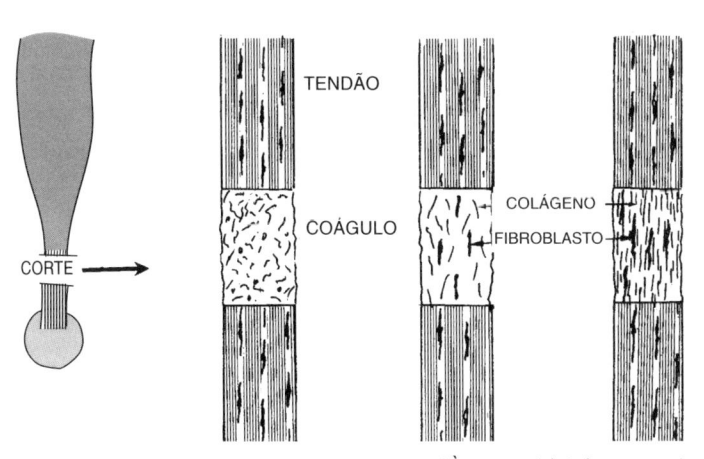

Figura 7.14 Cicatrização sem sutura do tendão seccionado. (À esquerda) A área cortada no tendão é preenchida com coágulo de fibrina. Os fibroblastos penetram no coágulo e iniciam a formação de fibras de colágeno. (No centro) Primeiro, essas fibras têm direção aleatória, mas gradualmente se alinham em sentido longitudinal (à direita), como nas fibras normais do colágeno. (Modificado de Buck, RC: Regeneration of tendon. J Pathol Bacteriol 16:1-18, 1953.)

RUPTURA DO MÚSCULO GASTROCNÊMIO

A ruptura do tendão do calcâneo geralmente ocorre na junção do complexo gastrocnêmio-sóleo, enquanto a ruptura do músculo gastrocnêmio acontece na cabeça medial do músculo (Fig. 7.15). A maioria dos casos incide na faixa etária de 30 a 50 anos.

Em um tendão rompido, o teste de Thompson é positivo, o que significa que o tornozelo não faz a flexão plantar ao se apertar a panturrilha. Em uma ruptura do músculo gastrocnêmio, não há defeito palpável no complexo músculo-tendão, e o teste de Thompson é negativo; isto é, ocorre a flexão plantar do pé e do tornozelo quando a panturrilha é comprimida.

O tratamento envolve evitar correr, saltar, atividades como a elevação pelos dedos do pé e impulsão por quatro a seis semanas. Recomenda-se a massagem local com gelo e a extensão gradual e suave, conforme a tolerância. A condição é autolimitada.[17]

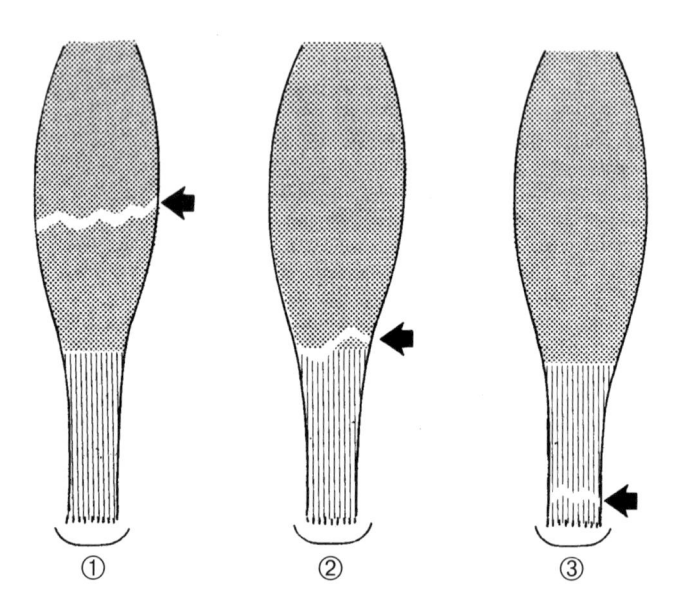

Figura 7.15 Rupturas no complexo gastrocnêmio-sóleo. (1) Uma ruptura muscular medial no músculo gastrocnêmio-sóleo; (2) ruptura em que o músculo gastrocnêmio-sóleo se prende no tendão do calcâneo; e (3) ruptura no tendão do calcâneo propriamente dito.

BURSITE POSTERIOR DO CALCÂNEO

Dor e sensibilidade do aspecto posterior do calcanhar e sob a pele, ocorrendo especialmente em mulheres que usam salto alto e sapatos com contraforte estreito, são causadas por inflamação da bolsa entre o tendão e a pele. A bolsa inflamada é geralmente visível, com a pele sobrejacente avermelhada e a bolsa inchada e palpável. Se permitir a cronificação, a pele fica espessada, assim como a parede da bolsa. Tudo se adere. O tratamento é a remoção do sapato causador da inflamação. O aspecto posterior do contraforte do calçado pode ser cortado; também se pode colocar uma proteção sobre a bolsa, entre a parede de dentro do contraforte do calçado. Modalidades locais de tratamento na bolsa inflamada são indicadas, assim como antibióticos. A aspiração sob condições estéreis é freqüentemente necessária para drenar a bolsa. A drenagem pode ser seguida pela injeção de esteróide solúvel.

APOFISITE DO CALCÂNEO

Também conhecida como *doença de Sever*, a apofisite do calcâneo é uma condição dolorosa em crianças antes do fechamento das epífises. Ela é mais freqüente em adolescentes ativos do sexo masculino entre as idades de 8 e 13 anos. Ela decorre de trauma excessivo por pressão no tendão do calcâneo durante atividades que envolvam saltos e tem sido classificada com as síndromes gerais de osteocondrose, as quais incluem a doença de Calvé-Legg-Perthes do quadril e a doença de Osgood-Schlatter da tuberosidade tibial. Essa é considerada uma lesão de tração em uma epífise não-fusionada.

O diagnóstico é sugerido quando um adolescente reclama de dor e sensibilidade na parte posterior do calcanhar abaixo da inserção do tendão do calcâneo. Caminhar pode ser completamente indolor e a condição, geralmente unilateral, pode ser bilateral. A dor localizada é sensível a toque e pressão. Pode haver edema e vermelhidão sobre a área, e a dor é agravada ao permanecer de pé e ao levantar-se na ponta dos pés ou ao pular.

Na fase inicial, as radiografias estão normais porque a apófise fragmentada é similar ao lado normal. A diferença na fragmentação pode ser sugestiva. A cintilografia óssea revela a inflamação no local. A RM pode ser diagnóstica, mas raramente é indicada.

O tratamento é sintomático, uma vez que a condição é geralmente autolimitada e, exceto em casos extremos, não deixa falha funcional residual. Indica-se a redução das atividades que estendem o tendão do calcâneo, mesmo diante da dificuldade de impô-la aos homens ativos nessa idade. Um aumento de até 6 mm no salto do sapato coloca o pé em eqüinismo e diminui a tensão no tendão do calcâneo. As muletas são úteis, se a condição for unilateral e grave. Em condições graves, está indicada uma bota gessada para deambulação com o pé em eqüinismo leve. Os pais podem ser tranqüilizados de que a condição não é potencialmente incapacitante, uma vez que a inflamação tenha cedido.

ARTRITE SUBTALAR

A dor sentida "no calcanhar" pode ser atribuída a uma articulação subtalar artrítica. Tal condição pode ser provocada por trauma, tal como a fratura do calcâneo. O diagnóstico de *artrite subtalar* é feito pela dor provocada pelo movimento passivo da articulação subtalar, como anteriormente descrito (ver Cap. 2). A crepitação e a dor podem ser provocadas. Também pode haver sensibilidade à pressão profunda no túnel do tarso que se abre diretamente em frente ao maléolo lateral com o pé invertido. As radiografias revelam lesão na articulação talocalcânea. A sustentação de peso é dolorosa, e o repouso local traz alívio.

O tratamento consiste em repouso local e medicação antiinflamatória.

Pouca atenção tem sido dispensada à instabilidade subtalar após torção ligamentar grave do tornozelo. Instabilidade ligamentar ocorre nessa articulação (ver Fig. 7.17). O movimento dessa articulação pode ser testado por meio de dorsiflexão passiva do pé, a qual imobiliza o tálus no encaixe, então, o movimento passivo manual do calcâneo testa a estabilidade da articulação talocalcânea.

O tratamento consiste em repouso local e modalidades antiinflamatórias. A imobilização traz alívio se a condição for grave. A injeção local de esteróide e analgésico no túnel do tarso também fornece alívio temporário (Figs. 7.16 e 7.17). Uma órtese moldada é efetiva. A fusão cirúrgica da articulação talocalcânea é proposta se os demais procedimentos falharem e a incapacidade for significativa.

DOR NO PÉ DO CORREDOR

Hoje, com atletas e não-atletas executando inúmeras atividades físicas estressantes e diárias, o *pé do corredor* é uma queixa freqüente (Fig. 7.18). Além das lesões de impacto no coxim do calcanhar e na cabeça dos metatarsais, a fôrma dos calçados de atletismo pode também ser traumática, inflamando o joanete.

A perna tem quatro compartimentos musculares: o anterior, o lateral, o posterior superficial e o posterior profundo. O *anterior* contém os músculos tibial anterior, o extensor longo dos dedos, o extensor longo do hálux e os músculos fibulares acessórios. O *compartimento lateral* contém os músculos fibulares longo e curto. O *compartimento posterior superficial* contém o complexo muscular gastrocnêmio-sóleo. O *compartimento posterior profundo* inclui os músculos tibial posterior, flexor longo do hálux e flexor longo dos dedos.

A *síndrome compartimental* consiste do aumento agudo na pressão tecidual em um espaço anatômico cujos músculos inseridos estão cobertos por fáscia *semi-rígida*. A pressão normal intracompartimental com os músculos em repouso é de 0 a 10 mmHg. A pressão local aumentada oclui o retorno venoso, o que gradualmente leva à queda no gradiente arteriovenoso e, então, à queda no fluxo arterial. Pressão de 30 mmHg indica iminência da síndrome, e pressão de 30 a 40 mmHg é perigosa, necessitando de monitorização cuidadosa, além de tratamento.

Os sintomas iniciais de síndrome compartimental são a dor no alongamento ativo e passivo dos músculos no compartimento. Há sensibilidade local. Os sintomas posteriores são hipestesia dos nervos comprimidos no compartimento e fraqueza dos músculos envolvidos.

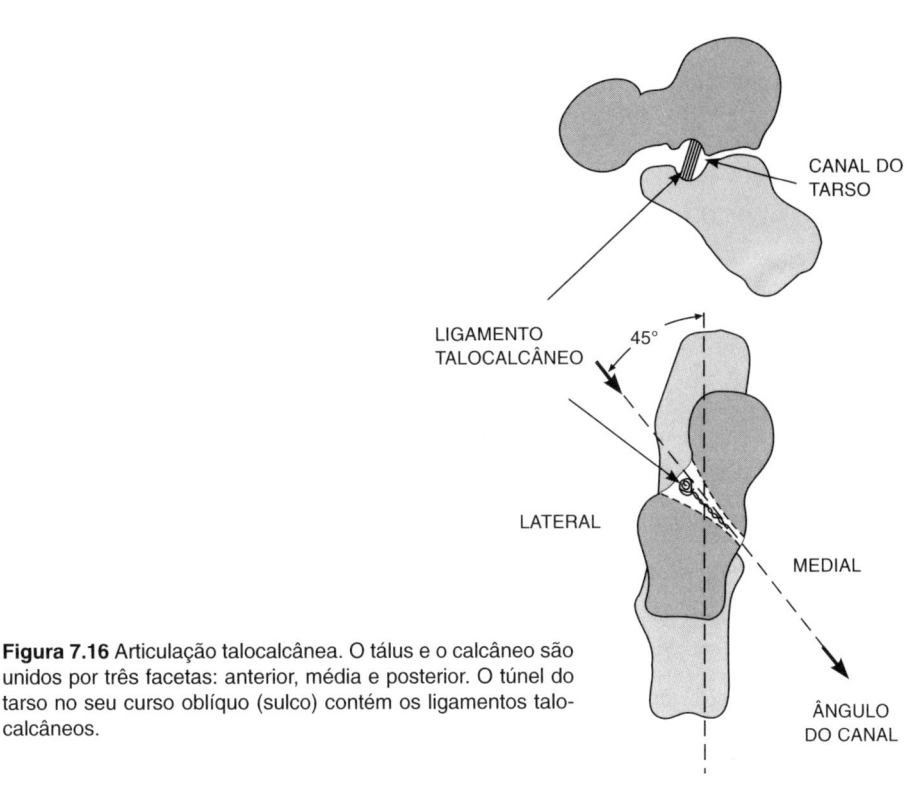

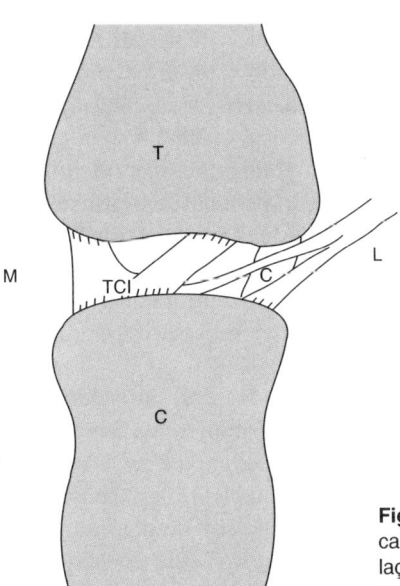

Figura 7.16 Articulação talocalcânea. O tálus e o calcâneo são unidos por três facetas: anterior, média e posterior. O túnel do tarso no seu curso oblíquo (sulco) contém os ligamentos talocalcâneos.

Figura 7.17 Complexo ligamentar da articulação talocalcânea. O tálus (T) e o calcâneo (C) formam a articulação talocalcânea. Ela é unida por uma cápsula (não-mostrada) e pelos ligamentos talocalcâneo interósseo (TCI), cervical (C) e pelo retináculo (R).

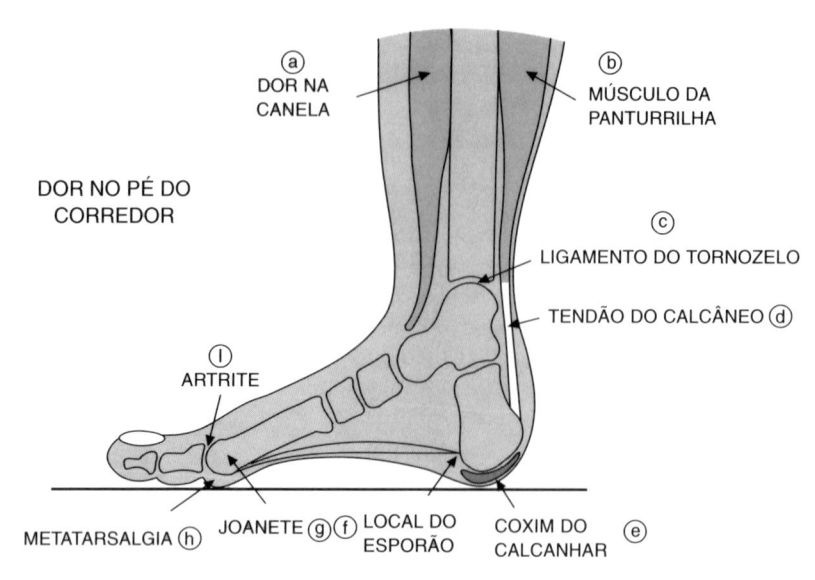

Figura 7.18 Dor no pé do corredor. Está mostrada a dor no pé, no tornozelo e na perna do corredor: (a) "Dor na canela": miosite do músculo tibial anterior; (b) dor na panturrilha; (c) estiramento do ligamento talotibial; (d) estiramento do tendão do calcâneo; (e) coxim do calcanhar inflamado; (f) estiramento da fáscia plantar, produzindo dor tipo "esporão"; (g) dor no joanete, se existir hálux valgo; (h) metatarsalgia; e (i) artralgia na articulação metatarsofalângica do dedo maior.

Em geral, o tratamento da síndrome compressiva consiste na remoção do curativo circular, na elevação do membro e na descompressão cirúrgica, se a pressão persistir. Se não tratada, o resultado é a necrose irreversível dos músculos.

Em atividades atléticas, o componente muscular da perna apresenta problemas como "dor na canela" e distensão muscular dolorosa do gastrocnêmio-sóleo. A *dor na canela* é uma condição inflamatória dos músculos no compartimento anterior (Fig. 7.19).[18-20] A dor na canela geralmente ocorre no início do período de treinamento em indivíduos sem condicionamento, usando calçados impróprios e mal-ajustados, que correm em superfícies rígidas, e engajados em atividade inicial excessiva.

O tratamento inicialmente inclui repouso com medicação antiinflamatória e gelo. Quando grave e prolongada, a fasciotomia anterior pode ser necessária para descomprimir o compartimento.

A *síndrome de estresse tibial medial* (SETM) é uma condição inflamatória que envolve o periósteo do compartimento posterior profundo. Ela difere da dor na canela pelo seu local no tecido. A dor geralmente começa após o exercício e há sensibilidade sobre a margem medial posterior do terço distal da tíbia. As radiografias habitualmente não são diagnósticas. A pronação do pé predispõe a essa condição. O tratamento inicialmente requer repouso e modalidades locais, como gelo e calor. São encorajados os exercícios para fortalecimento e para aumentar a flexibilidade dos músculos do compartimento posterior profundo, para prevenir a recidiva. Ao alongar-se o tendão do calcâneo, a membrana interóssea também é alongada (Fig. 7.20), o que é necessário. A pronação do pé também deve ser abordada.

A *síndrome compartimental crônica por exercício* tem sido designada como uma síndrome dolorosa "apenas durante" o exercício, com sintomas que abrandam na sua interrupção. Alguma dormência do pé e do tornozelo pode persistir. Ela deve ser cuidadosamente monitorizada, porque indica elevação da pressão intracompartimental, com diminuição gradual na interrupção do exercício. Em 50 a 60% dos pacientes, essas síndromes compartimentais são bilaterais.

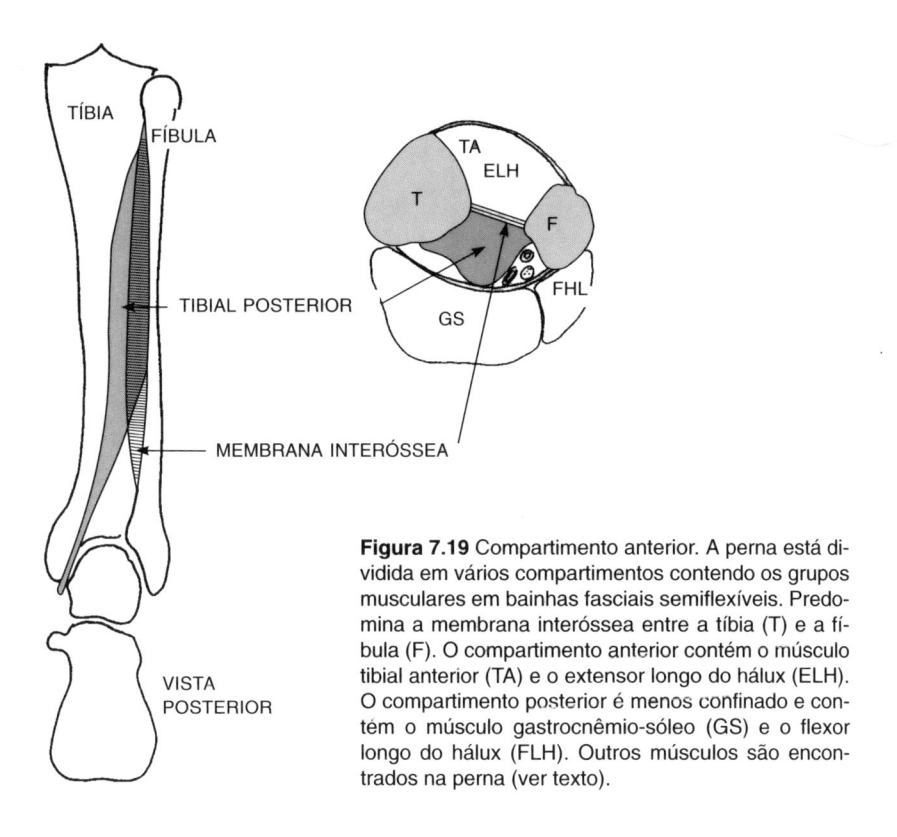

Figura 7.19 Compartimento anterior. A perna está dividida em vários compartimentos contendo os grupos musculares em bainhas fasciais semiflexíveis. Predomina a membrana interóssea entre a tíbia (T) e a fíbula (F). O compartimento anterior contém o músculo tibial anterior (TA) e o extensor longo do hálux (ELH). O compartimento posterior é menos confinado e contém o músculo gastrocnêmio-sóleo (GS) e o flexor longo do hálux (FLH). Outros músculos são encontrados na perna (ver texto).

FRATURAS DO CALCÂNEO

Em geral, aceita-se que os resultados das fraturas do calcâneo são graves, com recuperação lenta e incompleta.[21] Há discordância em relação à classificação dos tipos de fratura, com uma classificação prática indicando se há fratura *sem* envolvimento da articulação subtalar ou fratura *com* o envolvimento da articulação. Tal classificação obviamente envolve a interpretação apropriada das radiografias.

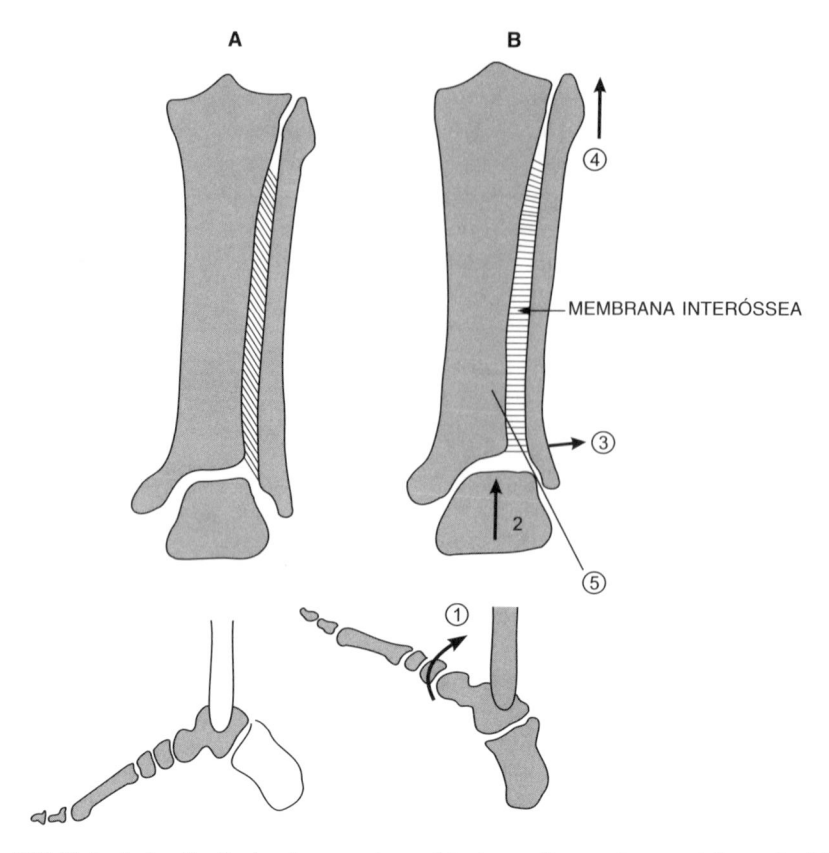

Figura 7.20 Efeito da dorsiflexão do pé na membrana interóssea. Com o pé em posição neutra (A), as fibras da membrana estão anguladas. Quando o pé (B) faz a dorsiflexão (1) e coloca a borda anterior do tálus (2) entre os maléolos, o maléolo lateral (3) move-se lateralmente, e a fíbula ascende (4), fazendo com que as fibras da membrana fiquem alongadas e horizontais. O exercício do tendão do calcâneo alonga essa membrana, bem como o complexo miotendíneo gastrocnêmio-sóleo.

O tratamento conservador obtém resultados insatisfatórios em 30 a 50% dos pacientes. Porém, os pacientes operados relataram resultados insatisfatórios em 25 a 40%, constituindo um pequeno encorajamento.

Foi proposto um protocolo padrão para avaliar resultados.[22] Ele inclui os níveis de dor, de atividade diária e de trabalho, nível nos esportes e em atividades recreativas e distância de caminhada com ou sem auxílio em superfícies lisas ou irregulares. Tais critérios são subjetivos. Os critérios objetivos incluem a amplitude de movimento do tornozelo, a amplitude de movimento subtalar, a claudicação, a altura do calcanhar, o ângulo do arco, o comprimento do fulcro do tendão do calcâneo e o comprimento do calcâneo. Esses critérios não indicam desfechos radiológicos.

Ao se escolher entre os manejos operatório ou não-operatório, o principal objetivo para garantir bons resultados é obter a amplitude precoce de movimento. A não-sustentação do peso por 8 a 12 semanas previne o colapso dos ossos e da articulação, fixados e reduzidos cirurgicamente, embora permita alterações distróficas capazes de produzir dor. A tração do calcâneo tem sido proposta, com a inserção de um enxerto, para assegurar o comprimento apropriado.[23] As técnicas de procedimento cirúrgico estão além do objetivo deste texto.[24]

REFERÊNCIAS BIBLIOGRÁFICAS

1. Baxter, DE, Pfeffer, GB, and Thigpen, M: Chronic heel pain: Management of foot problems. Orthop Clin North Am 20(4):563-569, 1989.
2. DuVries, HL: Heei spur (calcaneal spur). Arch Surg 74:536-542, 1957.
3. Graham, CE: Painful heel syndrome: Rationale of diagnosis and treatment. Foot Ankle 2(5):261-267,1983.
4. Rondhuis, JJ, and Huson, A: The first branch of the lateral plantar nerve and heel pain. Acta Morphol Neerl Scand 24:269-280, 1986.
5. Larsen, RD, and Posch, JL: Dupuytren's contracture with special reference to pathology. J Bone Joint Surg 40A;773, 1958.
6. Sigler, JW; Dupuytren's contracture, Chap. 81. In Hollander, SE, and McCarty, DFJ (eds): Arthritis and Allied Conditions, ed. 8. Lea & Febiger, Philadelphia, 1972, pp 1503-1510.
7. Cailliet, R: Soft tissue concepts, Chap. l. In Soft Tissue Pain and Disability, ed 3. FA Davis, Philadelphia, 1996.
8. Rigby, BJ, Hirai, N, and Spikes, JD: The mechanical behavior of rat tail tendon. J Gen Physiol 43:265-283, 1959.
9. Van Brocklin, JD, and Ellis, DG: A study of the mechanical behavior of toe extensor tendons under applied stress. Arch Phys Med Rehabil 46:369-370, 1965.
10. Noyes, FR, et al: Biomechanics of ligament failure. II. An analysis of immobilization, exercise, and reconditioning effects in primates. J Bone Joint Surg (Am) 56:1406-1417, 1974.
11. Kobler, J: The Reluctant Surgeon: A Biography of John Hunter. Doubleday, New York, 1906, pp.249-250.
12. Arner, O, and Lindholm, A: Subcutaneous rupture of the Achilles tendon: A study of 92 cases. Acta Chir Scand Suppl 239:1-51, 1959.
13. Carden, DG, et al: Rupture of calcaneal tendon: The early and late management. J Bone Joint Surg (Br) 69B:416-420, 1987.
14. Buck, RC: Regeneration of tendon. J Pathol Bacteriol 66:1-18, 1953.
15. Mohammed, A, Rahamatalla, A, and Wynne-Jones, CH: Tissue expansion in late repair of tendo Achilles rupture. J Bone Joint Surg 77B(1): 64-66, 1995.
16. Kakiuchi M: A combined open and percutaneous technique for repair ot tendo Achilles. J Bone Joint Surg 77B(1):60-63, 1995.
17. Shields, CL, Redix, L, and Brewster, CE: Acute tears of the medial head of the gastrocnemius. Foot Ankle 5:186, 1985.
18. Brown, DE: Lower leg syndromes. In Mellion, MB (ed): Sports Medicine Secrets. Hanley & Belfus, Philadelphia, 1994, pp 304-307.
19. Pedowitz, RA, et al: Modified criteria for the objective diagnosis of chronic compartment syndrome of the leg. Am J Sports Med 18:35, 1990.
20. Styf, JR, and Korner, LM: Chronic anterior compartment syndrome of the leg: Results of treatment by fasciotomy. J Bone Joint Surg 68A:1338, 1986.
21. Essex-Lopresti, P: The mechanism, reduction technique, and results in fractures of the os calcis. Clin Orthop Rel Res 290:3-16,1993.
22. Paley, D, and Hall, H; Calcaneal fracture controversies: Can we put Humpty Dumpty together again? Orthop Clin North Am 20(4):665-677, 1989.
23. Carr, J, Hansen, S, and Benirschke, S: Subtalar distraction bone block fusion for late complications of os calcis fractures. Foot Ankle 9:81, 1988.
24. Hammesfahr, JFR: Surgical treatment of calcaneal fractures. Orthop Clin North Am 20(4);679-689, 1989.

CAPÍTULO 8

Lesões no tornozelo

ARTICULAÇÃO DO TORNOZELO

A articulação do tornozelo depende do suporte dos ligamentos colaterais laterais e mediais (Figs. 8.1 a 8.3). A articulação do tornozelo é estável em virtude da sua configuração mecânica (ver Figs. 1.2 até 1.5) e do seu suporte ligamentar. O ligamento tibiofibular também é ativo durante o movimento do tornozelo (Fig. 8.4). Quando o pé flexiona dorsal e plantarmente no tornozelo, o tálus alarga a tíbia e a fíbula até a extensão permitida pelo ligamento tibiofibular.

A estabilidade é garantida à articulação do tornozelo pelos ligamentos mencionados anteriormente: o varo é limitado pelo ligamento colateral lateral e o valgo, pelo ligamento medial (Fig. 8.5).

O deslocamento anterior (cisalhamento) da perna sobre o pé também é limitado pelos tendões e pelos ligamentos que atravessam o pé (ver Fig. 1.10). O tálus não tem nenhum músculo inserido. Ele se insere firmemente no encaixe formado pelos maléolos da tíbia e da fíbula. Na posição de dorsiflexão, a porção anterior mais larga do tálus é forçada entre os dois maléolos, alargando a fíbula e a tíbia até onde o ligamento interósseo da perna permitir (ver Fig. 8.4). Na dorsiflexão, não há movimento significativo do tálus no encaixe em varo e em valgo do pé.

Em flexão plantar, o tálus apresenta sua porção mais estreita entre os dois maléolos. Desse modo, permite movimento lateral do pé em varo e em valgo. Algum movimento do tálus é permitido com o pé em posição neutra. Além da dorsiflexão extrema, os ligamentos do tornozelo estão sujeitos à tensão diante de forças em varo ou valgo no complexo do pé-tornozelo.

Os ligamentos colaterais mediais têm um eixo de rotação excêntrico (ver Fig. 8.3), de modo que todas as fibras ficam retesadas na posição neutra; contudo, as fibras posteriores relaxam em flexão plantar, e as fibras anteriores, em flexão dorsal. Os ligamentos colaterais laterais não possuem um eixo central de rotação; com isso, todas as fibras permanecem retesadas em toda a amplitude da flexão plantar e da dorsal.

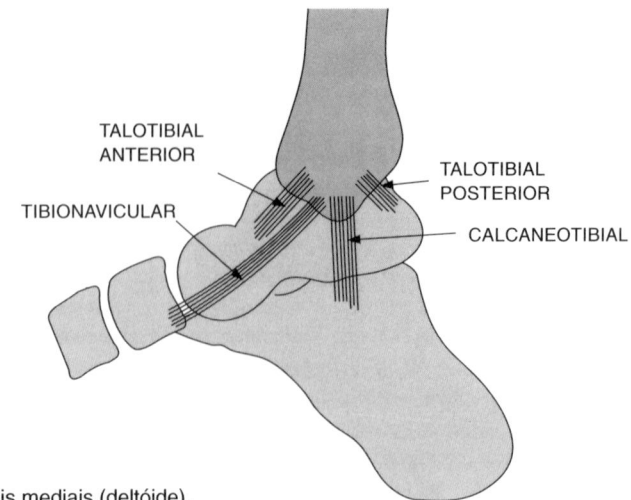

Figura 8.1 Ligamentos colaterais mediais (deltóide).

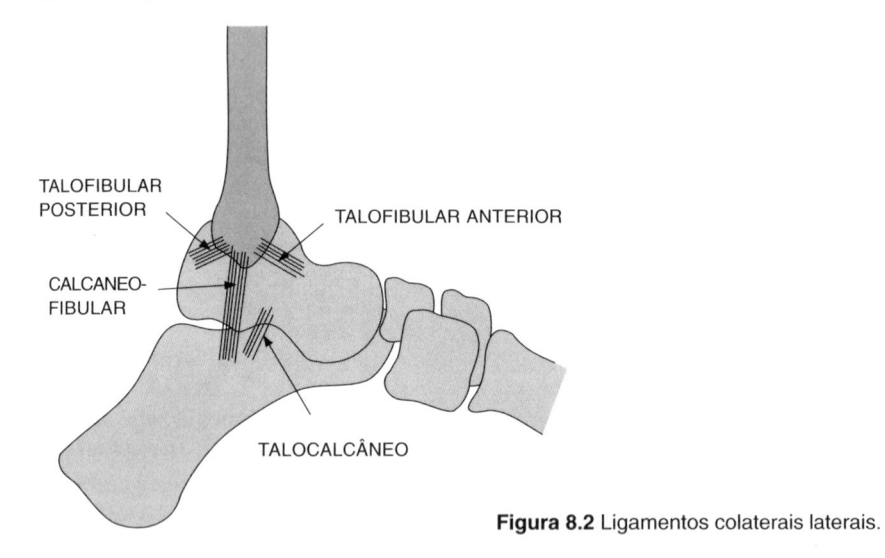

Figura 8.2 Ligamentos colaterais laterais.

Os ligamentos estendem-se dos maléolos ao tálus, ao calcâneo e ao navicular. Eles são bem providos de nervos sensitivos, que oferecem propriocepção e mediam a dor quando a flexibilidade dos ligamentos é excedida ou lesionada.

Lesões ligamentares do tornozelo

A lesão ligamentar do tornozelo ocorre quando a perna move-se além da limitação do suporte ligamentar do encaixe. Como o mecanismo reflexo da inervação tendínea com a resultante contração musculoesquelética instantânea não é possível, ocorre a instabilidade do tornozelo.

Avaliação clínica

A lesão nos ligamentos laterais do tornozelo em uma torção da articulação é a mais comum nos esportes. Dezesseis por cento das lesões esportivas registradas na sala de emergência de um hospital em Oslo eram torções do tornozelo.[1] Em outro relato,[2] 45% das lesões em jogos de basquetebol eram no tornozelo.

Existem três ligamentos laterais principais – o talofibular anterior, o calcaneofibular e o talofibular posterior – que formam os ligamentos colaterais laterais do tornozelo que podem sofrer a lesão. O ligamento talofibular anterior (LTFA) é o mais fraco e o que mais freqüentemente sofre lesões. O ligamento calcaneofibular (LCF) é o segundo mais fraco, mas é 2,5 vezes mais forte do que o LTFA. O ligamento talofibular posterior (LTFP) tem resistência duas vezes maior que a do LTFA.[3]

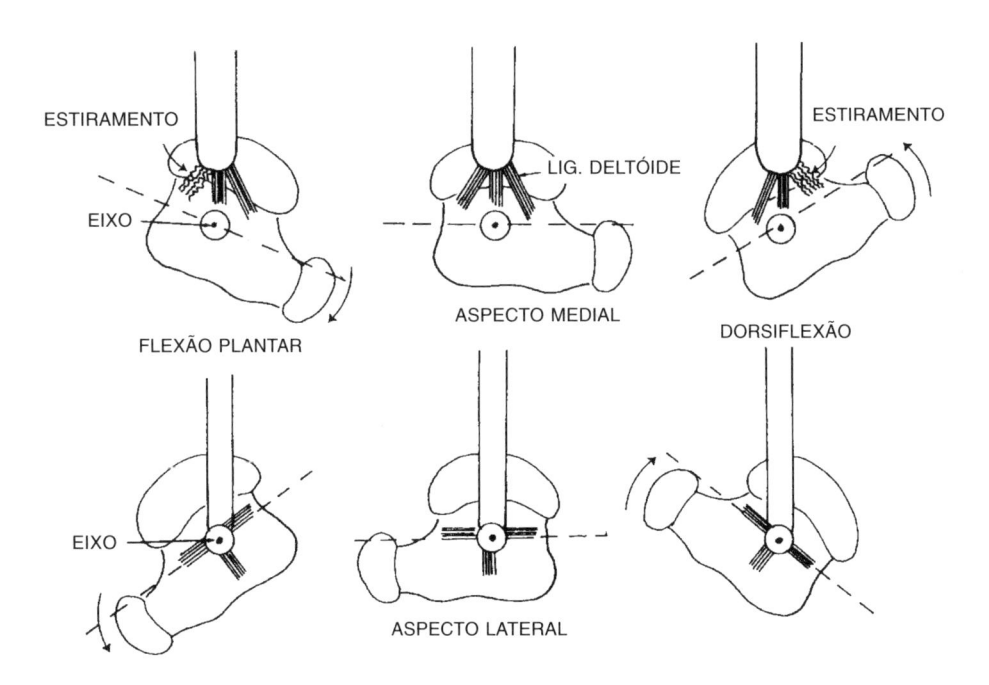

Figura 8.3 Relação dos ligamentos colaterais mediais e laterais ao eixo de rotação do tornozelo. No aspecto medial do tornozelo, o eixo de rotação é excêntrico aos ligamentos colaterais mediais, variando em comprimento com a movimentação do tornozelo, conforme mostrado. O eixo de rotação é central no lado lateral, por isso o comprimento dos ligamentos não varia.

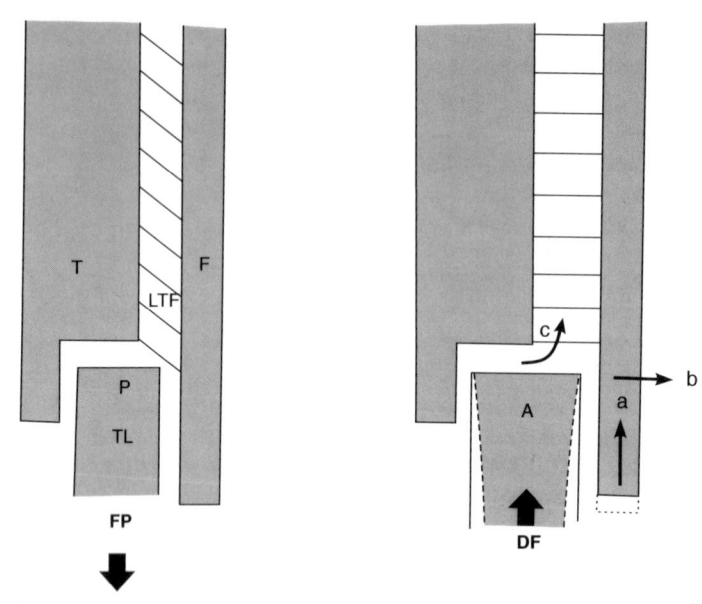

Figura 8.4 Ligamento tibiofibular durante o movimento do tornozelo. Na figura da esquerda, com o tornozelo em flexão plantar (FP), a porção posterior e mais estreita do tálus (P) está entre a tíbia (T) e a fíbula (F). Esse posicionamento faz com que o ligamento tibiofibular (LTF) fique oblíquo. Na dorsiflexão (DF) do tornozelo, na figura da direita, a fíbula ascende (a) e se move lateralmente (b). Assim, as fibras do ligamento tibiofibular ficam horizontais em toda a sua extensão.

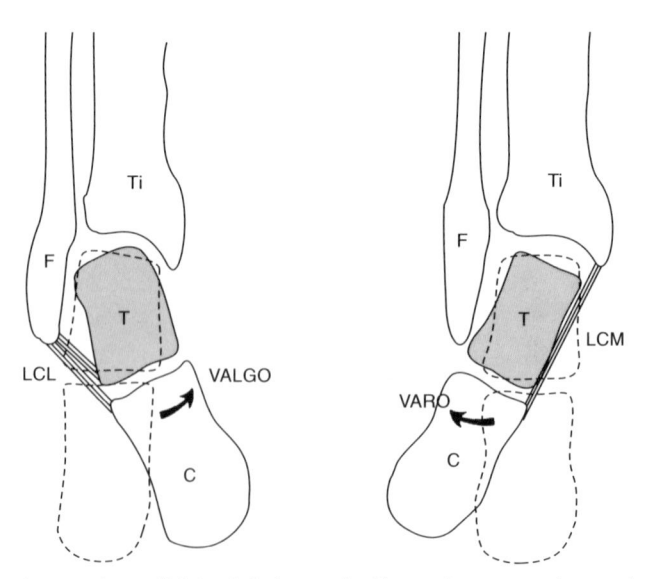

Figura 8.5 Deslocamento mediolateral do tornozelo. Esquerda, com o pé em valgo, o tálus (T) e o calcâneo (C) deslocam em direção medial em relação à tíbia (Ti) e à fíbula (F). Isso coloca tensão nos ligamentos colaterais laterais (LCL). Direita, quando o pé se move em varo, ocorre ação oposta do tálus e do calcâneo, colocando tensão nos ligamentos colaterais mediais (LCM).

O LTFA está envolvido na flexão plantar e na rotação interna. Por isso, é o mais freqüentemente lesionado. Em flexão plantar, suas fibras são orientadas em 75° para o chão; em dançarinos de balé que atingem flexão plantar maior, o LTFA pode estar totalmente vertical ao chão (Fig. 8.6). Nesse grau de flexão plantar, o tálus está na posição mais flexível no encaixe do tornozelo. Parece que o LTFA provê estabilidade contra a inclinação talar.[4]

O LTFA e o LTFP mesclam-se na cápsula do tornozelo. O LCF não se mistura. Assim, a lesão dos dois primeiros também incorre em reação capsular. Por conta da sua relação com a extremidade romba da fíbula (ver Fig. 8.6), o LTFA geralmente se rompe na sua parte média (Fig. 8.7).

O LTFP, que é o ligamento mais forte no aspecto lateral do tornozelo, orienta-se horizontalmente. Por isso, é o que sofre lesões com menor freqüência. O LCF é um ligamento arredondado que estabiliza o tálus no calcâneo em lesões de varo intenso do tornozelo.

Em marcha normal, com tornozelos normais, há tensão ligamentar também normal em todas as fases da marcha. Com lesões ligamentares, há rotação interna excessiva na marcha.

Mecanismo de lesão

Na batida do pé (dedos), o pé executa flexão plantar e supinação (ver Capítulo 2), fazendo com que o tálus fique móvel no encaixe, aplicando tensão nos ligamentos. Em caso de tensão lateral ou rotacional pela atividade, os ligamentos laterais sofrem sobrecarga, provocando lesões de variados graus.[5]

Comumente os detalhes exatos da lesão não são lembrados. Isso porque, em geral, ocorrem durante atividade atlética rápida. Em retrospecto, o pé que sustenta o peso e sofre a lesão passa por uma inversão, enquanto a outra perna ativa a tensão. Com freqüência, o pé/tornozelo "escapa", com dor imediata; nota-se edema e equimose no maléolo lateral.

O exame revela o seguinte:
1. Sensibilidade sobre os ligamentos laterais do tornozelo imediatamente abaixo do maléolo lateral.
2. Edema e equimose.
3. A dor é intensificada pela inversão do pé/tornozelo e há movimento significativamente mais intenso do que aquele observado no pé/tornozelo oposto (Fig. 8.8).
4. O teste da gaveta anterior deve ser aplicado para determinar a estabilidade sagital (Fig. 8.9).
5. A estabilidade do ligamento talocalcâneo deve ser testada (ver Fig. 5.17).
6. A instabilidade rotacional também pode ser testada. Isso é feito com o paciente na posição pronada. O joelho flexionado em 90° permite o teste de rotação do pé/tornozelo, comparando-se a amplitude após os testes com o pé/tornozelo oposto.

Em entorses comuns do tornozelo, o rompimento completo incide em 75% dos casos. Desses, dois terços ocorrem na parte média do LTFA.[4] Dois terços são lesões isoladas do LTFA, e 20% têm ruptura concomitante do LCF. Somente 14% têm lesão por avulsão. A quantidade de instabilidade também se correlacionaria com o grau de ruptura capsular.

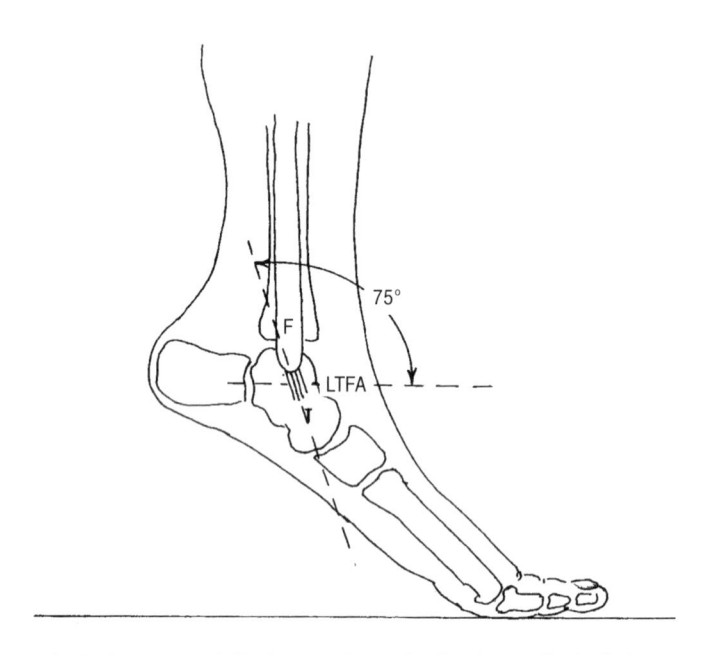

Figura 8.6 Direção do ligamento talofibular anterior na flexão plantar. Em bailarinos, que se elevam com flexão plantar extrema, os ligamentos do tornozelo são suscetíveis a lesões quando o ligamento talofibular anterior (na figura, LTFA) estiver quase vertical (75° – linha pontilhada) em relação ao solo. F é o maléolo fibular, T é o tálus.

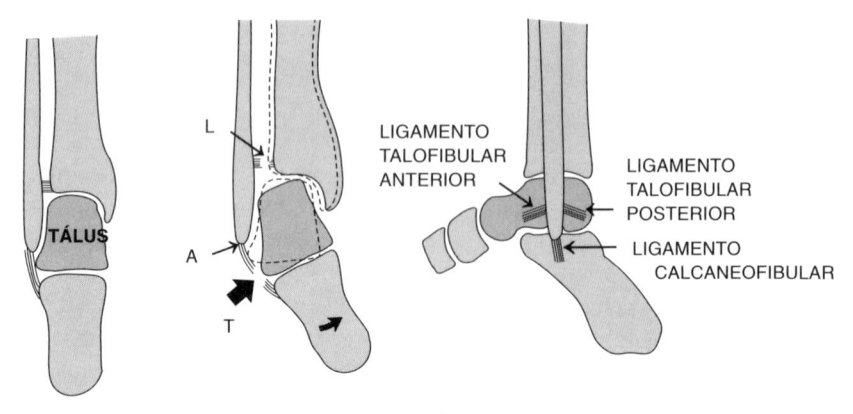

Figura 8.7 Ruptura do ligamento colateral lateral. A figura da esquerda mostra o tornozelo normal em vista anterior, e a figura da direita, em vista lateral. A figura do meio mostra lesão de inversão grave do tálus e do calcâneo (seta curva), que faz uma inclinação talar, rompendo o ligamento colateral lateral (T), possível avulsão (A) do maléolo lateral e possível ruptura do ligamento interósseo (L).

Os exames radiológicos servem para excluir fratura e/ou avulsão. Exames com estresse articular têm sido propostos, assim como a artrografia, mas têm sido questionados quanto à precisão.[6]

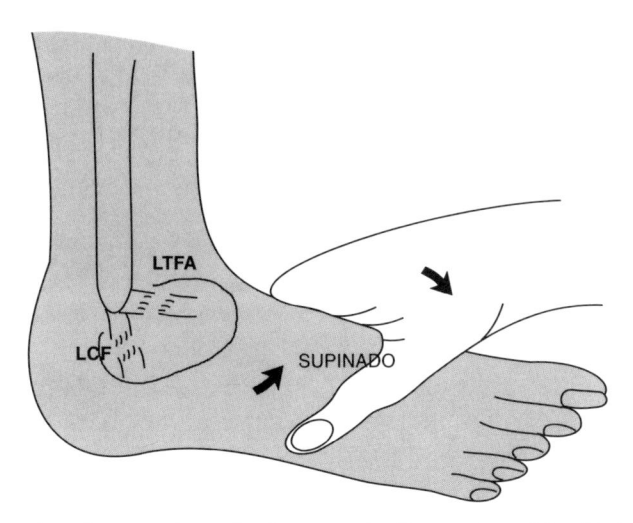

Figura 8.8 Teste de esforço em inversão do tornozelo. Para testar a integridade dos ligamentos colaterais laterais, o teste de inversão mostra a supinação do pé (setas curvas), causando movimento excessivo em comparação com o normal. Há sensibilidade sobre o maléolo lateral, onde estão localizados os ligamentos talofibular anterior (LTFA) e calcaneofibular (LCF).

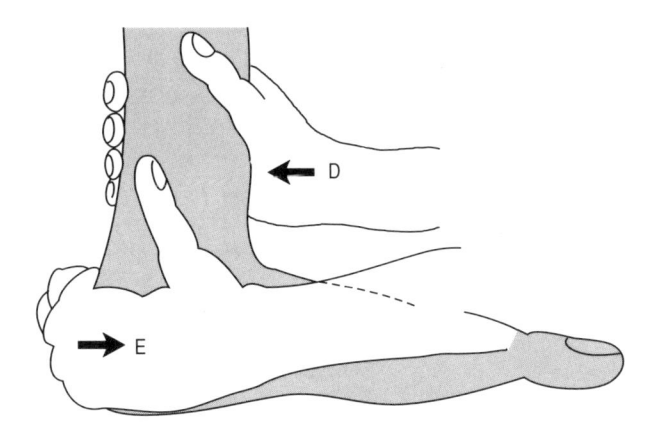

Figura 8.9 Teste de esforço sagital do tornozelo: "sinal da gaveta". Segurando a perna (D, mão direita), a outra mão (E) puxa todo o pé para a frente. O movimento excessivo é um "sinal da gaveta" positivo, indicando ruptura do ligamento talofibular anterior quando comparado com o outro lado, normal.

Tratamento

Apesar de sua freqüência, o tratamento de entorses do tornozelo permanece controverso, especialmente o de lesões ligamentares de grau III* (grave).[3]

A gravidade da entorse do tornozelo é tão freqüentemente despercebida que a frase de Watson-Jones[8] deve ser lida com atenção: "Uma entorse no tornozelo é pior do que a sua fratura". A implicação é que entorses são geralmente negligenciadas e tratadas de modo inadequado.

O tratamento de entorses agudas de graus I e II* tem sido essencialmente o seguinte:[9]
1. Gelo local, elevação, enfaixamento compressivo e muletas pelo menos nas primeiras 24 horas (Fig. 8.10).
2. Movimento ativo precoce de dorsiflexão e exercícios de flexão plantar dentro da meia de compressão.
3. Gradualmente, exercícios de elevação dos dedos e de eversão-inversão contra-resistência crescente.

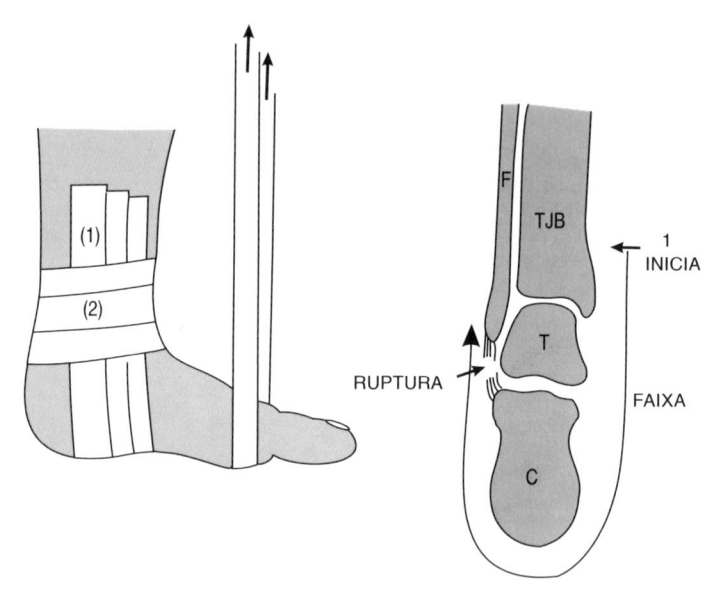

Figura 8.10 Enfaixamento de tornozelo torcido. A faixa ao redor do antepé (duas setas verticais) promove a dorsiflexão do pé, mas também inverte ou everte o pé conforme necessário antes do enfaixamento. As faixas verticais (1) invertem ou evertem o tornozelo, conforme indicado pela seta curva (faixa). As faixa horizontais (2) minimizam a rotação, bem como firmam o enfaixamento vertical.

---

* Classificação das lesões ligamentares do tornozelo:
Grau I: Lesão ligamentar menor, com manutenção da integridade funcional. Há perda funcional mínima, pequeno edema e pouca sensibilidade, além de leve dor ao esforço do ligamento.
Grau II: Entorse moderada. Há ruptura ligamentar quase completa. Há perda funcional moderada com dificuldade de caminhar sobre a ponta dos pés, edema difuso e sensibilidade.
Grau III: Ruptura ligamentar completa com acentuada incapacidade funcional, sensibilidade, edema e dor.[7]

4. Imobilização e enfaixamento com atadura elástica têm seus defensores, mas "por quanto tempo" permanece controverso.

Com lesões de grau II, há controvérsia acerca do uso de intervenção cirúrgica precoce. Esse procedimento é defendido especialmente para atletas jovens e ativos.[10] A dor residual e a instabilidade têm sido encontradas em 20 a 40% dos casos tratados conservadoramente, enquanto 90% dos pacientes tratados cirurgicamente apresentam bons resultados. Pacientes com fraturas-avulsão e fraturas associadas geralmente se beneficiam com a intervenção cirúrgica.

Cicatrização do ligamento

A recuperação da estabilidade do ligamento do tornozelo é o objetivo de todas as abordagens terapêuticas. Com isso, o tempo de cicatrização dos ligamentos deve ser assegurado. A maioria dos tempos de cicatrização dos ligamentos é determinada pelo ligamento cruzado do joelho, com pouca relação ao tornozelo. Contudo, os ligamentos, por si, são objetos de estudo. Clayton e colaboradores[11] determinaram que ligamentos suturados e não-suturados cicatrizam com mais resistência do que os ligamentos ósseos normais na sua inserção, embora estes últimos não tenham sido testados para estresse.

Os estudos mecânicos de comportamento dos ligamentos envolvem o alongamento dos tendões até a sua ruptura, enquanto mede-se o comprimento e a tensão durante o alongamento. Isso levou a uma *curva de pressão-deformação*.[12] *A recuperação* se processa após a remoção da tensão, *antes* da ruptura. O *arrasto* é o alongamento leve em resposta à tensão repetida e constante. Após o rompimento, alterações na recuperação têm sido experimentalmente documentadas.[12,13]

Macrófagos aparecem na extremidade superior da ruptura, seguidos por fibroblastos novos. Esses fibroblastos replicam-se ao redor dos brotos capilares e gradualmente se desenvolvem. Os microfibroblastos aparecem entre 24 e 48 horas após os leucócitos. Em 72 horas, surgem fibras de colágeno.

O coágulo que se forma no espaço criado pela ruptura é o local da infiltração celular. Em seguida, há síntese de colágeno; o colágeno gradualmente se reorganiza em bandas paralelas, que são espessadas pela formação de cicatriz fibrosa. A tensão aplicada nesses estágios de organização alinha os feixes em bandas paralelas, daí a importância dos exercícios de alongamento durante a cicatrização.

A instabilidade do tornozelo

Após o tempo que é considerado apropriado para cicatrização do ligamento, um grau de instabilidade pode permanecer em aproximadamente 20 a 40% dos pacientes. Imagina-se que essa instabilidade seja causada pela perturbação do deslizamento normal do tálus na marcha, pelo movimento subtalar aumentado e pela rotação aumentada da tíbia sobre o tálus. Essas mudanças, por fim, provocam alterações degenerativas nas articulações entre o tálus e a tíbia.[14]

A instabilidade sem dúvida é decorrente da perda de propriocepção.[15] Esta última tem sido estudada nos ligamentos cruzados e nos ligamentos colaterais mediais do joelho,[16-19] mas não há estudos similares relacionados ao tornozelo.

O tratamento da instabilidade tardia do tornozelo é menos controverso do que o da lesão aguda. Os procedimentos de reconstrução fornecem bons resultados em 90% dos casos,[20] se o reparo for ou não feito na fase inicial.[21] Os tipos de cirurgias estão bem documentados,[3] mas encontram-se além do escopo deste livro.

Reabilitação

Um programa de três fases tem sido preconizado para a reabilitação:[9] (1) limitação da lesão, (2) restauração da amplitude de movimento e (3) recuperação da agilidade, do equilíbrio e da resistência. Para limitar a lesão, um imobilizador (Fig. 8.11) provou-se efetivo. Ele pode ser usado enquanto outras medidas estão sendo implementadas.

Para a restauração do equilíbrio, que implica a necessidade de melhorar a propriocepção, *a prancha inclinada* mostra-se efetiva (Figs. 8.12 até 8.14). A pessoa permanece de pé com os pés paralelos sobre a prancha em distâncias variadas, ou sobe na prancha em graus variados de angulação em relação a ela.

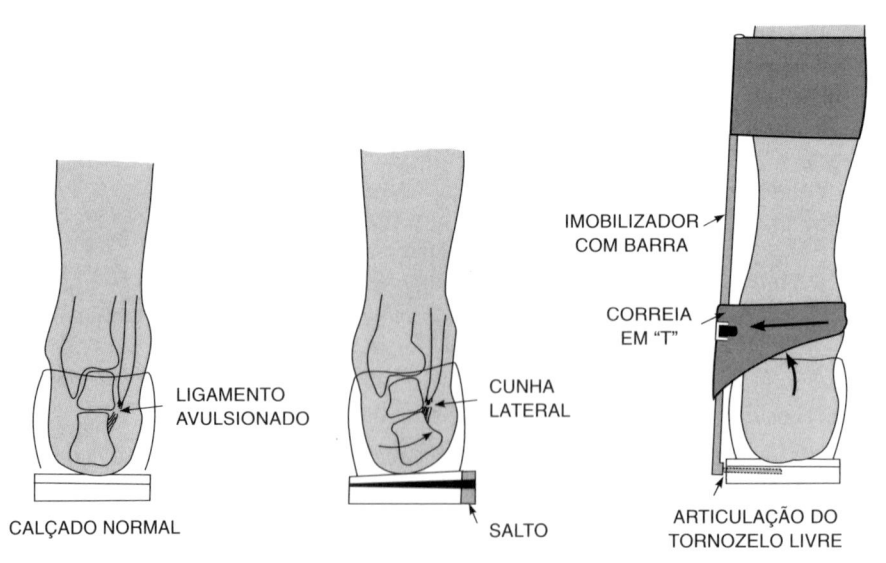

Figura 8.11 Imobilização no manejo conservador da subluxação crônica do tornozelo. Quando for iniciado o tratamento de reabilitação para tornozelo instável, a instabilidade pode ser tratada com estabilizador: uma barra apertada ao calçado com articulação "livre" do tornozelo. Uma corrreia em T estabiliza o tornozelo e uma cunha lateral no calcanhar posiciona o pé em varo para aliviar a tensão sobre os ligamentos colaterais laterais.

MEIA VOLTA

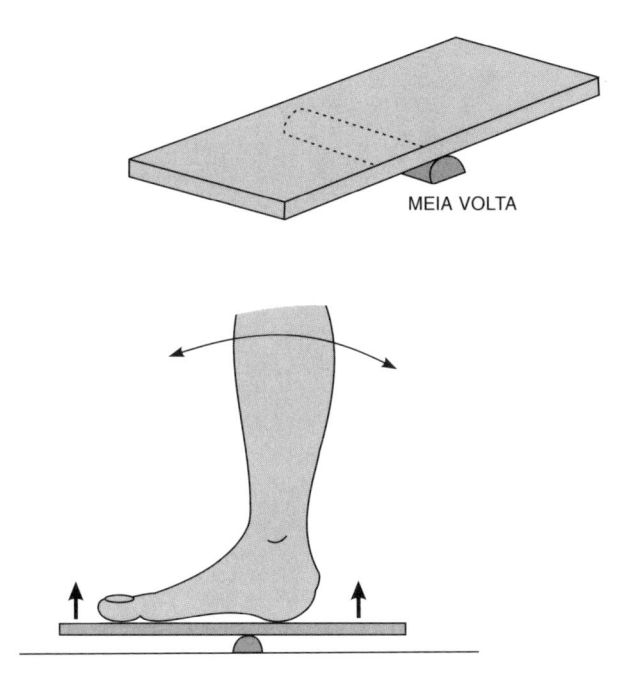

Figura 8.12 Prancha inclinada. Uma prancha com eixo vertical centralmente colocado e com altura variada pode restaurar a propriocepção para o tornozelo cronicamente alterado. O apoio com as duas pernas ou com apenas uma perna é determinado pelas necessidades do paciente e pela gravidade da lesão residual.

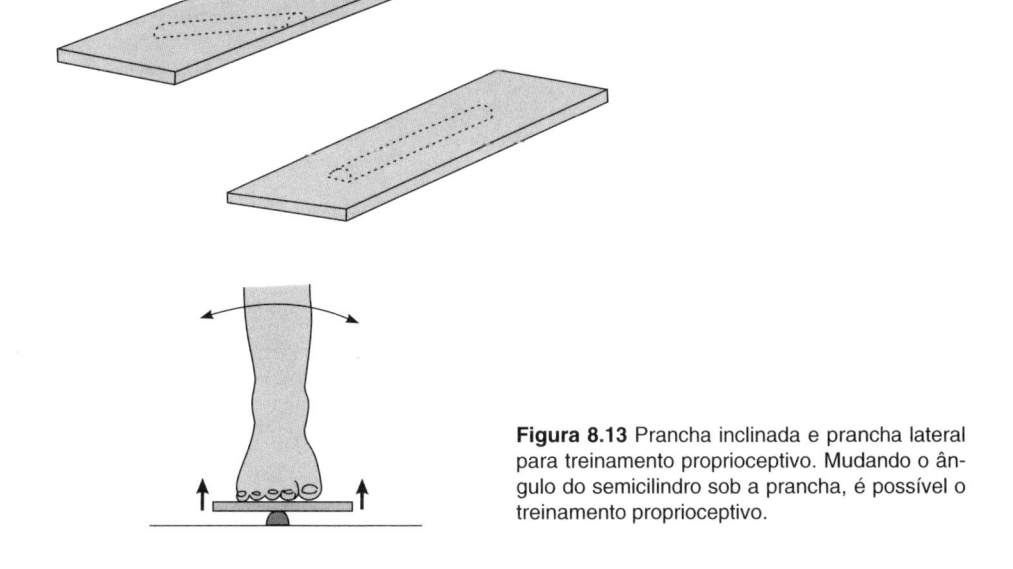

Figura 8.13 Prancha inclinada e prancha lateral para treinamento proprioceptivo. Mudando o ângulo do semicilindro sob a prancha, é possível o treinamento proprioceptivo.

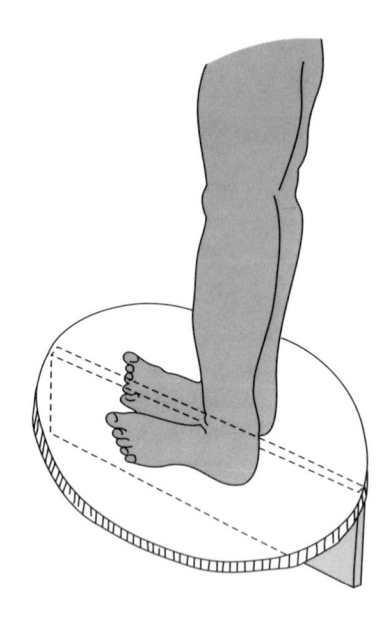

Figura 8.14 Prancha inclinada para treinamento proprioceptivo. Ao tentar equilibrar-se enquanto fica de pé sobre uma prancha colocada em plataforma estreita, o paciente faz o treino da propriocepção.

Se limitado, o tendão do calcâneo deve ser alongado (ver Fig. 5.43). O músculo fibular deve também ser reforçado, assim como o músculo gastrocnêmio-sóleo. O reforço do primeiro é feito com o pé estendido, erguendo um peso anexado ao calçado. Para o gastrocnêmio-sóleo, erguem-se os dedos com freqüência crescente.

Para atletas de fim de semana ou para profissionais, inicia-se a caminhada sob um regime de "marcha de piques", em velocidade e duração crescentes. Iniciam-se, então, exercícios de pular e depois saltar em apenas um pé, com o aumento crescente de altura, freqüência e duração. Corrida, no início em direção reta e então em forma de 8, pode ser recomendada para o atleta dedicado.

ARTICULAÇÃO SUBTALAR

A instabilidade crônica do ligamento lateral tem mobilizado estudos detalhados na literatura médica. Porém a instabilidade da articulação subtalar como seqüela de instabilidade do ligamento lateral tem sido menos considerada. Essa condição, *inclinação talar* ou *inclinação subtalar*, é agora encontrada com maior freqüência.

O ângulo calcaneotibial de ± 38° tem sido considerado normal (Fig. 8.15), com a instabilidade iniciando em aproximadamente 50 a 60°.[20,21]

Em lesões de inversão do tornozelo, a extensão e o local da lesão do ligamento dependem da posição do pé durante a lesão. Na flexão plantar do pé, o ligamento talofibular anterior é o mais vulnerável, enquanto com o pé em flexão dorsal o ligamento calcaneofibular é o mais vulnerável.[22]

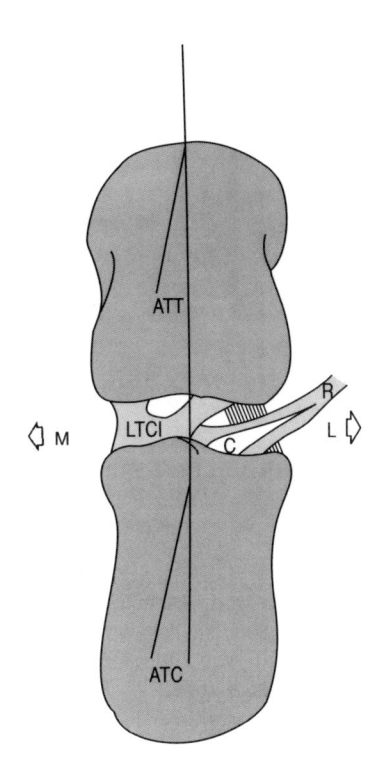

Figura 8.15 Os ligamentos da articulação talocalcânea: ângulo tibiotalar e ângulo calcaneotalar. Os ligamentos da articulação talocalcânea são: LTCI = ligamento talocalcâneo interósseo; C = ligamento cervical; e R = retináculos. M é medial e L é lateral. Uma linha traçada através da tíbia e então no tálus (T) forma o ângulo tibiotalar (ATT); e outra linha traçada através do tálus e do calcâneo forma o ângulo tibiocalcâneo (ATC). O aumento nesses ângulos indica instabilidade tibiotalar-calcâneana.

Na lesão do pé/tornozelo em flexão plantar, a inversão produz luxação subtalar medial. O ligamento calcaneofibular sofre ruptura, assim como o ligamento talonavicular e a cápsula. O sustentáculo do tálus age como um apoio, permitindo que a cabeça do tálus desloque-se lateralmente enquanto o calcâneo move-se medialmente, rompendo o ligamento talocalcâneo lateral, a cápsula e o ligamento calcaneofibular.

TORÇÕES EM EVERSÃO

Em um mecanismo que everte o pé com força, o ligamento deltóide sofre a lesão (Fig. 8.16). O ligamento medial raramente é rompido de forma isolada. Ele é tão forte que com freqüência ocorre fratura-avulsão da tíbia.

Pode haver luxação total do tálus. Há poucas séries correlacionando estudos cadavéricos com estudos clínicos, de modo que o significado dessa lesão não foi completamente apreciado.

As tomografias em esforço provam-se efetivas, enquanto o mesmo não é válido para os exames radiológicos de rotina.[23] Em um tornozelo que permaneça instável após a reabilitação apropriada e intensa, o estado da articulação talocalcânea deve ser avaliado e tratado (Fig. 8.17).

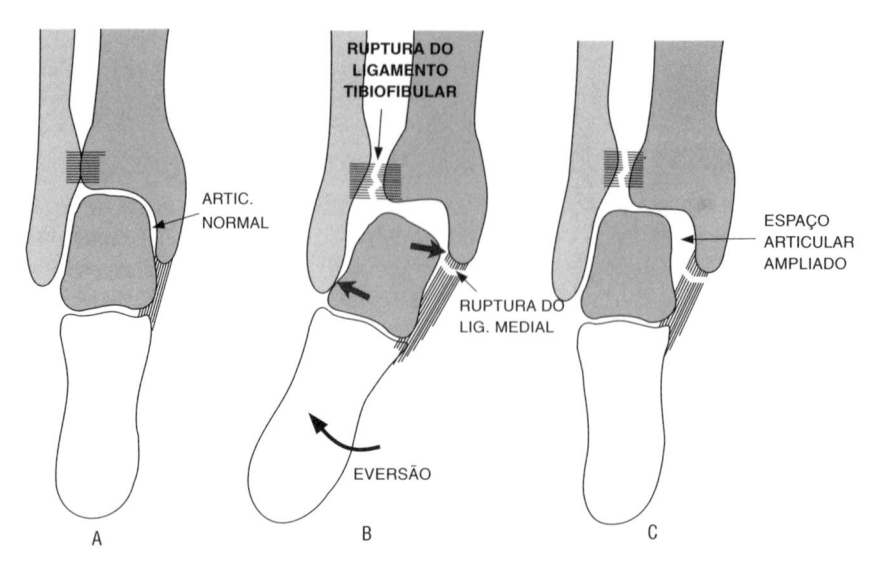

Figura 8.16 Ruptura do ligamento colateral medial. **A** mostra o tornozelo normal e seus ligamentos; **B**, lesão grave em eversão (seta curva), causando inclinação talar (setas retas) e ruptura dos ligamentos interósseo e medial; **C**, o resultado é o alargamento do encaixe do tornozelo, quando os ligamentos são rompidos.

OSTEOARTRITE DO TORNOZELO

A osteoartrite pós-traumática ocorre no tornozelo. Vários estágios são postulados:[24]
Estágio 1: sem estreitamento do espaço articular. Esclerose precoce e osteófitos.
Estágio 2: Estreitamento medial do espaço articular.
Estágio 3: Obliteração do espaço articular com contato ósseo subcondral.
Estágio 4: Obliteração de toda a articulação com contato ósseo completo.

A osteotomia muda a relação dos aspectos de carga na articulação do tornozelo e merece consideração.

FRATURAS E FRATURAS-LUXAÇÕES

O tratamento de fraturas e de fraturas-luxações está além do alcance deste texto, mas como elas se processam por estresses similares aos que causam lesões ligamentares, um estudo radiológico cuidadoso é imperativo nas lesões graves do tornozelo (Fig. 8.18).

O manejo exige o reconhecimento, seguido pelo manuseio cuidadoso na tentativa de reduzir gentilmente a deformidade grosseira da fratura para um alinhamento apropriado. Há indicação de imobilização com elevação da perna, aplicação de gelo e compressão para minimizar o edema e a micro-hemorragia.

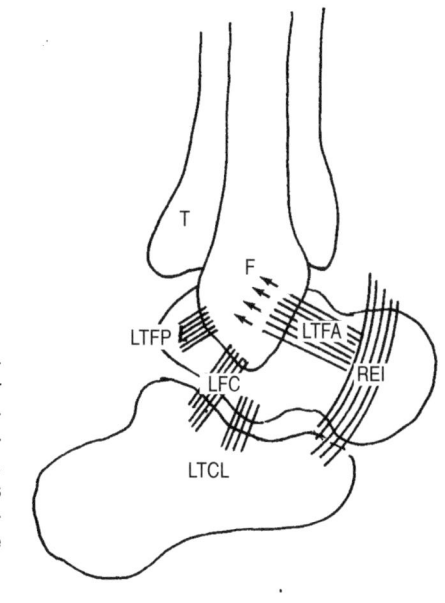

Figura 8.17 Intervenção cirúrgica para a estabilidade lateral do tornozelo.[25] O ligamento talofibular anterior (TFA), que causa a instabilidade, é encurtado (setas) e reinserido na fíbula (F). Esse ligamento fica sob o retináculo extensor inferior (REI). Os outros ligamentos do tornozelo estão indicados como: LTFP = talofibular posterior; LCD = calcaneofibular; e LTCL = talocalcâneo lateral. T = tíbia, e C = calcâneo.

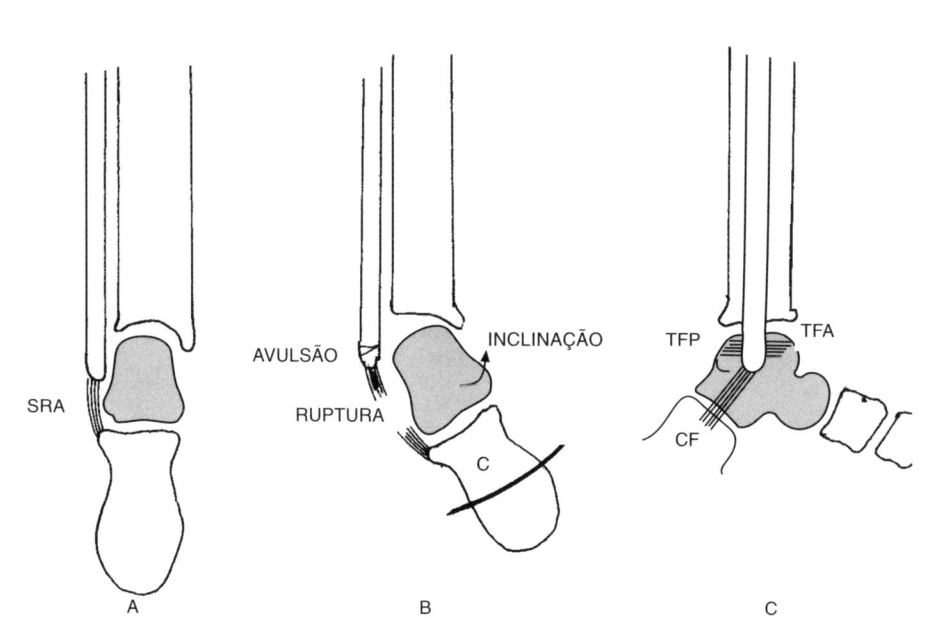

Figura 8.18 Torção e avulsão ligamentar lateral. (*C*) Mostra os ligamentos laterais; TFP = talofibular posterior; TFA = talofibular anterior; e CF = calcaneofibular. (*A*) Entorse simples, na qual os ligamentos permanecem intactos e o tálus, estável. (*B*) Adução grave do pé com possível avulsão da fíbula distal, ruptura dos ligamentos laterais, inclinação talar e até separação dos ligamentos tibiofibulares.

REFERÊNCIAS BILIOGRÁFICAS

1. Machlum, S, and Daljord, OA: Acute sports injuries in Oslo: A one year study. Br J Sports Med 18:181-185, 1984.
2. Garrick, JG; The frequency of injury, mechanism of injury, and epidemiology of ankle sprains. Am J Sports Med 5:241-242, 1977.
3. Lassiter, TE, Malone, TR, and Garrett, WE: Injury to the lateral ligaments of the ankle. Orthop Clin North Am 20(4):629-640, 1989.
4. Bostrom, L: Sprained ankles.: Anatomic lesions in recent sprains. Acta Chir Scand 128:483-495, 1964.
5. McConkey, JP: Ankle sprains, consequences and mimics. Med Sports Sci 23:39-55, 1987.
6. Hoogenband, CR, Moppes, FI, and Stapert, JW: Clinical diagnosis, arthrography, stress examination and surgical girding after inversion trauma of the ankle. Arch Orthop Trauma Surg 103:115-119, 1984.
7. Johnson, EE, and Markolf, KL: The contribution of the anterior talofibular ligament to ankle laxity. J Bone Joint Surg 65A:81-88, 1983.
8. Watson-Jones, SR: Fractures and Joint Injuries. Livingstone, Edinburgh, 1953.
9. Jackson, DW, Ashley, RD, and Powell, JW: Ankle sprains in young athletes. Clin Orthop 101:201-214, 1974.
10. Brand, RL, Collins, MD, and Tempelton, T: Suirgical repair of ruptured lateral ankle ligaments. Am J Sports Med 9:40-44, 1981.
11. Clayton, ML, Miles, JS, and Abdulla, M: Experimental investigations of ligamentous healing. Clin Orthop 140:37-41, 1979.
12. Tillman, LJ, and Cummings, GS: Biological mechanisms of connective tissue mutability, Chap. l. In Currier, DP, and Nelson, RM (eds): Dynamics of Human Biological Tissues, FA Davis, Philadelphia, 1992, pp 1-44.
13. Cummings, GS, and Tillman, LJ: Remodeling of dense connective tissue in normal adult tissues, Chap. 2. In Currier, DP, and Nelson, RM (eds): Dynamics of Human Biological Tissues. FA Davis, Philadelphia, 1992, pp 45-73.
14. Harrington, KD: Degenerative arthritis of the ankle secondary to long-standing lateral ligament instability. J Bone Joint Surg 61A:354-361, 1979.
15. Freeman, MAR, Dean, MRE, and Hanham, IEF: The etiology and prevention of functional instability of the foot. J Bone Joint Surg 47B:661-668, 1965.
16. Sjolander, P, et al: Can receptors in the collateral ligaments contribute to knee joint stability and proprioception via effects on the fusiform-muscle-spindle system? Neuro-Orthoped 15:65-80, 1994.
17. Johansson, H, Lorenzon, R, Sjolander, P, and Sojka, P: The anterior cruciate ligament. Neuro Orthoped 9:1-23, 1990.
18. Johansson, H, Sjolander, F, and Sojka, P: Receptors in the knee joint ligaments and their role in the biomechanics of the joint. Crit Rev Biomed Eng 18(5):341-368, 1991.
19. Johansson, H, Sjolander, P, and Sojka, P: Fusiform reflexes in triceps surae muscle elicited by natural and electrical stimulation of joint afferents. Neuro-Orthop 6:67-80, 1988.
20. Brandigan, JW, Pedegana, LR, and Lippert, FG: Instability of the subtalar joint: Diagnosis by stress tomography in three cases. J Bone Joint Surg 59A:321-324, 1977.
21. Chrismann, OD, and Snook, GA: Reconstruction of lateral ligament tears of the ankle: An experimental study and clinical evaluation of seven patients treated by a new modification of the Elmslie procedure. J Bone Joint Surg 51A:904-912, 1969.
22. Clanton, TO: Instability of the subtalar joint. Orthop Clin North Am 20(4): 583-592, 1989.
23. Rubin, G, and Witten, M: The subtalar joint and the symptom of turning over on the ankle: A new method of evaluation utilizing tomography. Am J Orthop 4:16-19, 1962.
24. Takakura, Y, Tanaka, Y, Kumal, T, and Tamai, S: Low tibial osteotomy for osteoarthritis of the ankle. J Bone Joint Surg 77B(1):50-54, 1995.
25. Liu, SH, and Jacobson, KE: A new operation for chronic lateral ankle instability. J Bone Joint Surg 77B(1):55-59, 1995.

CAPÍTULO 9

Distúrbios neurológicos do pé

Os distúrbios do pé atribuíveis ao envolvimento nervoso habitualmente apresentam causas intrínsecas, envolvendo as "síndromes de compressão". Alguns problemas neurológicos do pé verificam-se a partir de alterações do sistema nervoso central, localizado no encéfalo, na medula espinal ou nos nervos periféricos.

INERVAÇÃO DO PÉ

O pé e o tornozelo são inervados por segmentos espinais das raízes de L4, L5, S1 e S2 (Fig. 9.1). Esses segmentos descem pela parte posterior da coxa no nervo isquiático, que se divide em nervos tibial e fibular (ver Figs. 1.43 a 1.47, no Capítulo 1). Esses nervos suprem os músculos do pé e promovem a sensibilidade do pé e da perna.

No contexto clínico, determinar o nível de uma lesão nervosa com déficit motor requer discernir se a lesão está (1) no nível da célula do corno anterior, (2) no nível da raiz nervosa (Fig. 9.1) ou (3) no nível do nervo periférico. A alteração de sensibilidade também requer a determinação de qual padrão nervoso ocorreu compressão ou ruptura.

A identificação e a localização nervosas são feitas clinicamente pelo teste manual dos músculos, pelo teste do padrão sensitivo e pelo teste eletrodiagnóstico.

A função do nervo pode estar alterada por pressão mecânica (compressão), por secção ou por patologia intrínseca do nervo, a partir de inúmeras causas. Os nervos, de sua origem na medula espinal até o seu órgão efetor, estão em risco de compressão e lesão, com alteração resultante ao passar por túneis ósseos, fibrosos, osteofibrosos ou fibromusculares[1] no seu trajeto até o órgão terminal. Virtualmente todos os nervos carregam impulsos aferentes e eferentes sensitivos, motores ou autonômicos – habitualmente os três. O teste clínico da função do órgão terminal determina qual dos componentes do nervo tem o principal envolvimento.

Antes de descrever as compressões nervosas específicas, os termos túnel e canal devem ser esclarecidos. Eles são usados de forma cambiável. *Canal*, também denominado *túnel*, implica uma passagem fechada composta de osso ou partes moles.

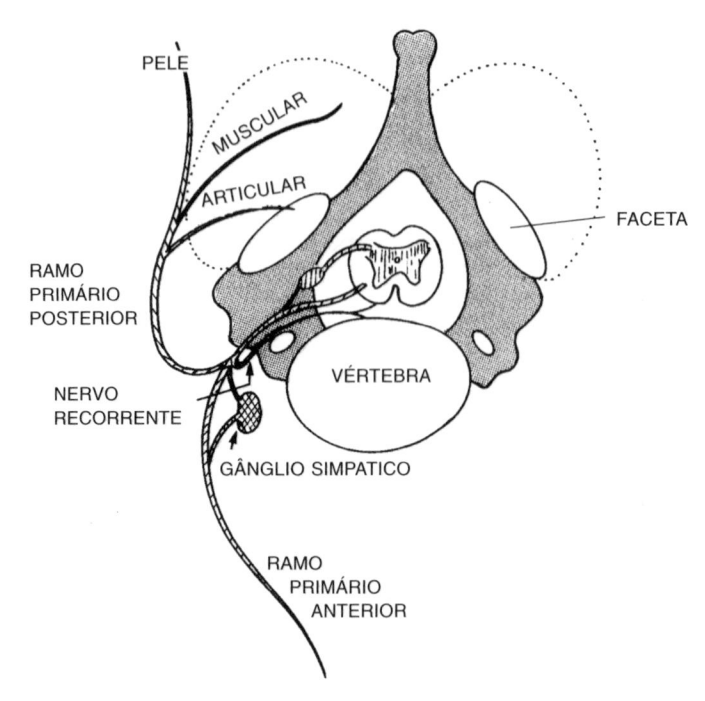

Figura 9.1 Formação de um nervo periférico. Os nervos que emergem da medula espinal são sensitivos e motores. Convergem fora do forame. Eles dividem-se em ramos primários posterior e anterior. O nervo recorrente retorna à medula, carregando as fibras simpáticas.

A compressão nervosa gera sintomas que variam desde déficit sensitivo até perda motora. O tipo de sensibilidade mostra precisamente o nervo envolvido. Por sua característica, a dor descrita pelo paciente também indica o envolvimento de um nervo somático ou simpático (Tabela 9.1).[2]

Tabela 9.1

Tipo de nervo	Característica
Sensitivo (aferente)	Hipalgesia; hipestesia; qualidade aguçada; perda de discriminação
Autonômico	Parestesia em queimação; distúrbios vasomotores
Motor	Fadiga; fraqueza; perda de função; atrofia; perda de reflexos tendíneos

As lesões nervosas diferem no grau de lesão e gravidade (Tabela 9.2).
Ao testar uma extremidade para perda sensitiva, os seguintes testes são aplicados:
Contato: escova, algodão, dedo
Dor: agulha, alfinete, teste de Tinel
Temperatura: água quente ou fria em um tubo de ensaio
Vibração: diapasão

Instrumento de discriminação de dois pontos
Sudorese: testes químicos visuais[3,4]

Os padrões dermatômicos da extremidade inferior e, por conseguinte, do pé e do tornozelo envolvem as raízes lombares e sacrais (Fig. 9.2).

Todas as raízes nervosas motoras na extremidade inferior originam-se de L4, L5, S1 e S2. Seus órgãos terminais estão classificados na Fig. 9.3.

Tabela 9.2

Lesão nervosa	Definição
Neuropraxia	Perda temporária da função; sensorial ou motora; sem ruptura neural permanente
Axonotmese	Ruptura dos axônios; bainha preservada; recuperação dependente da distância da ruptura ao órgão efetor
Neurotmese	Interrupção anatômica completa; perda completa da função; sem recuperação espontânea

Fonte: modificado de Pecina, M. M, Krompotic-Nemanic, J. Matkiewtz, A. D: *Tunnel syndromes*. CRC Press, Boca Raton, FL, 1991.

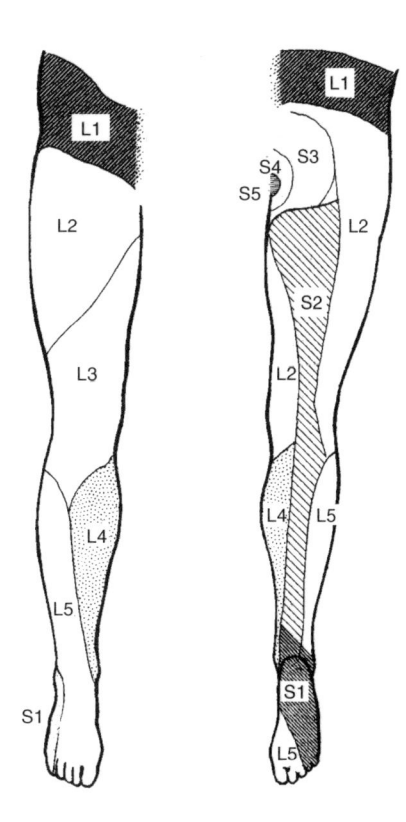

Figura 9.2 Mapeamento dermatômico das raízes lombares e sacrais.

L4	L5	S2	S1
Tibial anterior (nervo fibular profundo)			
	Extensor longo dos dedos (nervo fibular profundo)		
	Fibular longo (nervo fibular superficial)		
	Fibular curto (nervo fibular superficial)		
	Flexor longo do hálux (nervo tibial posterior)		
	Flexor curto do hálux (nervo tibial posterior)		
	Extensor curto do hálux (nervo fibular profundo)		
	Flexor longo dos dedos (nervo tibial posterior)		
	Extensor longo do hálux (nervo fibular profundo)		
		Flexor curto dos dedos (nervo tibial posterior)	
		Tibial posterior (nervo tibial posterior)	
		Extensor curto dos dedos (nervo fibular profundo)	
		Gastrocnêmio (nervo tibial)	
		Músculos pequenos do pé (nervos plantares medial e lateral)	

Figura 9.3 Origem das raízes nervosas nos segmentos espinais. O quadro mostra a inervação dos músculos envolvidos na marcha. A área cinzenta mostra os segmentos espinais do nervo e os músculos envolvidos.

PARESIA DE ORIGEM ESPINAL

A *compressão* ou lesão de uma raiz nervosa no nível espinal pode ocorrer no forame vertebral, que é a emergência do nervo a partir da medula (Fig. 9.4). Para envolver o pé e o tornozelo, a lesão ou compressão no nível espinal deve originar-se em LIV-V, LV-SI ou SI-SII. Isso requer exame completo da coluna lombossacra[5], com exames confirmatórios, como a tomografia computadorizada (TC), a ressonância magnética (RM), a mielografia ou estudos eletrodiagnósticos como eletromiografia ou potenciais corticais evocados. As lesões responsáveis pela compressão de raízes nervosas no pé podem ser causadas por herniação discal, por estenose de forame, por tumor ou por espondilolistese. São necessários estudos diagnósticos cuidadosos para diferenciar tais causas. Os sinais e sintomas do pé podem ser os iniciais que, por fim, indicam a coluna lombossacra como o local da patologia.

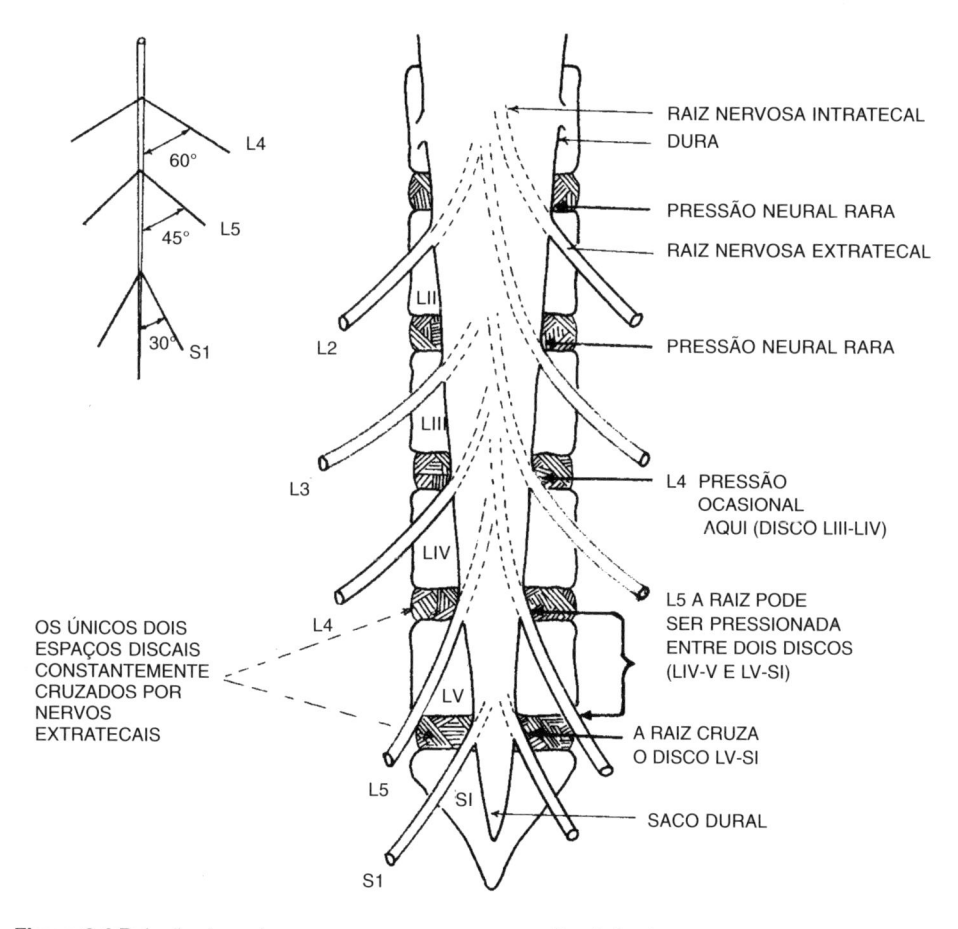

Figura 9.4 Relação das raízes nervosas com os espaços discais lombares.

NERVO ISQUIÁTICO

O nervo isquiático é formado na região posterior da pelve, a partir do plexo sacral (Fig. 9.5), derivado das raízes nervosas de L4, L5, S1 e S2. Essas raízes, ao fundirem-se, descem pela pelve na incisura sacral (Fig. 9.6). Ali passam sob ou através do músculo piriforme, que é inervado por um pequeno ramo do tronco fibular. Na passagem do nervo isquiático, ele inerva as fibras motoras e sensitivas aos músculos isquiotibiais, uma porção do adutor magno e todos os músculos da perna e do pé.

O trauma direto ao nervo isquiático é raro, uma vez que ele está protegido pela abundante musculatura glútea. Isto é uma dádiva, uma vez que uma lesão grave da parte superior do nervo isquiático resultaria em perna e pé flácidos.[6]

Tratamento

O alívio da dor neuropática e a paresia do nervo isquiático incluem o aumento do espaço através do qual o nervo passa, além de tratar a inflamação com as modalidades habituais e com medicação antiinflamatória. As medidas conservadoras, contudo, raramente oferecem recuperação significativa, podendo ser necessária a neurólise cirúrgica.

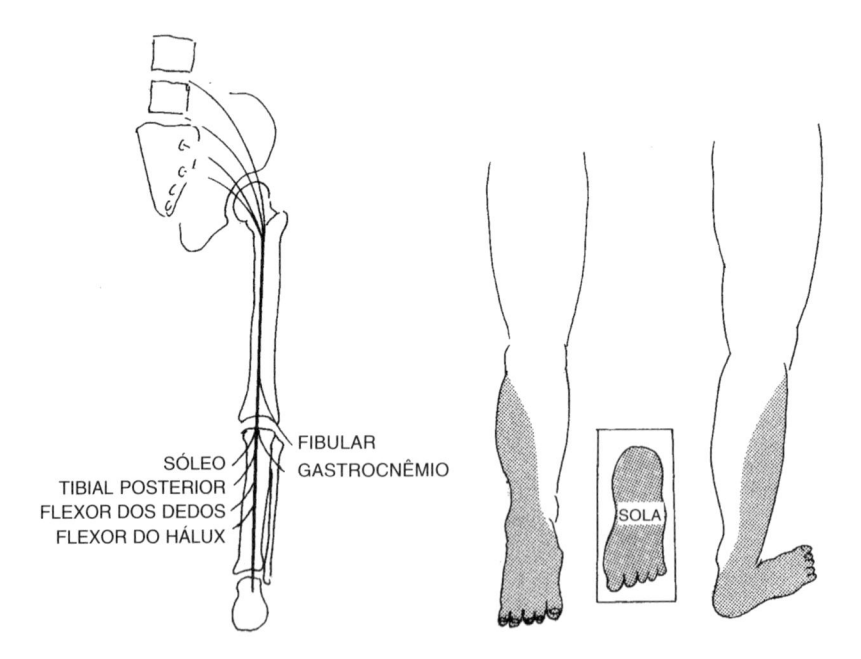

Figura 9.5 Nervo isquiático. O nervo isquiático é formado pelas raízes nervosas de L4, L5, S1 e S2. Ele deixa a pelve e desce pela incisura isquiática até a parte posterior da coxa e da perna. Tem uma distribuição motora (M) aos músculos indicados. Sua distribuição sensitiva (S) é para as porções lateral e posterior do pé e de toda a superfície plantar (sola).

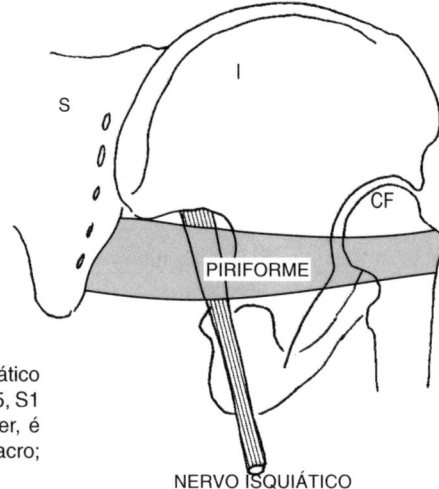

Figura 9.6 Incisura isquiática. O nervo isquiático emerge da origem lombossacra nas raízes L4, L5, S1 e S2 e desce pela incisura isquiática. Ao descer, é coberto pelo músculo piriforme. I = ísquio; S = sacro; CF = cabeça do fêmur

NERVO SAFENO

O nervo safeno é a terminação do nervo femoral (raízes de L2, L3 e L4). Após emergir do triângulo femoral, ele penetra o canal de Hunter (canal sob o sartório), onde se divide em dois ramos, um dos quais acompanha a veia safena magna na perna. No seu curso, ele supre a sensibilidade para a parte medial do joelho e para o lado medial da perna até o pé (Fig. 9.7).

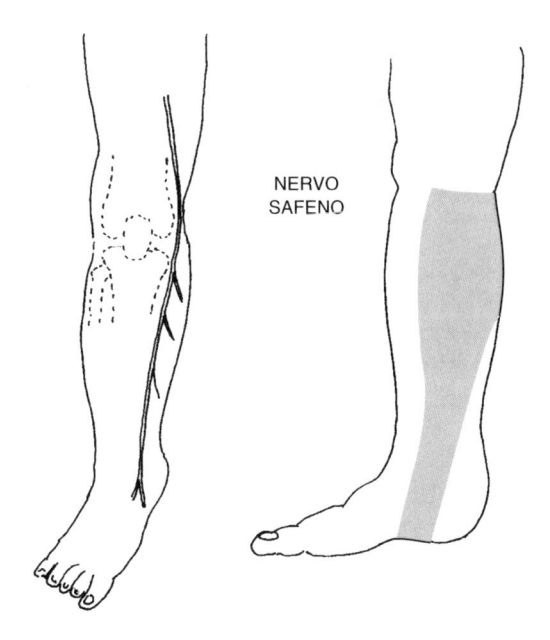

Figura 9.7 Nervo safeno. O nervo safeno é uma continuação do nervo femoral. Ele passa medialmente ao joelho, onde podem ocorrer lesões meniscais. Tem primariamente uma distribuição sensitiva na perna.

A neuropatia do nervo safeno é habitualmente manifestada como dor. A dor incide sobre o joelho e irradia-se para baixo, no aspecto medial do pé. As causas incluem obstrução vascular ou trauma na articulação do joelho com lesão meniscal.

Tratamento

Se não for muito grave, pode beneficiar-se com repouso, modalidades e medicamentos antiinflamatórios. A intervenção cirúrgica em qualquer compressão percebida no canal de Hunter está indicada.[8,9] Exercícios de cócoras são em geral as atividades causais, as quais devem ser evitadas ou minimizadas.

NERVO FIBULAR COMUM

O nervo fibular é uma bifurcação do nervo isquiático no aspecto posterior da coxa. Ele vai até o aspecto lateral da fossa poplítea e passa entre o tendão do bíceps femoral e a cabeça lateral do gastrocnêmio (Fig. 9.8).

O nervo fibular comum supre os dorsiflexores do pé e do tornozelo, os eversores do pé e a sensibilidade do joelho, do tornozelo e de pequenas articulações do pé.[6]

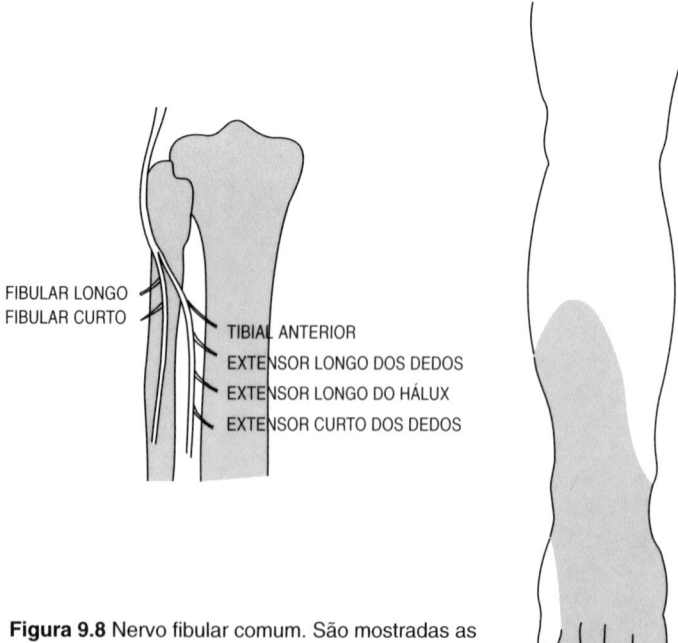

Figura 9.8 Nervo fibular comum. São mostradas as suas distribuições motora e sensitiva.

A neuropatia do nervo fibular comum provoca dor na superfície lateral da perna e do pé. Também são freqüentes as manifestações autonômicas. Há também fraqueza dos dorsiflexores e dos eversores do pé, com atrofia desses músculos. Uma causa comum dessa neuropatia é lesão na área do joelho e na cabeça da fíbula. Clinicamente o paciente apresenta o "pé caído".

Tratamento

Há relatos que calçados corretivos com uma cunha lateral na sola, para everter o pé, relaxam a tensão na musculatura fibular e, por conseguinte, no nervo. A liberação cirúrgica do nervo fibular comum no colo fibular é necessária se as medidas conservadoras falharem. Isso é feito com neurólise simultânea.[10,11]

NERVO FIBULAR SUPERFICIAL

O nervo fibular superficial é uma divisão do nervo fibular comum. O nervo lateral distal separa-se em dois ramos que perfuram a fáscia para inervar as posições lateral e distal da perna, do dorso do pé e os primeiros quatro dedos, exceto o espaço entre o hálux e o aspecto medial do segundo dedo (Fig. 9.9).

A dor sentida é habitualmente em queimação e superficial, com hipoalgesia e hipestesia ao exame. Nos locais da emergência fascial, uma nodularidade é, com freqüência, palpável.

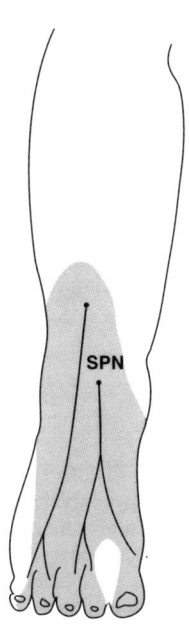

Figura 9.9 Nervo fibular superficial. A distribuição motora e sensitiva do nervo fibular superficial é mostrada, assim como os locais de emergência através da fáscia da perna.

O local no dorso do pé entre o hálux e o segundo dedo é inervado pelo fibular profundo.[6] Em virtude de esse nervo ser muito superficial, ele está exposto ao trauma. Além disso, é um nervo motor para o músculo extensor curto dos dedos e para o primeiro interósseo dorsal.

Tratamento

As medidas conservadoras habitualmente falham ao oferecer alívio, mesmo que as atividades causadoras sejam completamente eliminadas. A descompressão por fasciotomia tem sido relatada como efetiva.[12]

NERVO TIBIAL POSTERIOR

O nervo tibial posterior habitualmente se ramifica abaixo do ligamento laciniado, no que é chamado de túnel do tarso (Fig. 9.10), um túnel fibrósseo.[13-15] O túnel do tarso tem paredes ósseas constituídas de sulco ósseo no lado medial do calcâneo, no processo posterior do tálus e maléolo medial. Está coberto pelo ligamento laciniado, que se estende entre o maléolo medial e a tuberosidade do calcâneo.

Antes de entrar no túnel do tarso, o nervo tibial envia um ramo que supre a sensibilidade da pele do calcanhar. A compressão do nervo acima do ligamento pode provocar dor no calcanhar, assim como a compressão do nervo plantar lateral.

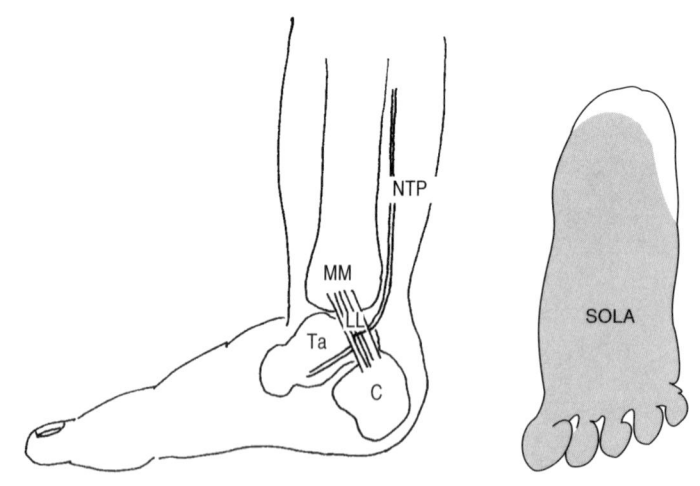

Figura 9.10 Nervo tibial posterior. O nervo tibial posterior passa sob o ligamento laciniado (LL) para dentro do pé no chamado túnel do tarso. Esse ligamento conecta o calcâneo (C) com o maléolo medial (MM), que fica na ponta da tíbia (T). Ele passa sobre o tálus (Ta). Ao sair do túnel, divide-se em três ramos (plantar medial, plantar lateral e calcâneo). Ele supre a sensibilidade da pele na superfície plantar do pé (sola) e supre os músculos intrínsecos do pé.

Tratamento

É habitualmente suficiente remover a compressão. Repouso, evitar trauma, imobilização possivelmente com gesso, órteses, medicamentos antiinflamatórias e injeções locais com corticosteróides constituem o tratamento conservador.[15] No caso de as medidas conservadoras indicarem intervenção cirúrgica, a secção da camada superficial do ligamento laciniado não é suficiente. A camada profunda deve ser seccionada, embora preservada, uma vez que é a origem do músculo abdutor do hálux, um estabilizador do pé.[16,17]

NERVO TIBIAL ANTERIOR

O nervo tibial anterior também é chamado de nervo fibular profundo e de nervo musculoesquelético.[6] A síndrome de compressão do nervo, a *síndrome do túnel do tarso anterior* (Fig. 9.11), tem sido detectada em corredores, esquiadores e dançarinos.[18,19] As lesões também incluem a entorse repetida no tornozelo pelo uso de calçados com salto alto ou botas para esquiar.[20-22]

O nervo fica superficial abaixo do ligamento cruzado crural e é pouco coberto. Em virtude de ficar logo acima dos ossos do tarso, está sujeito a trauma direto.

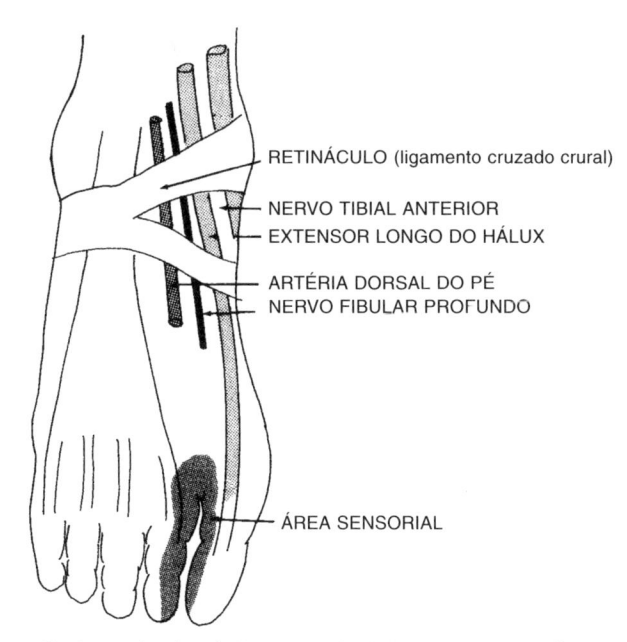

Figura 9.11 Nervo fibular profundo: síndrome do túnel do tarso anterior. O nervo fibular profundo torna-se superficial ao emergir abaixo do ligamento cruzado crural. Ali, ele fica vulnerável ao trauma, causando dor e dormência na área sombreada, mostrada na figura.

O diagnóstico é sugerido por dor localizada e por sensibilidade com anestesia sobre a área, na fenda entre o primeiro e o segundo dedos. Se o ramo motor for afetado, pode haver atrofia da massa muscular dos extensores curtos e fraqueza observada na extensão dos dedos. A flexão plantar forçada do pé e dos dedos agrava a dor, assim como a pressão direta. A injeção perineural de um agente anestésico é diagnóstica e também terapêutica.

Tratamento

O repouso, a remoção da pressão causadora, os antiinflamatórios, os analgésicos locais e a injeção de esteróides são habitualmente efetivos. A intervenção cirúrgica deve assegurar que o retináculo extensor sobrejacente seja adequadamente ressecado. Há também a possibilidade de que aderências dos tendões extensores constituam os fatores causais.

NEUROPATIAS INTERDIGITAIS

Os nervos interdigitais, também chamados de nervos digitais comuns, são fonte freqüente de dor na cabeça do metatarsal. Os nervos interdigitais são sensitivos para os dedos, sendo um prolongamento do nervos plantares lateral e medial. Na sua passagem, eles passam dentro de compartimentos (Fig. 9.12).

Esses nervos mudam o curso por cima e contra o ligamento tarsal transverso profundo, que mantém unidas as cabeças dos metatarsais. Essa angulação é mais acentuada quando os dedos estão hiperestendidos e as articulações metatarsofalângicas (MTF) fletidas (Fig. 9.13). A flexão MTF alivia a pressão sobre o(s) nervo(s) interdigital(ais). A pressão direta do nervo para baixo também é possível. A pressão é maior em um pé com articulações MTF fixas e hiperestendidas por outra causa, tal como hérnia discal lombar, paresia espástica, etc.

O diagnóstico é de dor localizada e sensibilidade com alguns sinais e sintomas de causalgia freqüentemente associados. A pressão digital direta entre as cabeças dos metatarsais diferencia esta dor da metatarsalgia (ver Capítulo 5, Fig. 5.34).

Tratamento

A medida mais importante é diminuir o mecanismo de pressão interdigital: calçados de salto baixo com antepé largo, evitar apoio nos dedos do pé, correção dos dedos hiperestendidos e da sua causa. Coxins de proteção oferecem o alívio da pressão. A injeção interdigital, com agentes analgésicos e esteróides, oferece alívio temporário. Em caso de suspeita de neuromas, indica-se a excisão cirúrgica.

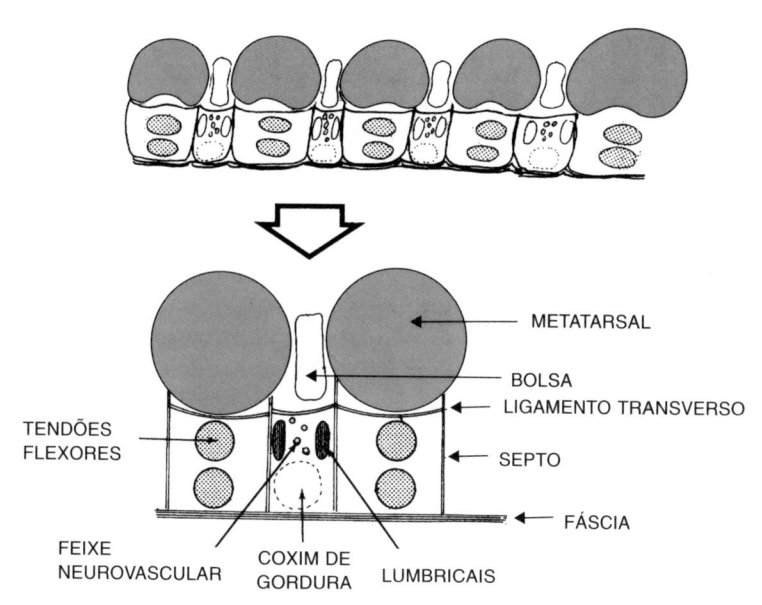

Figura 9.12 Compartimentos que contêm os feixes neurovasculares interdigitais. Estão mostrados os conteúdos dos compartimentos interdigitais.

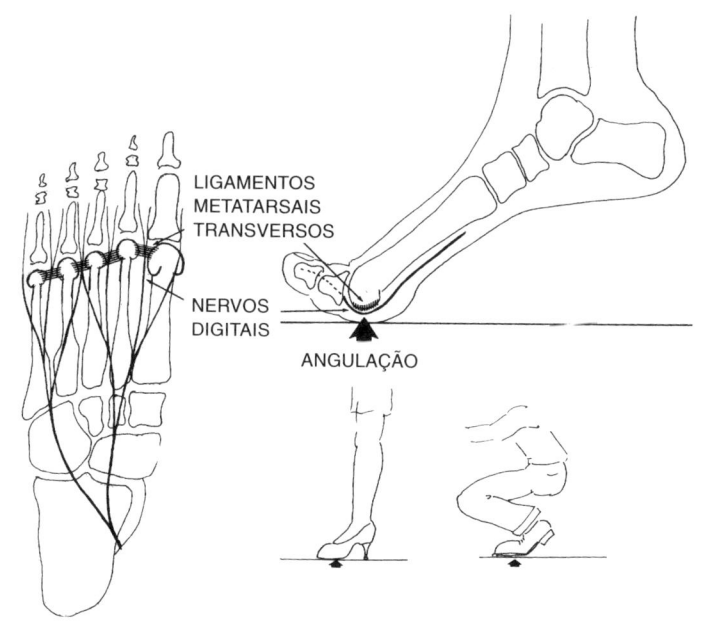

Figura 9.13 Compressão de um nervo interdigital. Os nervos interdigitais originam-se dos nervos plantares na sola do pé e passam entre os ligamentos metatarsais transversos para garantir a sensibilidade aos dedos. Se eles se tornarem angulados nos ligamentos por causa de postura ou atividades anormais, há dor e dormência nos dedos.

NEUROMA DE MORTON

O neuroma de Morton consiste na compressão de um nervo interdigital que produz edema fusiforme no nervo digital. É mais comumente encontrado onde o nervo interdigital ramifica-se para os aspectos contíguos dos dedos (Fig. 9.14). É habitualmente encontrado entre o terceiro e quarto dedos e raras vezes observado entre o segundo e o terceiro metatarsais.

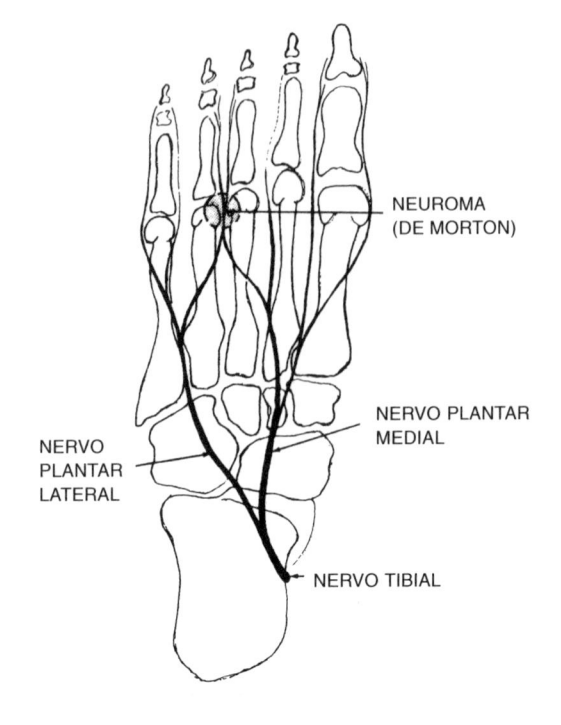

Figura 9.14 Neuroma interdigital de Morton. O neuroma interdigital de Morton é um neurofibroma do nervo interdigital. O local mais freqüente é o terceiro ramo do nervo plantar medial, na sua fusão com o nervo plantar lateral para formar o nervo digital, entre o terceiro e o quarto dedos. Ele ocorre mais raramente em outros locais interdigitais. Dor e hipalgesia ocorrem na área. A dor pode ser provocada por pressão digital entre as cabeças dos metatarsais.

PARESIA FLÁCIDA

Um problema neurológico do membro inferior que afeta o pé é a paresia flácida. As causas incluem poliomielite, síndrome de Guillain-Barré, neurite do isquiático, hérnia discal lombar e várias outras neuropatias, entre as quais o diabete (ver Cap. 10). O diagnóstico é feito por meio da história clínica e por exames laboratoriais confirmatórios. Habitualmente a condição é mais um déficit motor do que uma anormalidade sensorial com dor, embora esta também seja possível.

Se a paresia ou paralisia forem significativas e prejudicarem a deambulação, indica-se o uso de órteses. Estas variam significativamente, sendo modificadas de acordo com o tamanho da pessoa, com o grau de paresia, com o déficit motor e com as necessidades do indivíduo. Vários exemplos estão ilustrados nas Figuras 9.15 a 9.18.

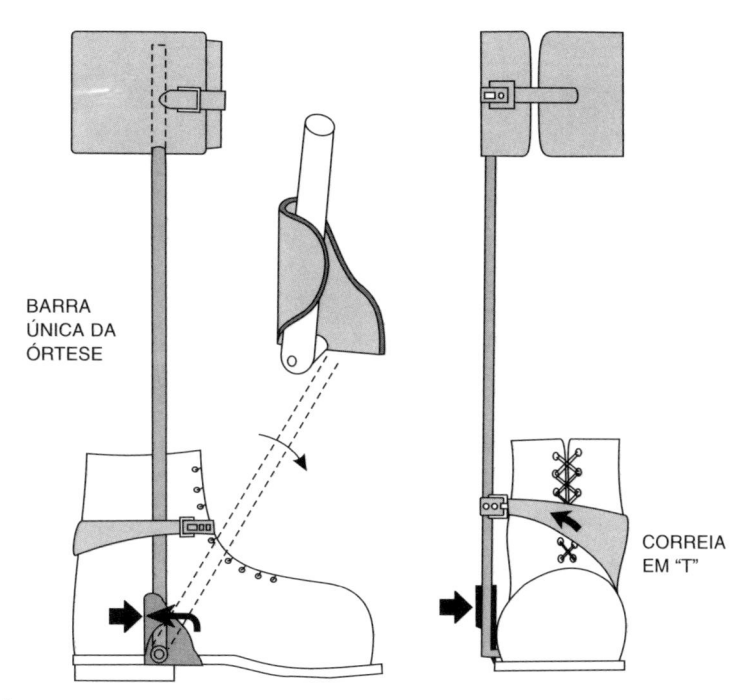

Figura 9.15 Órtese curta com fixador de ângulo reto. Esta órtese evita a flexão plantar além da distância corrigida pelo dispositivo mostrado no centro da ilustração. Com isso, evita-se o eqüinismo; uma correia em "T" corrige a inversão do pé espástico.

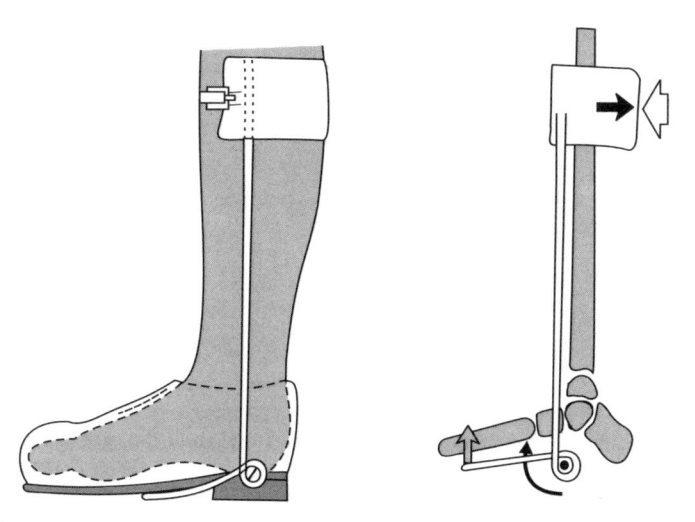

Figura 9.16 Órtese de dorsiflexão tipo corda de piano. Quando houver contração mínima do músculo gastrocnêmio-sóleo, como na paresia flácida, uma órtese flexível tipo corda de piano promove a dorsiflexão do tornozelo na fase de balanceio da marcha.

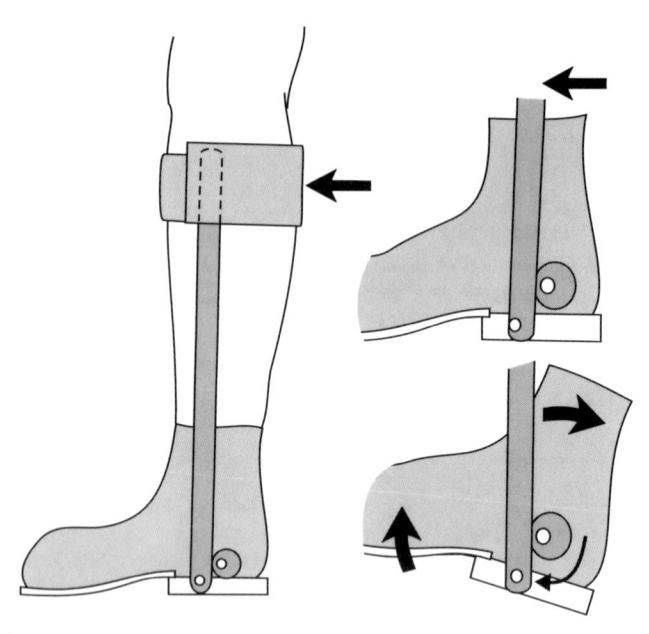

Figura 9.17 Órtese noturna que alonga o complexo tendão do calcâneo-gastrocnêmio-sóleo. A articulação do tornozelo excêntrica força em dorsiflexão o calçado que tem uma barra de inflexão. Isso passiva e constantemente força os tecidos flexores plantares. O grau de dorsiflexão pode ser modificado rodando-se a articulação do tornozelo. Seu principal uso é como órtese noturna.

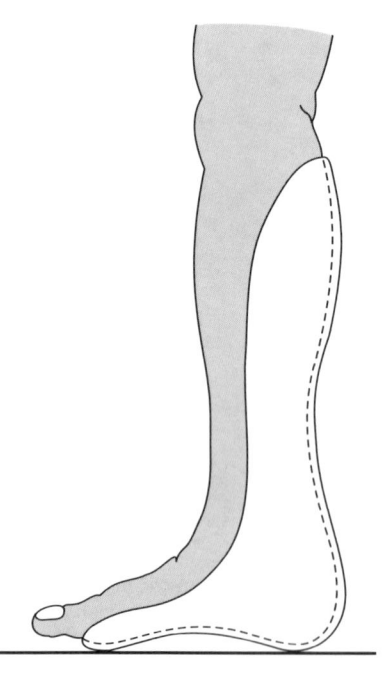

Figura 9.18 Imobilizador plástico moldado para a perna. Para manter a dorsiflexão durante o apoio e através da fase de balanceio da marcha, um imobilizador plástico (fibra de vidro) pode ser moldado para conformar-se ao pé e ao tornozelo. As correções do arco, das cabeças dos metatarsais posteriores e varo-valgo do tornozelo podem ser incorporadas.

PARALISIA ESPÁSTICA

Em uma lesão do neurônio motor superior com espasticidade, o pé assume uma posição em eqüinismo, evitando a dorsiflexão durante o apoio e a marcha. Os reflexos tendíneos profundos estão hiperativos, havendo espasticidade, clono e sinal de Babinski diagnóstico. A espasticidade e o eqüinismo prejudicam a função. O pé não levanta na fase de balanceio. Na fase do apoio, o calcanhar não faz contato com o solo. Ao fazê-lo, o calcanhar toca o solo às custas da hiperextensão do joelho.

O eqüinismo prolongado provoca contratura do complexo gastrocnêmio-sóleo, prejudicando o alongamento que permite a dorsiflexão.

Tratamento

O tratamento da espasticidade é tentado com medicamentos. A fisioterapia alonga passivamente o complexo calcâneo-gastrocnêmio-sóleo de forma ativa. O alongamento do músculo tibial anterior parece relaxar contra-lateralmente (agonista-antagonista) os flexores plantares.

Os imobilizadores mostrados nas Figuras 9.15 a 9.17 são úteis na melhora da marcha e no alongamento dos complexos da flexão plantar. A espasticidade também causa varo. Portanto, é benéfica uma correia em T aplicada a uma órtese de perna com barra unilateral (Fig. 9.19).

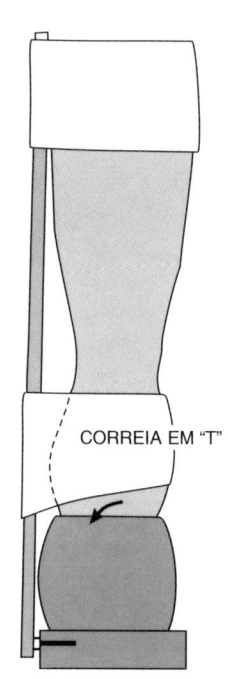

Figura 9.19 Correia em T adaptada à órtese curta para corrigir o valgo. Diante de uma condição grave de valgo e se a perna necessitar imobilizador curto, a correia em T pode ser aplicada na barra da órtese no lado de dentro da perna, que traciona (seta reta) o pé-tornozelo em varo (seta curva).

PÉ EM VARO NA PARALISIA CEREBRAL

Na paralisia cerebral, o desequilíbrio dos músculos inversores e eversores alinha em varo o pé, com prejuízo funcional à instabilidade do apoio ou no levantamento do pé no balanceio.

A mecânica do pé tem sido analisada, e os movimentos sagitais durante a carga são conhecidos. As ações musculares em indivíduos prejudicados afetam principalmente os planos coronal e transverso, que ocorrem nas articulações subtalares.

Na batida do pé, o calcâneo cai em valgo e há deslizamento medial na articulação subtalar, levando à rotação interna do tálus, que aumenta na fase do apoio (Fig. 9.20) por causa da rotação da tíbia. A carga começa no calcanhar e continua ao longo da borda lateral do pé em direção às cabeças dos metatarsais, com o principal impulso fornecido pela falange distal (Fig. 9.21).

Os músculos do compartimento posterior influenciam a mecânica do pé. Quando o pé levanta, ele supina por força dos músculos tríceps sural, tibial posterior, flexor longo do hálux, flexor longo dos dedos, tibial anterior e extensor longo do hálux, dos quais os mais importantes são os tibiais anterior e posterior e o tríceps sural.[23]

O músculo tibial anterior promove a dorsiflexão e a supinação do pé, enquanto o músculo tibial posterior inverte (aduz) e realiza a flexão plantar. O tibial anterior é primariamente ativo no balanceio da marcha, e o tibial posterior e o tríceps sural na fase de apoio.

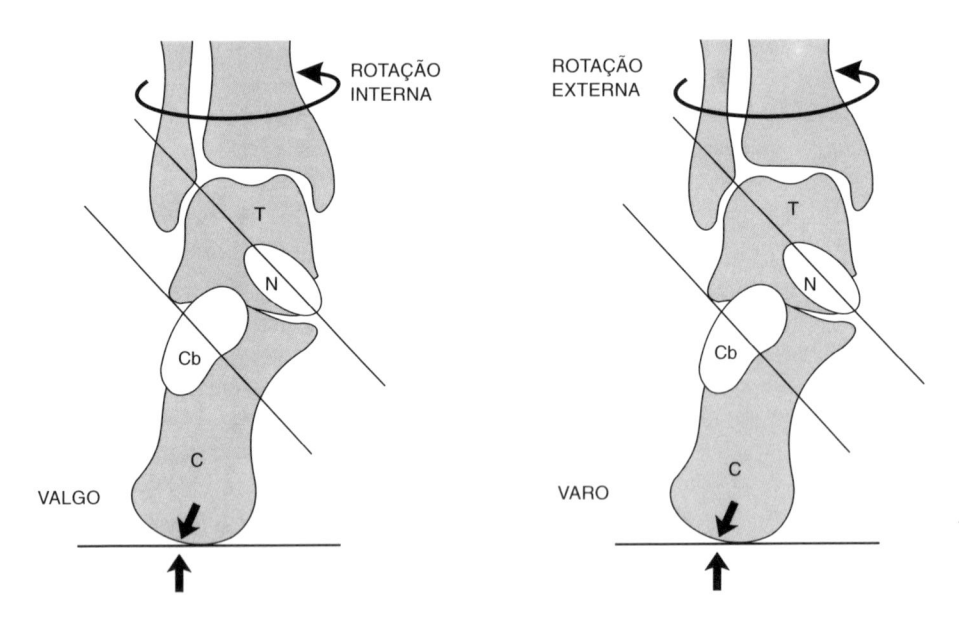

Figura 9.20 Supinação do pé na rotação da perna. No apoio, a rotação interna causa valgo do pé com pronação (figura da esquerda). Durante a carga, na fase de apoio, a rotação externa (figura da direita) faz o pé rodar na articulação subtalar e supinar para completar a fase do balanceio. T é o tálus e C, o calcâneo, com suas facetas designadas, N (navicular) e Cb (cubóide).

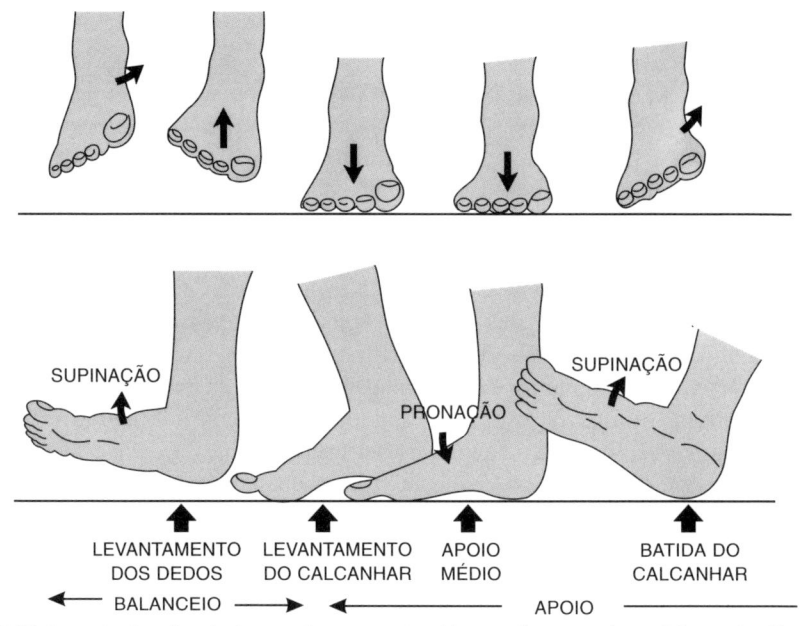

Figura 9.21 Aspecto do pé e do tornozelo na marcha. Na marcha normal, o pé faz a dorsiflexão e supina na fase de levantamento dos dedos e da batida do calcanhar. Está pronado no levantamento do calcanhar e na fase de apoio médio. Com espasticidade ou flacidez, todos esses aspectos ficam alterados, devendo ser avaliados e corrigidos.

Os músculos extensor longo dos dedos, fibular longo e fibular curto são *eversores*. O extensor longo dos dedos atua com o tibial anterior no balanceio e evita ou minimiza a supinação e a inversão.

A análise da marcha no indivíduo com paralisia cerebral não é conclusiva, com anormalidades do tibial anterior e do tibial posterior identificadas como hiperatividade. No começo do balanceio, se o tibial anterior ficar muito ativo e o tibial posterior inativo, isso indica a necessidade de intervenção cirúrgica (transposição de tendão) do tibial anterior.

A superatividade do tibial posterior interfere na fase do apoio, contribuindo para o eqüinismo e para o desvio lateral deficiente. É importante determinar se o varismo do pé ocorre na fase do balanceio ou do apoio – ou em ambas. Tal achado indica o procedimento cirúrgico que merece consideração e pode ser determinado pelos exames de pressão do pé e por estudos simultâneos de EMG.[24-27]

Infelizmente os estudos mencionados não distinguem claramente os movimentos do antepé e do retropé.

Em sentido mais amplo, a paralisia cerebral é um déficit neurológico resultante da disfunção cerebral adquirida na gestação, no parto ou no período neonatal. Funcionalmente, figura na escala dos problemas neurológicos, ortopédicos e psicológicos.[28] Assim, o pé do portador de paralisia cerebral também percorre este caminho; todavia foi discutido apenas o pé eqüinovaro espástico.

Tratamento

Ao tratar-se inicialmente os problemas de deambulação na paralisia cerebral, a criança freqüentemente recebe um imobilizador longo para as duas pernas com uma banda pélvica ou imobilizador de Knight com trancas nos quadris e joelhos e com bloqueio de 90° nos tornozelos. Os exercícios de fisioterapia realizados passivamente *para* o paciente e, por fim, *pelo* paciente são iniciados e modificados. Os imobilizadores são moderados conforme as necessidades. Espera-se que a fisioterapia adequada e persistente, junto com imobilizadores, retarde ou evite a necessidade de intervenção cirúrgica. As técnicas cirúrgicas estão além do objetivo deste livro,[29,30] devendo estar sob responsabilidade do ortopedista consultor.

Recentemente as opiniões médicas mudaram quanto ao manejo da espasticidade. A avaliação visual da marcha espástica falha em determinar a extensão e o efeito da espasticidade e/ou a fraqueza de músculos específicos, o que dificulta a determinação da eficácia de tenotomias ou de procedimentos de bloqueio nervoso.

Com as técnicas mais recentes de análise de carga e estudos eletromiográficos simultâneos em todas as fases da marcha, essa conclusão proporciona base mais científica para os procedimentos terapêuticos. Os bloqueios nervosos com fenol ou injeção de toxina botulínica nos grupos musculares específicos aumentam a possibilidade de benefícios de longa duração.

O manejo multidisciplinar da espasticidade é necessário, sendo mais efetivo quando combinado com intervenção anestesiológica com bloqueios nervosos e com toxina botulínica, após cuidadosa análise por profissionais habilitados nas técnicas de avaliação com placa de pressão e eletromiografia. Por fim, a fisioterapia, a intervenção ortopédica e as órteses, assim como os exames neurológico e pediátrico, completam a reabilitação.

REFERÊNCIAS BIBLIOGRÁFICAS

1. Pecina, MM, Krompotic-Nemanic, J, and Markiewitz, AD: Tunnel Syndromes, CRC Press, Boca Raton, 1991.
2. Cailliet, R: Pain: Mechanisms and Management. FA Davis, Philadelphia 1993.
3. Gutmann, L: Atypical deep peroneal neuropathy. J Neurol Neurosurg Psychiatry 33:453-456, 1970.
4. McElvenny, RT: Etiology and surgical treatment of intractable pain about fourth metatarsophalangeal joint. J Bone Joint Surg 25:675-679, 1943.
5. Cailliet, R: Low Back Pain Syndromes, ed 5., FA Davis, Philadelphia, 1994.
6. Kopell, HP, and Thompson, WAL: Sciatic Nerve, Sciatic Notch, Chapter 10. In Kopell, HP, and Thompson, WAL: Peripheral Entrapment Neuropathies, Williams & Wilkins, Baltimore, 1963, pp.55-58.
7. Haymaker, W, and Woodhall, B: Injuries of the Peripheral Nerves Derived from the Lumbar Plexus. In Haymaker, W, and Woodhall, B: Peripheral Nerve Injuries, ed 2. WB Saunders, Philadelphia, 1953, pp 282-285.
8. Worth, RM, et al: Saphenous nerve entrapment: A cause of medial knee pain. Am J Sports Med 12:80, 1984.
9. Dumitru, D, and Windsor, RE: Subsartorial entrapment of the saphenous nerve of a competitive female body builder. Phys Sportsmed 17:116, 1989.
10. Moller, BN, and Kadin, S: Entrapment of the common peroneal nerve. Am J Sports Med 15:90, 1987.
11. Leach, RE, Purnell, MB, and Saito, A: Peroneal nerve entrapment in runners. Am J Sports Med 17:287, 1989.
12. Styf, J: Entrapment of the superficial peroneal nerve: Diagnosis and results of decompression. J Bone Joint Surg 71B:131, 1989.

13. Keck, Ch: Tarsal tunnel syndrome. J Bone Joint Surg 44A:180, 1962.
14. Lam, SJS: Tarsal tunnel compression of nerve contents. Lancet 2:1354, 1962.
15. Lam, SJS: Posterior nerve entrapment. J Bone Joint Surg 49B:87, 1967.
16. Androic, S: Reumatizam 14:12, 1967.
17. Edwards, WG, et al: Surgical release of the posterior tibial nerve. JAMA 207:716, 1969.
18. Deese, JM, Jr, and Baxter, DE: Compressive neuropathies of the lower extremities. J Musculoskel Med 5:68,1988.
19. Schon, LC, and Baxter, DE: Neuropathies of the foot and ankle in athletes. Clin Sports Med 9:489, 1990.
20. Lindenbaum, BI: Ski boot compression syndrome. Clin Orthop 140:19, 1979.
21. Gessini, L, Jandolo, B, and Pietrangeli, A: The anterior tarsal syndrome: Report of four cases. J Bone Joint Surg 66A:786, 1984.
22. Murphy, PC, and Baxter, DE: Nerve entrapment of the foot and ankle in runners. Clin Sports Med 4:753, 1985.
23. Sussman, MD (ed): The Diplegic Child: Evaluation and Management. AAOS Publishers, Rosemont, IL, 1992, pp 389-396.
24. Barto, PS, Supinski, RS, and Skinner, SR: Dynamic EMG findings in the varus hindfoot deformity and spastic cerebral palsy. Day Med Child Neurol 26:88-93, 1984.
25. Wills, CA, Hoffer, MM, and Perry, J: A comparison of foot switch and EMG analysis of varus deformities of the feet of children with cerebral palsy. Dev Med Child Neurol 30:227-231, 1988.
26. Alexander, I, and DeLozier, G: Integrated three-dimensional motion analysis and dynamic foot pressure assessments in the evaluation of foot and ankle mechanics. Presented at Seventh Annual Summer Meeting of the American Orthopaedic Foot and Ankle Society. Boston, MA, July 25-28,1991.
27. Hoffer, MM, Barakat, G, and Koffman, M: 10-year follow-up of split anterior tibial tendon transfer in cerebral palsied patients with spastic equinovarus deformity. J Ped Orthop 5:432-434,1985.
28. Rusk, HA: Rehabilitation of patient with cerebral palsy, Chap 26. In Rusk, HA: Rehabilitation Medicine, ed 4. CV Mosby, St Louis, 1977, pp 474-495.
29. Baker, LD: A rational approach to the surgical needs of the cerebral palsy patient. J Bone Joint Surg (Am) 38:313, 1956.
30. Silver, CM, and Simon, SD: Operative treatment of cerebral palsy involving the lower extremity. J Inter Coll Surg 27:457, 1957.

CAPÍTULO 10

Causalgia e outras distrofias simpático-reflexas

A distrofia simpático-reflexa incide muito freqüentemente em condições póstraumáticas. Mesmo assim, passa despercebida pelo médico desinformado e sem a consciência de que um capítulo inteiro é essencial ao serem consideradas as condições dolorosas da extremidade inferior.

A distrofia simpático-reflexa (DSR) envolve as extremidades inferiores um tanto menos do que as superiores. Essa condição é vista com mais freqüência em tempos de guerra; contudo, com a crescente incidência de lesões do tipo ocasionado em guerras, na vida civil, por exemplo, nos esportes de contato e em acidentes de automóvel e de motocicleta, sua incidência está se tornando maior.

A presença de DSR na extremidade inferior pode passar despercebida nas lesões ao redor do joelho, do pé e do tornozelo. Seu tratamento pode ser conservador ou cirúrgico. A DSR na ausência de causalgia é geralmente mal-diagnosticada e mal-tratada, resultando em seqüelas graves e incapacitantes. Nota-se geralmente manifestações de DSR no pé, no tornozelo e nos dedos, em razão de trauma em qualquer parte da extremidade inferior.

A causa mais freqüente de DSR na extremidade inferior é iatrogênica, a partir de intervenções cirúrgicas e imobilização apertada, com lesão dos nervos ou próxima a eles.

DISTROFIA SIMPÁTICO-REFLEXA

A condição denominada distrofia simpático-reflexa abrange muitas condições incapacitantes vasomotoras e neuromusculares de ambas as extremidades, inferior e superior. Sabe-se que essa condição, competentemente designada como uma síndrome, acompanha praticamente qualquer tipo de lesão local, de maior ou menor grau. A condição, originalmente denominada *causalgia*, provoca "dor em queimação" com sintomatologia neurovascular associada. Esta síndrome pode ser também dividida em versões maiores e menores em que a dor em queimação, ou de outro tipo, não precisa estar associada. Ao se delinear essa condição, fica mais fácil reconhecê-la logo e tratá-la apropriadamente.

Bonica[1] dividiu a DSR em maior e menor a partir das seguintes subdivisões:

Maior	Menor
Causalgia	Síndrome do ombro-mão-dedo
Síndrome talâmica	Após o infarto do miocárdio
Membro fantasma	Após acidente vascular cerebral
	Pós-injeção
	Pós-fratura, imobilização
	Pós-síndrome de uso excessivo: agora chamada de distúrbio por *trauma repetitivo*

A partir da tabela, é possível observar que, com as distrofias menores, qualquer trauma pode estar implicado, o que pode indicar um incidente com tão pouca importância que é com freqüência difícil de se lembrar da causa.

Certamente a DSR é uma complicação maior de qualquer incapacidade da extremidade, dolorosa ou não; portanto, seu reconhecimento deve ser considerado com qualquer queixa de extremidade apresentada pelo paciente, especialmente diante de descrição de uma dor persistente e "atípica".

A literatura mostra que Pare,[2] no século XVI, observou a *dor em queimação* e sintomas associados seguidos de lesão de nervo periférico. A condição atingiu proeminência durante a Guerra Civil Americana (1864), quando foi descrita por Mitchell e colaboradores.[3] Mitchell descreveu a condição em soldados feridos, que desenvolveram "dor em queimação" após lesão de nervo periférico, geralmente a partir de ferimentos com armas de fogo. Mitchell empregou o termo "causalgia" para descrever o caráter em queimação da dor. É dele o crédito de originalmente descrever essa condição, a qual é, na atualidade classificada como distrofia simpático-reflexa maior.

Muitos profissionais seguiram com discussões descritivas dessa condição. Letievant,[4] na França (1873), descreveu a condição como tendo causa neurológica. Sudeck[5] (1900) publicou uma descrição clássica das características radiológicas da osteoporose seguida de trauma com DSR subseqüente. Leriche[6] (1916) descreveu a condição como uma seqüela do sistema nervoso simpático, que levou ao uso de simpatectomia periférica, considerada um tratamento favorável e bem-sucedido de DSR. Então, a DSR foi amplamente esquecida até a Segunda Guerra Mundial, quando numerosos casos foram relatados. A condição clínica reviveu.

Vários termos são usados para nomeá-la na literatura. Entre eles estão algodistrofia, simpatalgia, distrofia simpático-reflexa neurovascular, angiospasmo traumático, vasospasmo traumático, atrofia de Sudeck, osteoporose pós-traumática, osteoporose dolorosa pós-traumática, síndrome ombro-mão-dedo e outros. A dor geralmente persiste após o trauma inicial acalmar-se, e considera-se a possibilidade de a dor permanecer na distribuição do nervo periférico pelas fibras nervosas simpáticas. A dor tem sido rotulada como *dor simpaticamente mantida* (DSM). Usa-se o termo *dor simpática independente* (DSI)[7] em caso de evidência menor de envolvimento do sistema nervoso simpático, com persistência da dor.

Todos os termos recém-mencionados aludem às seguintes manifestações clínicas:
1. Dor persistente – variavelmente descrita, mas com freqüência com qualidade "em queimação", embora não necessariamente apresentando essa qualidade específica.
2. Alterações vasomotoras manifestadas, como hipertermia, geralmente seguidas de frieza.
3. Presença de edema subcutâneo tornando-se rapidamente não-depressível.
4. Presença de alterações sensoriais – primeiramente hiperestesia e mais tarde hipestesia.
5. Alterações tróficas definitivas, tais como atrofia da pele, do músculo e do osso, causadoras de incapacidade funcional. Osteoporose final significativa. Osteartrose atrófica.[8,9]

A causalgia tem sido definida pela International Association for the Study of Pain (IASP)[10] como "uma síndrome de dor em queimação sofrida após lesão traumática de nervo, combinada com disfunções vasomotoras e sudomotoras seguidas de alterações tróficas". A amplificação da síndrome de DSR inclui muitas condições de DSR sem "dor em queimação", e ainda todas com os sintomas e achados vasomotores e sudomotores. Isso concorda com a DSI descrita por Roberts.[7] Os mecanismos básicos, a patofisiologia, e os sintomas[11] em qualquer forma de DSR são semelhantes o suficiente para justificarem o termo diagnóstico e as terapias.

Definir cada palavra do termo distrofia simpático-reflexa esclarece a entidade patológica. *Distrofia* indica atrofia excessiva dos tecidos ósseos e musculares da região, assim como crescimento anormal das unhas dessa extremidade e hiperceratose da pele. *Simpático* indica alterações vasomotoras e sudomotoras inapropriadas, como sudorese, frieza e alterações na cor da extremidade por vasoconstrição ou vasodilatação. *Reflexa* indica que os sinais emanam da distribuição do sistema nervoso simpático da extremidade. Outro fato que confirma o diagnóstico de DSR é a sua resposta benéfica à interrupção simpática.

O início da dor varia entre DSR maior (causalgia) e DSR menor. A primeira tem início imediato de dor ou início em pelo menos breve período de tempo, enquanto a segunda pode ter retardo na dor de vários dias e até meses. A característica da dor é inevitavelmente descrita como uma sensação "em queimação", a qual identifica a condição como DSR.

O local dessa síndrome é distal na extremidade, seja ela superior – ombro-mão-dedo – ou inferior – joelho-tornozelo-pé-dedos.

Os mecanismos envolvidos têm sido postulados diversamente. Mitchell[3] apresentou o mecanismo como de "reflexo inexplicável nos centros da medula espinal sentido em regiões remotas, fora da distribuição do nervo ferido". Tal definição foi modificada pelo autor, mas a idéia foi mantida. Foram propostos inúmeros conceitos, porém, mais recentemente, Devor[12] ofereceu um conceito em que sugere que a lesão danifica ou secciona (corta) o nervo envolvido.

Essa teoria interessante envolve a compreensão da estrutura dos axônios neuronais e a teoria de transporte axoplasmático. A hipótese é exemplificada na Figura 10.1.[13]

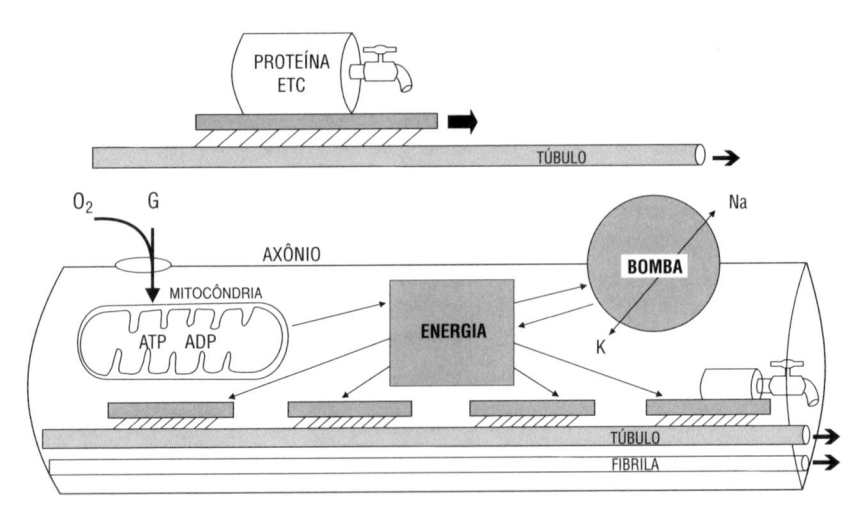

Figura 10.1 Transporte axoplasmático: uma teoria. Os fluxos de proteína e dos outros derivados começa com a entrada de glicose (G) na fibra nervosa. Ocorre glicólise e fosforilação (O_2) na mitocôndria, através do metabolismo do trifosfato de adenosina (ATP). Este último cria energia para a bomba de sódio que regula o equilíbrio entre o sódio (Na) e o potássio (K) e determina a ação do nervo. Os filamentos de transporte (FIBRILA) movem-se junto ao axônio por oscilação e carregam os elementos protéicos nutritivos junto à via nervosa. (De Caillet, R: *Knee Pain and Disability*, ed. 3 FA Davis, Philadelphia, 1992, p. 228, Fig. 7.13. Data from Ochs, S: *Axoplasmic transport A basis for neural pathology*. In Dyke, PJ, Thomas, PK, and Lambert, EH (eds): *Peripheral Neuropathy*, WB Saunders, Philadelphia, 1975, pp 213-230.)

A função neuronal é agora considerada transporte axonal de proteínas a de outros materiais necessários aos tecidos supridos pelo nervo. Os impulsos sensoriais são também supridos por transporte axonal.

O corpo celular do neurônio sofre um alto nível de síntese protéica, a qual é conduzida ao longo do comprimento da fibra nervosa. Esse mecanismo de transporte tem sido mostrado como dependente do suprimento adequado de sangue. A pressão no axônio do nervo e/ou o seu fluxo sangüíneo prejudicará o transporte axonal. O fluxo pelos microtúbulos e neurofilamentos do axônio é prejudicado. A variação dos componentes das proteínas do nervo periférico também determina o resultado da incapacidade axonal.

Após um nervo ter sido apertado, as fibras podem apresentar ramificação colateral.[14,15] Durante a recuperação do nervo lesado, a superfície em regeneração exposta do axônio passa por um acúmulo de receptores maior do que o normal. Esses receptores são alfa-adrenogênicos, pois promovem o desenvolvimento nervoso anormal de propriedades elétricas.[16] Esses receptores excessivos, e possivelmente anormais, tornam-se marcapassos ectópicos, que levam à despolarização espontânea. Na proporção em que são numerosos e excessivos, bombardeiam o sistema nervoso central e interferem no processamento central normal de informação sensorial. O sistema nervoso central, que ainda está em estado de hiperatividade e de hiper-receptividade por causa do bombardeio anterior dos impulsos da fibra nervosa não-mielinizada, encontra-se agora mais acessível à persistência de dor. Isso porque há liberação excessiva de impulsos adrenérgicos distais por essas novas ramificações das fibras nervosas (Fig. 10.2).[12]

O estímulo periférico origina-se da quimiossensibilidade e da mecanossensibilidade anormais dos neurônios, e não como resultado de qualquer outro estímulo fisiológico.

Centralmente o processamento sensorial anormal aberrante dessa barragem produz a sensação de dor (parestesias), e os reflexos simpáticos alterados produzem as características somáticas da DSR (Fig. 10.3).

Outras teorias postulam o envolvimento de sistema nervoso periférico em vez de mecanismos centrais. No lugar da lesão nervosa, ocorre sinapse entre as fibras dolorosas simpáticas eferentes e aferentes, a qual provoca um "curto-circuito" da informação sensorial.[17,18] Esse conceito tem sido refutado, pois não explicita por que é efetivo um bloqueio nervoso simpático distal da lesão. Outro conceito periférico evoca a liberação de substâncias álgicas (nociceptoras) na área envolvida,[6] que produzem hiperalgesia local, a qual, por sua vez, mantém um ciclo vicioso.

Dentre os inúmeros mecanismos centrais postulados, sustenta-se amplamente o conceito de bombardeio das células do corno dorsal nas lâminas IV a VI por substâncias nociceptoras periféricas (Fig. 10.4).

Segundo Rizzi e colaboradores,[19] uma pergunta fica sem resposta em razão de a causalgia ocorrer mais freqüentemente com lesão nervosa "parcial" em vez de lesão completa e também porque há incidência tão baixa de causalgia com tantas lesões nervosas parciais.

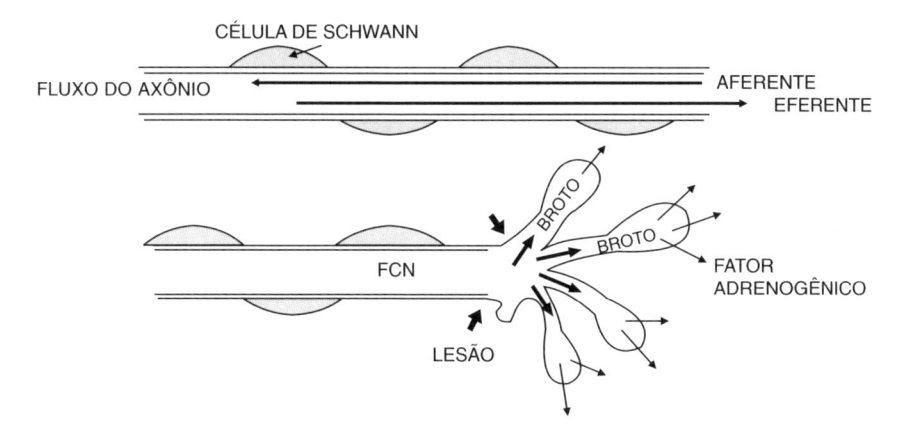

Figura 10.2 Crescimentos axonais formando um neuroma (esquema). O desenho superior mostra um fluxo axonal normal. Após lesão neural por compressão ou secção parcial ou total (desenho inferior), o fator de crescimento do nervo (FCN) estimula o nervo a avançar distalmente, formando "brotos", que, por sua vez, criam mais terminações nervosas. Em virtude da maior secreção de fatores adrenogênicos a partir desses brotos adicionais, o nervo fica mais sensível aos agonistas adrenogênicos e transmite mais impulsos de potencial de dor para a medula espinal.

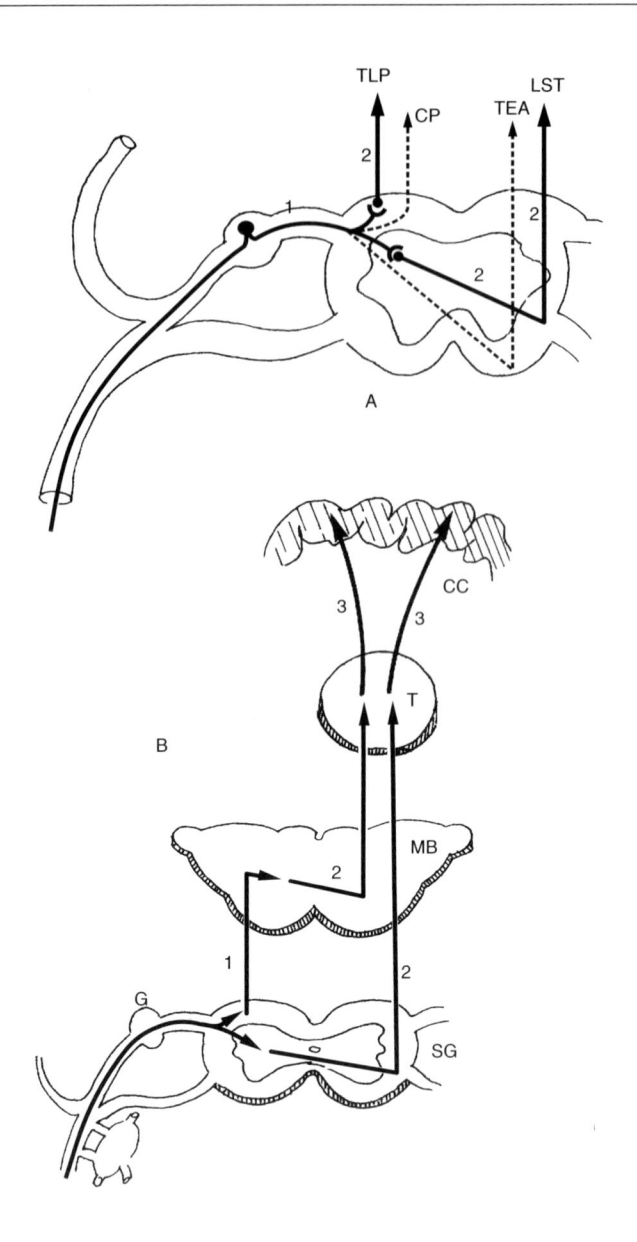

Figura 10.3 Vias neuronais da dor. **A** Mostra o curso das fibras sensoriais (1) em um nervo segmentar, com seus gânglios na raiz dorsal (G). Ao entrar na medula, as fibras ascendem no mesmo lado (1) (2), no trato lateral posterior (TLP) e decussam para cruzar (2) no trato espinotalâmico lateral via neurônios secundários (2). As colunas posteriores (CP) transmitem a sensibilidade posicional. Os tratos espinais ascendentes (TEA) conduzem a sensibilidade tátil. Em **B**, o neurônio de primeiro estágio (1) até a medula via gânglio (G) estimula o neurônio do segundo estágio (2) no mesencéfalo (ME) e, então, no tálamo (T). O neurônio do terceiro estágio (3) ascende até o córtex cerebral (CC). Essas fibras são chamadas vias corticotalâmicas.

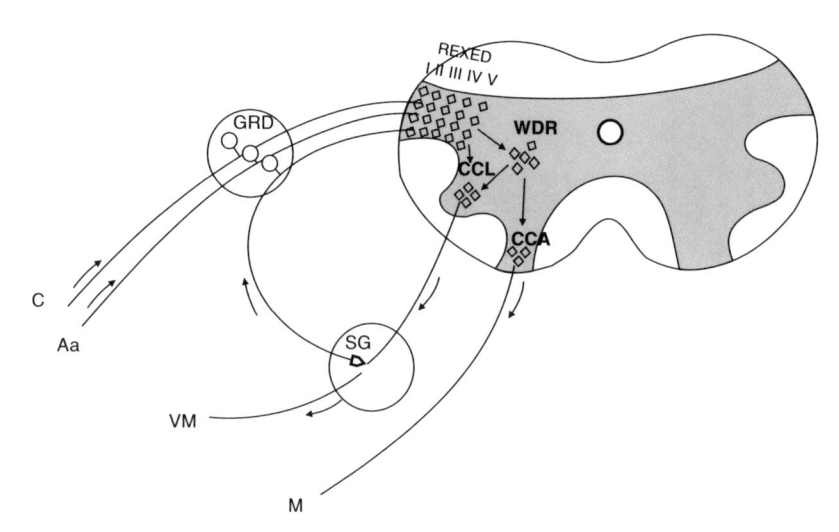

Figura 10.4 Vias de transmissão da dor autonômica (causalgia). O trauma irrita as terminações das fibras C somáticas aferentes (não-mielinizadas), mecanofibras e fibras autonômicas (simpáticas), fazendo com que os impulsos procedam para as células de Rexed I, II, III, IV e V dentro da substância cinzenta da medula. Uma via interneuronal excita as células do corno lateral (CCL) do sistema autonômico, transmitindo impulsos ao gânglio simpático. Os impulsos a partir do gânglio simpático retornam ao gânglio de raiz dorsal (GRD) como impulsos sensoriais. As mecanofibras transmitem impulsos que transmitem os impulsos de alodinia no circuito.

O estado psicológico do indivíduo na lesão também passou à categoria de fator significativo. Muita pesquisa ainda é necessária para averiguar a suscetibilidade neuropsicológica-humoral de indivíduos sob ansiedade extrema, a qual predispõe os pacientes que sofrem trauma a desenvolverem a DSR causálgica.

Recentemente se levantou uma hipótese[20] sobre o fato de muitos casos de DSR ocorrerem após trauma relativamente pequeno ou em razão de a dor e outros sintomas somáticos serem exacerbados por estresse emocional. Propõe-se que a ansiedade ou o estresse preexistentes aumentam a liberação de noradrenalina, a qual eleva a hiperatividade arteriolar. Os efeitos de vasospasmo, isquemia e liberação nociceptora em tecidos neurais já banhados por noradrenalina excessiva causada por ansiedade e estresse provocam DSR.

O aspecto neuropsicológico-humoral das emoções em relação à dor merece discussão na seção do sistema simpático, especialmente porque se considera que a noradrenalina excessiva liberada a partir de ansiedade, estresse e medo, representa papel proeminente.

Estresse psicológico por longo período de tempo estimula o hipotálamo através do núcleo reticular paragigantocelular (RPG) no bulbo. A partir deste, há muitas projeções para o hipotálamo, especialmente para os núcleos paraventriculares (NPV) (Fig. 10.5).[21] Os NPV contêm neurônios que liberam vasopressina e ocitocina, que entram na glândula hipófise posterior.

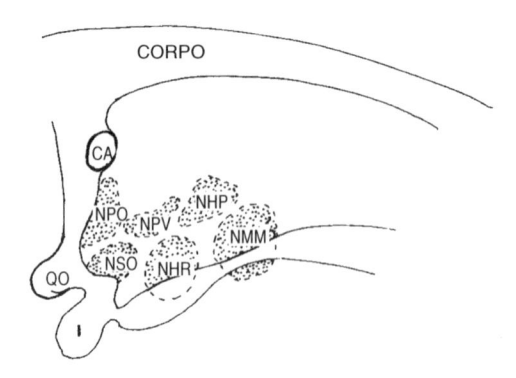

Figura 10.5 Os principais núcleos do hipotálamo. Há vários grupos de núcleos hipotalâmicos. Os impulsos eferentes que passam pelo tálamo via hipotálamo são provavelmente as principais vias para o córtex cerebral. Esses núcleos são os seguintes: NPV = núcleo paraventricular; NPO = núcleo pré-óptico; NSO = núcleo supra-óptico; NHP = núcleo hipotalâmico; NHD = núcleo hipotalâmico dor- somedial; NMM = núcleo mamilar medial; NHR = núcleo hipotalâmico retromedial; CA = comissura anterior; QO = quiasma óptico; I = infundíbulo.

Nesse ponto, processa-se um jogo químico entre as glândulas hipofisárias posteriores e anteriores, com liberação de hormônio corticotropina e ACTH. A isso denomina-se *preponderância* da liberação simpática. O eixo hipotalâmico-hipofisário-suprarenal resultante (HHS) é a resposta neurormonal ao estresse.[22-24]

Em muitos estados dolorosos, a hipersensibilidade dos tecidos envolvidos é aparentemente mediada por mecanorreceptores em áreas já hipersensíveis. Clinicamente isso é evidenciado por dor provocada por simples contato. A teoria que explica esse conceito propõe que impulsos repetidos das fibras nociceptoras C comprimidas no corno dorsal (região SG das camadas Rexed I e II) hipersensibilizam os neurônios de grande amplitude dinâmica (WDR).[25]

O trauma inicial que provoca a reação nociva nas fibras nociceptoras C avança pelos gânglios de raízes dorsais e exerce efeito sobre as camadas Rexed I e II na área da coluna dorsal (SG). Estas, por sua vez, bombardeiam a área adjacente do corno dorsal (denominada WDR, por Roberts).[25] Os WDRs tornam-se hipersensíveis, aceitando impulsos dos mecanorreceptores mielinizados (Fig. 10.6), os quais agora se tornam nociceptores. Apenas um leve contato torna-se doloroso.

Há também uma conexão neural na medula, onde as células WDR inervam as células do corno lateral do sistema nervoso autônomo. Esse circuito afeta as fibras aferentes autonômicas e explica pelo menos algumas – se não todas – alterações distróficas da DSR.

Devido a esses circuitos neuronais medulares, há também sinapses nas células do corno anterior. Elas iniciam a contração muscular ("espasmo") no nível segmentar. Quando excessiva e constante, a contração muscular passa a ser um nociceptor adicional. A reação vascular da contração muscular sustentada torna-se um nociceptor simpaticamente mediado.

O mecanismo cerebral de recepção de dor também envolve o sistema nervoso autônomo. Desde o advento da *tomografia de emissão de pósitrons* (PET), que localiza áreas precisas de fluxo sangüíneo cerebral, pode ser determinada a região do cérebro afetada pelo estímulo periférico.[26]

Nos estudos com PET, a percepção da dor afeta o giro cingulado anterior e os córtices somatossensitivos primários e secundários. A aplicação dolorosa de calor periférico[27] ativa os córtices somatossensitivos cingulados anteriores contralaterais. A estimulação não-nociva ativa somente os córtices somatossensitivos primários. Isso implicaria o envolvimento dos córtices secundários na percepção de dor, enquanto os córtices primários são envolvidos na mecanorrecepção.

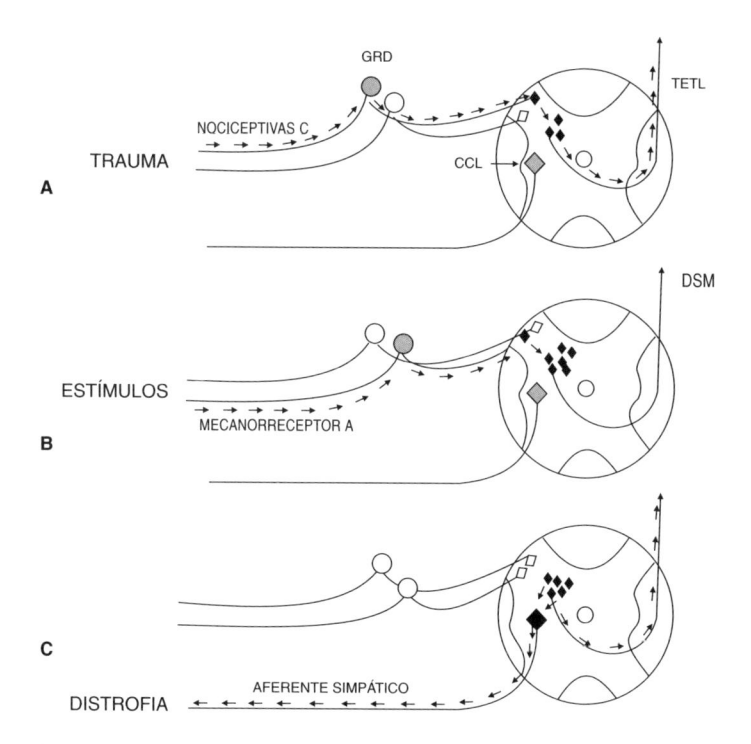

Figura 10.6 Mecanismo postulado da dor simpaticamente mediada (DSM). *(A)* Transmissão de impulsos via fibras nociceptoras C a partir da periferia, onde os tecidos foram lesionados, liberando nociceptores químicos. Esses impulsos passam pelo gânglio de raiz dorsal (GRD) para ativar as camadas de Rexed da substância cinzenta. Os impulsos ascendem até o tálamo via tratos espinotalâmicos laterais (TETL). As células do corno lateral (CCL) ainda estão dormentes. *(B)* Com estímulo persistente das fibras nociceptoras e das fibras mecanorreceptoras, as células de grande amplitude dinâmica (WDR) ativam-se, enviando impulsos às células do corno lateral (autonômicas) e impulsos nociceptores ascendentes, como a dor simpaticamente mediada (DSM). As agora ativas células WDR são também estimuladas por impulsos mecanorreceptores, fazendo com que os tecidos periféricos fiquem hipersensíveis (alodinia). *(C)* As células WDR também ficam mais sensibilizadas e estimulam as CCL, iniciando os impulsos simpáticos aferentes perifericamente, criando alterações teciduais de distrofia vasomotora.

O giro cingulado anterior, uma parte do sistema límbico, está envolvido na percepção da dor, incluindo as respostas afetivas e as emoções.

Além dos aspectos neurofisiológicos da dor, há também evidência de envolvimento hormonal. Isso é denominado *psiconeuroendocrinologia*. O sistema nervoso autonômico é também obviamente envolvido, e o cérebro considerado um órgão endócrino.

Os neurotransmissores secretam substâncias, proteínas ou polipeptídeos, tão parecidas com hormônios que foram denominadas *paraneurônios*. Exemplos desses compostos incluem o hormônio adrenocorticotrópico (ACTH), a tiroxina, a beta-endorfina, os esteróides e outros. Agindo de forma tônica, em vez de forma fásica, os hormônios exercem seus efeitos por determinado período de tempo mais longo do que os neurotransmissores. Estes últimos exercem sua ação neurotrópica em milésimos de segundos.

Estudos recentes[28] relacionam a síndrome de fadiga crônica à dor simpaticamente mediada. Essa teoria define as seguintes fases da síndrome:

1. Ocorre um evento incitante que estimula o tálamo posterior, o qual é responsável pela ação simpática (luta ou fuga). Esses eventos incitantes podem (a) ter causa viral; (b) ser produzidos por desequilíbrio congênito e secundário à invasão viral; (c) ser causados por estresse psicológico prolongado; ou (d) ser produzidos por trauma físico.

Esses fatores incitantes, essencialmente nociceptores ou algogênicos, iniciam um processo nociceptor "inflamatório".[29] Como afirmado no Capítulo 1, eles incluem células linfóides que liberam histamina, serotonina, bradicinina, ácido araquidônico e prostaglandina.[30] Esses nociceptores inflamados provocam hiperalgesia[31] e mialgia.[32]

2. O fluxo simpático progressivo promove preponderância de débito simpático. Não podemos afirmar que o resultado fisiológico do débito será órgão-específico ou generalizado, mas certamente há estimulação das supra-renais.

3. A preponderância simpática, considerada uma *regulação em excesso*, atinge o pré-sináptico pós-ganglionar. Então, os nervos autonômicos terminais começam a "vazar" noradrenalina das vesículas que armazenam as catecolaminas. Tal vazamento contínuo diminui a sensibilidade dos receptores alfa-2. O equilíbrio entre os receptores alfa e beta é perturbado.

Pacientes com depressão endógena apresentam regulação excessiva de alfa-2. É aqui que os benefícios dos antidepressivos tricíclicos exercem seu efeito. O valor dos antidepressivos tricíclicos na dor pode também ser tão bom quanto na associação de dor crônica com depressão. A dor crônica e a sua relação com a fadiga crônica formam outro ramo de pesquisa.

A relação de sistema nervoso autonômico com a dor crônica tem muitas ramificações que ainda não foram completamente documentadas.

Em geral há agravamento da dor local e da dor referida a partir de estímulos razoavelmente inócuos, menores e não-relacionados, os quais são transmitidos para o sistema nervoso central através de mecanorreceptores (ver Fig. 10.6). Esses receptores e suas fibras aferentes normalmente não transmitem dor, mas na presença de dor simpaticamente mediada, eles a acentuam.

O trauma original transmite potenciais de ação através de fibras nociceptoras C até os gânglios de raízes dorsais (GRD), sendo então transmitidos para o corno dorsal (camadas de Rexed) da medula espinal. Eles bombardeiam essa região e formam um conjunto hipersensível de neurônios (WDRs). O WDR pode, dessa forma, ser bombardeado por impulsos dos mecanorreceptores da pele, dos músculos, dos tendões, dos ligamentos e assim por diante, os quais se deslocam através de fibras mecano-A de nervos mielinizados. Tais impulsos posteriores têm efeito sobre as regiões medulares já hipersensíveis (WDR), as quais podem "derramar" sobre ou influenciar as células nervosas proximais (corno lateral) dos nervos autônomicos (simpáticos). Isso indica como o movimento ou a pressão do contato inócuo e não-relacionado podem intensificar a dor, muito embora a sensação seja transportada por mecanorreceptores e não por nociceptores. Os impulsos, então, deslocam-se distalmente (eferentes) para a periferia, provocando reações vasomotoras e estimulando sensações de dor simpática.

As alterações vasomotoras da distrofia que evolui são assim explicadas. A base dos impulsos simpáticos aferentes que iniciam o ciclo é também explicada. Ela é acentuada por mecanorreceptores irritantes como toque, alongamento, movimentos passivo e ativo.

Nas lesões sintomáticas de DSR da extremidade inferior, que eventualmente desenvolvem uma DSR menor ou maior, o conceito etiológico pode permanecer sem resposta, mas a sua ocorrência demanda atenção diagnóstica e terapêutica para minimizar as seqüelas incapacitantes.

DISTROFIA SIMPÁTICO-REFLEXA NA EXTREMIDADE INFERIOR

Uma vez que a causalgia de DSR maior ocorre pós-traumaticamente em lesões da extremidade inferior, por definição, uma lesão parcial de nervo deve ocorrer para haver DSR e causalgia. Em fraturas, luxações e lesões hemiparéticas pós-AVC da extremidade inferior, não é necessária nenhuma lesão para que esta distrofia se desenvolva. Apesar da etiologia, a lesão de DSR menor de síndrome joelho-tornozelo-pé não apresenta lesão parcial de nervo ou desenvolve uma causalgia dolorosa. Todas as seqüelas de DSR podem manifestar-se.

SÍNDROME DE DSR NA PERNA-TORNOZELO-PÉ

Nessa condição, há disfunção do sistema nervoso simpático, mas a partir de uma base fisiológica diferente e de uma entidade etiológica diversa. Como regra, essa DSR é mecânica, proveniente da pressão do nervo e de resposta neurovascular. O suprimento nervoso somático para a extremidade inferior (ver Figs. 1.43 até 1.47) é acompanhado por nervos simpáticos.

A circulação normal da extremidade inferior pode ser simplesmente dividida em componentes venosos e arteriais, ambos com um componente mecânico.

1. O componente arterial é a ação de bombeamento cardíaco, o tônus arterial principal, o ciclo de constrição-relaxamento e as forças gravitacionais que impulsionam o fluxo sangüíneo arterial para as porções distais da extremidade superior. O fluxo sangüíneo através das artérias, e em seguida das arteríolas, termina nos capilares, onde há difusão nos tecidos.
2. O retorno da circulação para o coração e para os pulmões percorre canais linfáticos e venosos em virtude do bombeamento. Os músculos da panturrilha e do compartimento anterior literalmente bombeiam o sangue proximalmente com a assistência da gravidade. A perna, com freqüência, deve ser mantida acima do nível do coração para que a gravidade seja efetiva. Os músculos da perna agem como uma bomba de sucção nesta atividade. Os músculos da coxa, do joelho e do tornozelo movem a perna, o tornozelo e o pé em cada direção e bombeiam os elementos de sangue venoso e linfático em direção ao coração, além de elevarem a extremidade superior acima do coração (ver Fig. 1.49).

A repetida ação de contração e relaxamento dos músculos da perna bombeia o sangue e o fluido linfático proximalmente. A falha no funcionamento de qualquer um desses bombeamentos pode levar à condição incapacitante e dolorosa, a *síndrome perna-pé-tornozelo*. Sabe-se que uma fratura-luxação do joelho, com ou sem imobilização, pode iniciar essa condição.

A dor dessa síndrome varia. Ela inclui tudo, desde "dor", desconforto profundo, sensibilidade, dor ao movimentar-se, até moderada "queimação". A dor em geral não ocorre inicial ou necessariamente cedo, mas pode ser notada apenas dias ou semanas após o início. Com muita freqüência, existem outras incapacidades funcionais além da dor, o que dificulta o diagnóstico dessa condição em muitos casos.

O mecanismo da síndrome perna-tornozelo-pé

A partir de qualquer condição inicial, a seqüela da síndrome perna-tornozelo-pé (PTP) reside no fato de o bombeamento muscular não funcionar. O joelho, o tornozelo e o pé falham em mover-se de modo apropriado. Finalmente, há falha na elevação acima do nível do coração. O movimento inadequado do joelho e do quadril prejudica o bombeamento. Com isso, há diminuição dos fluxos linfático e venoso.

Há muitos fatores que podem iniciar o movimento limitado:
1. Rupturas meniscais
2. Rupturas ligamentares: colaterais e cruzados
3. Fratura-luxação dos ossos e nas adjacências da articulação do joelho
4. Incapacidade pós-hemiplégica do joelho-pé-tornozelo
5. Imobilização pós-operatória
6. Procedimentos cirúrgicos de tecidos moles

Diagnóstico de síndrome de perna-tornozelo-pé

O joelho e/ou o tornozelo podem ficar "rígidos". Nesse caso, há limitação da amplitude de movimento passivo e ativo. A causa dessa limitação deve ser discernida e abordada. A maioria já foi discutida neste texto e não será repetida. Contudo, além dos vários problemas listados com o joelho, também se deve considerar os seguintes:
1. Paresia sistêmica, tal como a causada pela síndrome de Guillain-Barré, pela poliomielite, entre outros
2. Lesão da medula espinal com paraplegia ou quadriplegia
3. Imobilização gessada ou com posição inapropriada

O início da síndrome PTP de DSR é percebido primeiramente no pé: um edema sutil aparece no dorso e nos dedos. A pele torna-se brilhante, lisa e pálida. A princípio, pode-se obter cacifo, mas o grau deste é, em geral, tão pequeno que pode passar despercebido.

A flexão plantar e a dorsiflexão completas do tornozelo diminuem, assim como as amplitudes dos movimentos ativo e passivo dos dedos. Uma avaliação precisa exige atenção cuidadosa, já que o grau de limitação é tão mínimo que deve ser comparado com o pé, com o tornozelo e com os dedos opostos, ou sua presença não será notada. Tal amplitude de movimento limitada marca o início sutil da perda da bomba distal.

A limitação dos dedos e do tornozelo decorre do edema sob os tendões correspondentes.

Inicialmente, edemaciada, a pele é também isquêmica, torna-se espessada e, por fim, atrófica. Clinicamente há hiperidrose (atividade sudomotora excessiva) de forma precoce. O pé fica úmido. Ele pode tanto estar pálido como ter um leve turgor. A cor muda de acordo com o tônus vasomotor alterado, dependendo da vasodilatação ou da vasoconstrição. O pé apresenta-se úmido, pálido e frio ou quente. Quando comparado com o pé normal, nota-se imediatamente a anormalidade vasomotora-sudomotora na condição.

Embora a pele afetada na DSR seja mais freqüentemente fria (vasoconstrição) do que quente (vasodilatação), há fluxo sangüíneo aumentado nos tecidos subcutâneos,[33] nos músculos[34] e nos ossos.[35] Tal fluxo sangüíneo aumentado justifica a atividade aumentada percebida nos exames radiativos do osso na DSR. Esse fluxo sangüíneo mais profundo aumentado pode também iniciar uma derivação arteriovenosa transitória com fluxo sangüíneo superficial diminuído, e daí a resultante dis-trofia.

Os folículos pilosos tornam-se espessados (hipertricose) a partir da atividade sudomotora excessiva. As unhas também se tornam espessas. Todas essas alterações sudomotoras-vasomotoras são, a princípio, brandas, mas gradualmente progridem. Os estágios em que são descobertas e começa o tratamento determinam o potencial de correção ou a reversibilidade das alterações estruturais.

Os estágios da síndrome perna-tornozelo-pé

A seguir é apresentado um resumo dos estágios da síndrome PTP.
1. Estágio I: Sinais vasomotores ou hiperidrose com edema.
   a. Amplitude de movimento limitada (com ou sem dor) nos tornozelos e dedos.
   b. Inchaço do dorso do pé e do tornozelo: inicialmente com cacifo.
   c. A pele torna-se brilhante: seca ou úmida.
   d. Amplitude de movimento limitada da flexão do pé, do tornozelo, do dedo.
   e. Dor na dorsiflexão do tornozelo e na flexão plantar.
2. Estágio II: A alteração mais significativa no edema é que ele se torna "mais firme" e não forma uma cova com a pressão.
   a. A dor do pé e do tornozelo pode diminuir e pode haver uma leve diminuição na amplitude de movimento ativo e passivo.
   b. O edema do pé parece diminuir, mas ele está com menos cacifo.
   c. A pele é menos elástica.
   d. Os dedos ficam mais rígidos.
   e. As unhas e pêlos ficam mais grosseiros.
   f. A pele fica menos sensível.
   g. A osteoporose fica evidente nas radiografias.
3. Estágio III
   a. Atrofia progressiva dos ossos, da pele e dos músculos.
   b. Amplitude de movimento passivo limitada no tornozelo e nos dedos.
   c. As unhas são quebradiças e sulcadas; os folículos pilosos são grandes e quebradiços.
   d. A dor agora pode ser mínima ou ausente, exceto quando o movimento passivo é tentado.

As radiografias que revelam a atrofia do osso (osteoporose) podem ser observadas cedo, mesmo no estágio I, mas geralmente são percebidas no estágio II. As radiografias diagnósticas devem sempre incluir o pé oposto para comparação, porque as alterações iniciais são sutis. Exames da densidade óssea diferenciam e classificam o grau de osteoporose. Contudo, tais exames são mais acadêmicos, pois, deve-se dizer, *o diagnóstico inicial não pode ser feito pelo achado de alterações na densidade óssea das radiografias do pé*. A esta altura, o estágio III já teve seu início.

Durante a progressão da síndrome PTP, finalmente ocorrem alterações articulares atróficas. Em virtude da isquemia proveniente da anormalidade vasomotora, as cartilagens ósseas falângica, metatarsal e tarsal prejudicam a circulação articular, gerando artrite atrófica. Além disso, nenhum movimento, passivo ou ativo, é possível. Não há dor, mas também não há função do tornozelo, do pé e dos dedos.

Os estágios I e II são considerados reversíveis a um nível prático e funcional. No estágio III, há muitas alterações estruturais irreversíveis que tornam a recuperação funcional limitada, se não totalmente inviável.

O diagnóstico adequado requer inspeção da ocorrência de alterações sutis na pele do pé em qualquer condição da extremidade inferior em que houver (1) "problema" de dor ou limitação no tornozelo; (2) dor ou limitação do pé; (3) dor ou limitação dos dedos da mão; (4) trauma na extremidade inferior, como cirurgia, injeção ou torção-distensão; ou (5) condição sistêmica com dor referida na extremidade inferior.

Tratamento da DSR

O tratamento de DSR varia pouco quando diante de dor causálgica ou não. A dor causálgica deve obviamente ser levada em consideração firme e vigorosamente até ser eliminada ou significativamente minimizada. Sem o alívio da dor causálgica, a síndrome não pode ser remediada ou moderada. O tratamento das seqüelas de distrofia reflexa deve ser levado em consideração simultânea e vigorosamente, assim como o tratamento da dor causálgica. Aliviar a dor, mas reter um pé em estágio III, não seria benéfico ao paciente.

A interrupção de hiperatividade simpática é universalmente indicada. Para a DSR da extremidade inferior, um bloqueio químico do sistema nervoso simpático por meio do bloqueio caudal tem sido considerado diagnóstico e terapêutico. Outras formas de intervenção simpática têm sido subseqüentemente aconselhadas, mas o bloqueio químico caudal como tratamento inicial ainda prevalece.

Sweet e White[36] sugerem que, devido à prevalência dos fatores emocionais nesta condição, deve ser considerado um teste diagnóstico de placebo. Após obter alívio a partir de um anestésico local, mas sem resposta ao soro fisiológico, a interrupção simpática deve ser considerada. Visto que a condição é muito ameaçadora e o bloqueio do gânglio estrelado (Fig. 10.7) é relativamente simples e seguro, o tratamento ativo inicial deve ser considerado e empregado. Se problemas emocionais graves exercerem um papel importante, a terapia nessa direção torna-se parte significativa no programa de tratamento.

Uma série de bloqueios epidurais deve ser considerada. Geralmente um mínimo de quatro é sugerido, porém mais bloqueios podem ser efetivos em casos específicos antes de ser considerada a extirpação cirúrgica dos gânglios simpáticos. A decisão de recorrer à cirurgia baseia-se no benefício significativo derivado da simpatectomia química e na aceitação pelo paciente das seqüelas de uma simpatectomia, tal como a ptose e a síndrome de Horner.[37-40]

Outras formas de terapia podem ser consideradas e iniciadas. Elas incluem amitriptilina,[41] carbamazepina,[42] prazosina[43] e capsaicina local.[44]

Um artigo provocativo[45] recentemente propôs que existe um controle central da inflamação periférica. Ele afirma que dois caminhos multissinápticos separados respondem a esse mecanismo, possivelmente sendo responsáveis pela dor crônica em oposição a outros conceitos propostos.

Tal conceito aceita que inflamação periférica é iniciada pelos aminoácidos locais que agem em receptores de glutamato não-NMDA no gânglio de raiz dorsal. Estes últimos ativam ambos os circuitos interneuronais excitatórios e inibitórios. Os impulsos excitatórios são aqueles iniciadores dos circuitos do hipotálamo, do tálamo e, finalmente, do córtex (ver Fig. 10.2).

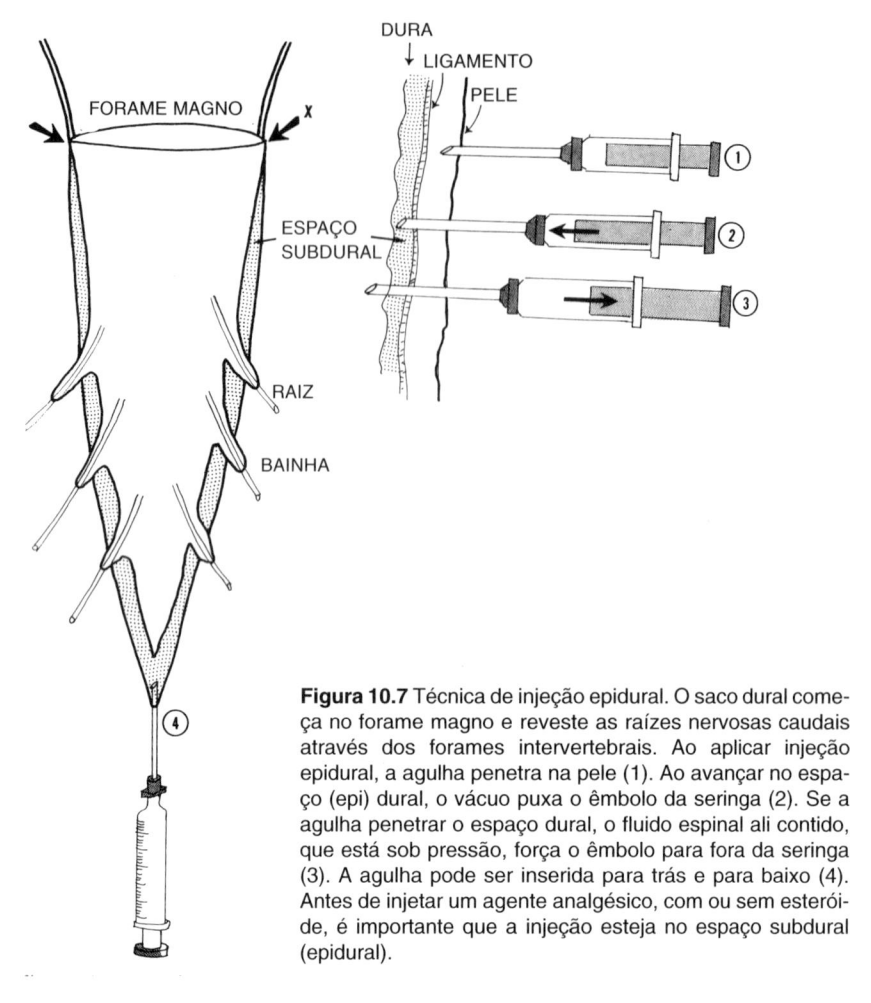

Figura 10.7 Técnica de injeção epidural. O saco dural começa no forame magno e reveste as raízes nervosas caudais através dos forames intervertebrais. Ao aplicar injeção epidural, a agulha penetra na pele (1). Ao avançar no espaço (epi) dural, o vácuo puxa o êmbolo da seringa (2). Se a agulha penetrar o espaço dural, o fluido espinal ali contido, que está sob pressão, força o êmbolo para fora da seringa (3). A agulha pode ser inserida para trás e para baixo (4). Antes de injetar um agente analgésico, com ou sem esteróide, é importante que a injeção esteja no espaço subdural (epidural).

À medida que esses impulsos aumentam, estimulam mais circuitos interneuronais dentro do gânglio dorsal, incluindo excitação de interneurônios GABAérgicos, os quais são inibitórios nas suas funções. Se eles forem fortes ou se se mantiverem por tempo suficiente, iniciam impulsos antidrômicos de volta para as fibras aferentes primárias até a periferia. Isso é considerado um *reflexo de raiz dorsal*.

Os nociceptores de aminoácidos liberados na periferia a partir dessa ação antidrômica aumentam a inflamação periférica, iniciando um ciclo vicioso. No gânglio de raiz dorsal, outras fibras anteriormente "silenciosas" tornam-se ativas e também bombardeiam as camadas Rexed e, simultaneamente, os receptores periféricos. As fibras aferentes fazem sinapse em, no mínimo, dois neurônios: excitatórios (glutamatérgicos) e inibitórios (GABAérgicos) (Fig. 10.8). Embora esses eventos sejam reversíveis ao se interromper qualquer um dos caminhos, eles podem também apresentar um novo modelo para dor crônica.

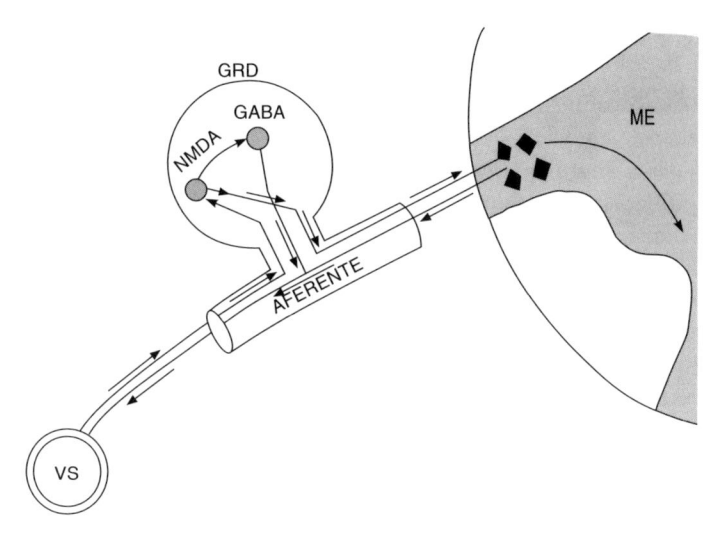

Figura 10.8 Vias antidrômicas excitatórias-inibitórias (esquema). Os nociceptores químicos periféricos liberados pelo trauma ascendem as fibras aferentes (C e A alfa) até o gânglio de raiz dorsal (GRD). Ali eles liberam NMDA (excitatório) com impulsos que atuam por vias interneuronais para liberar GABA (inibitório). Este, por sua vez, ativa os impulsos antidrômicos (AD) bem como impulsos excitatórios à substância gelatinosa (SG) da medula espinal (ME). Lá, ocorre também liberação de NMDA, que ativa o GABA e libera impulsos antidrômicos mais centrais. Quando esses impulsos antidrômicos alcançam a periferia, eles atuam sobre os vasos sangüíneos (VS), criando edema e eritema inflamatório, assim como alodinia.

As fibras aferentes primárias e as eferentes simpáticas[46,47] são conhecidas por contribuírem para a dor crônica. A ativação de aferentes primários finamente mielinizados (tipo alfa A ou tipo III) ou não-mielinizados (fibra C ou tipo IV) pode causar vasodilatação e extravasamento de proteínas do plasma.[48-50] Se as fibras C não-mielinizadas forem destruídas, o extravasamento de plasma diminui.[51]

Os neuropeptídeos encontrados nas fibras alfa A e C incluem substância P (SP) e peptídeo relacionado ao gene da calcitonina (CGRP). Tem sido demonstrado que esses peptídeos agem centralmente no corno dorsal da medula espinal, mas, por agirem também perifericamente, promovem o extravasamento de proteínas plasmáticas e vasodilatação.

Todos esses fatores explicam os envolvimentos implicados na DSR, bem como nas dores crônica e aguda.

CONDIÇÕES VASCULARES DO PÉ

Diabete

Podólogos e médicos são freqüentemente confrontados com as complicações do diabete no pé. Nos Estados Unidos, 200 milhões de dólares por ano são gastos com admissões diretas no hospital para tratar de infecções de pés diabéticos, com uma estada média de 22 dias, ao custo de 6.600 dólares por hospitalização.[52]

O diabete constitui a principal causa clínica de amputações de membros inferiores.[53] Noventa por cento dos pacientes diabéticos que se submetem à amputação também fumam.[53] O custo direto da amputação, incluindo hospitalização, cirurgia e anestesia, está entre 8.000 e 12.000 dólares por paciente.[54] Nos Estados Unidos, 20% de todos os pacientes diabéticos que entram no hospital são admitidos por problemas no pé.[55]

O diabete afeta 5% da população estadunidense, aproximadamente 12 milhões de pessoas, das quais 25% desenvolvem problemas no pé relacionados à doença. O diabete e suas complicações são a terceira causa de morte.[56]

As pessoas com diabete submetidas à amputação têm média de sobrevida de três anos em 50% dos casos.[54] Com atenção médica minuciosa e abrangente, e com um bom cuidado podológico, a população diabética poderia prevenir ulcerações, neuropatia e provavelmente amputações.

As úlceras plantares e as recidivas ocorrem em 90% dos pacientes que usam calçados normais. Sapatos modificados e órteses têm diminuído essa complicação para 19%.[55]

As causas de lesão no pé diabético podem ser convenientemente divididas em três categorias: isquemia, alterações neuropáticas do tecido mole e artropatia neuropática. A alteração vascular, tanto a doença microvascular quanto a macrovascular, sendo mais comum a primeira, é considerada a base dos problemas diabéticos do pé. Devido à derivação arteriovenosa, o pé diabético quente é considerado em risco de ulceração;[55] e 40% dos pacientes diabéticos que apresentam gangrena têm pulsos palpáveis.[57] Dos pacientes admitidos por infecções de úlcera relacionadas ao diabete, 80% não apresentam manifestações sistêmicas.

Um terço dos pacientes diabéticos desenvolve neuropatia distal. Ela causa mais de 40% das lesões diabéticas do pé,[4] porque a incapacidade sensorial impede a marcha protetora diante de lesão dolorosa. A neuropatia diabética provoca perda ou diminuição da dor, da propriocepção e do contato. A sensação de incapacidade, incluindo a perda de senso de vibração, é freqüente[58] e deve ser testada em todos os pacientes diabéticos em intervalos constantes.

As complicações do diabete envolvendo o pé são ameaçadoras, como demonstram as estatísticas anteriormente mencionadas. Quando o paciente diabético diz: "Meus pés estão me matando", pode estar falando a verdade.[7]

As estatísticas precedentes são colhidas de pacientes que foram amputados e não refletem necessariamente o verdadeiro quadro dos problemas do pé no diabete.[60] O evento da amputação é de maior significância, mas em si não indica a prevalência dos problemas diabéticos do pé.

Muitos diabéticos têm microangiopatia, responsável por retinopatia e nefropatia, no entanto, a doença de grandes vasos é primariamente responsável pela isquemia no pé do diabético. Pode haver claudicação com alívio da dor em repouso, a qual sugere isquemia iminente, mas muito comumente uma úlcera dolorosa de cura lenta constitui o principal diagnóstico. Pulsos pediosos fracos ou ausentes, rubor dependente, enchimento venoso lento após a elevação do membro e a perda pilosa são os primeiros achados diagnósticos.

A úlcera isquêmica começa como uma pequena lesão necrótica que se parece com uma bolha, geralmente encontrada em um lugar de pressão no pé ou nos dedos. O centro da lesão torna-se necrótico e descasca, formando uma úlcera com anel de eritema ao redor.

As úlceras (isquêmicas ou neuropáticas) foram assim classificadas:[61] grau 0, que apresenta pele intacta; grau I, uma úlcera superficial que envolve somente a pele e o tecido subcutâneo; grau II, cujas úlceras estendem-se aos tendões, ossos e cápsulas articulares, mas sem osteomielite ou abscesso subjacente; grau III, uma úlcera profunda com osteomielite associada, abscesso ou pioartrite; grau IV, que apresenta gangrena dos dedos e do antepé distal; e grau V, que apresenta gangrena do mediopé e/ou do retropé. É necessário o uso de radiografias para determinar a presença de osteomielite.

Vários procedimentos diagnósticos costumam ser inadequados, e as modalidades terapêuticas são ineficientes.[62-65] Os profissionais da saúde podem não prestar atenção suficiente nas estratégias preventivas.[66-68]

Alguns fatores preventivos incluem:
1. Pacientes diabéticos devem sempre usar calçados ao caminhar pela casa.
2. Os calçados devem ser ajustados e conservados de modo correto. Os sapatos devem ser prescritos após a medida apropriada de comprimento e largura do pé.
3. Os pés que desviam do "normal" necessitam de sapatos moldados e especificamente construídos. Deve-se considerar todos os aspectos do pé.
4. Os sapatos devem ser calçados com meias bem-ajustadas, trocadas e lavadas diariamente com sabão anti-séptico. Meias acolchoadas são preferíveis.
5. Palmilhas acolchoadas ou sob medida são desejáveis.
6. Visitas freqüentes ao podólogo ou a um médico com amplo conhecimento devem ser asseguradas.
7. A educação dos pacientes e/ou cônjuge ou pais deve ser iniciada e freqüentemente repetida.
8. Nem todas as úlceras neuropáticas são infectadas. A infecção é sugerida quando há inflamação local, crepitação, drenagem purulenta e formação de seios. Febre, calafrios e leucocitose indicam infecção significativa.
9. Ao descobrir uma infecção na região do pé, exames bacterianos específicos devem ser iniciados para detectar o organismo preciso (cocos Gram-positivos) e descobrir os organismos anaeróbios (*Bacteroides, Peptostreptococcus* e *Peptococcus*). Deve-se considerar a cultura.
10. O desbridamento cirúrgico apropriado deve ser iniciado quando a patologia for percebida.
11. Ao detectar-se a deficiência arterial, considera-se os procedimentos de reconstrução arterial. As anormalidades de microcirculação no diabete têm sido questionadas,[69-72] mas estima-se que uma doença macrovascular esteja presente em aproximadamente 16% dos diabéticos.[73-35] Os procedimentos de reconstrução arterial favorecem a cicatrização de feridas e evitam amputações; essa abordagem, no entanto, ainda não está justificada. Futuros estudos ainda estão pendentes.

12. A osteomielite é prevalente no diabete, ainda que estudos radiológicos simples não sejam sensíveis ou específicos. Os exames cintilográficos[76] têm sido diagnósticos.

Estudos estão sendo atualmente implementados para classificar sistematicamente todos os fatores envolvidos nos problemas do pé.[77,78] As causas potenciais e os mecanismos fisiopatológicos que desempenham papel importante incluem a neuropatia, a isquemia, a infecção e a cicatrização lenta de ferimento após o trauma. O trauma, geralmente menor, leva à lesão cutânea com cicatrização insuficiente e lenta, ulceração definitiva e possível infecção.

O termo *trauma* necessita amplificação, uma vez que pode ser sutil e não-reconhecido pelo paciente desinformado. Estudos podológicos atuais de sustentação de peso e análise da marcha são válidos para detectar fatores de trauma existentes e potenciais.[79-83] Com esses fatos assegurados, os calçados especiais e as meias acolchoadas[54] podem agora ser fabricados para uma sustentação de peso mais precisa.

Descobriu-se que a mobilidade articular limitada e a neuropatia são dois fatores etiológicos de aumento das pressões dos pés, geralmente diagnosticadas em pacientes diabéticos com ulcerações do pé.[85]

Neuropatia diabética

A neuropatia periférica está presente em mais de 80% dos pacientes diabéticos. As ulcerações ocorrem por conta da freqüência de comprometimento do sistema nervoso sensorial.[86] O diabete foi originalmente postulado como *sendo causado pelo* sistema nervoso em vez do contrário, o que é aceito agora.[87]

O mecanismo preciso de neuropatia diabética ainda não foi completamente explicado. Os escritos iniciais de Pryce[88] consideraram como causas metabólitos tóxicos retidos, fatores vasculares e deficiências nutricionais. Existem agora[87] cinco processos patológicos considerados pertinentes:
1. Isquemia por arteriosclerose ou por microangiopatia diabética.
2. Defeito de acumulação-inibitória com acúmulo lipídico de material gorduroso nas células de Schwann, interferindo em suas atividades.
3. Deficiência de co-fator, inibição enzimática ou déficit de enzimas, o que afeta o transporte de lipídeos e de proteínas.
4. Acúmulo de álcool e glicogênio, provocando lesão osmótica nos nervos.
5. Espessamento resultante da célula de Schwann da lâmina basal e alteração dos nodos de Ranvier (Fig. 10.9).

O trauma afeta esse processo metabólico (ver Figs. 10.1 e 10.10). Não é provável a existência de apenas uma causa para lesão periférica no diabete mas a partir dos cinco fatores mencionados, pode-se desenvolver uma hipótese.[87]

O prejuízo da sensibilidade, assim como a dor e as parestesias, é um fator importante no manejo dos problemas do pé causados pelo diabete. Todos os diabéticos devem ter a sensibilidade examinada periodicamente. Isso pode ser feito ao pressionar um monofilamento contra a pele ou ao testar a discriminação de dois pontos (Fig. 10.11). Se o paciente tiver perdido a sua sensibilidade, há possibilidade de ulceração resultante. Também percebe-se precocemente a perda sensorial da vibração na neuropatia diabética.

O mecanismo de lesão mais comum é a pressão repetitiva, excessiva e não-percebida nas proeminências ósseas plantares, como as cabeças dos metatarsais (ver "Metatarsalgia", Capítulo 5) que estão hipestésicas. Dedos em garra também geram áreas de pressão dolorosa na região dorsal. No paciente diabético, qualquer deformidade óssea predispõe à ulceração.

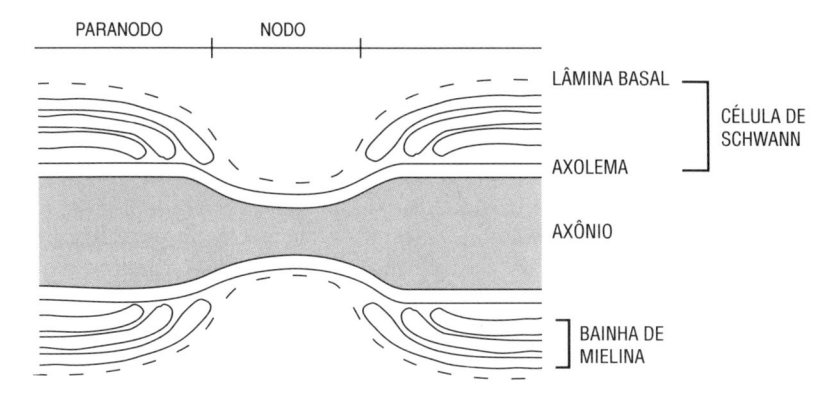

Figura 10.9 Um nodo de Ranvier. O axônio mielinizado é estreitado em cada nodo de Ranvier, formado por células de Schwann que se invaginam para formar um nodo, com a porção remanescente sendo um paranodo.

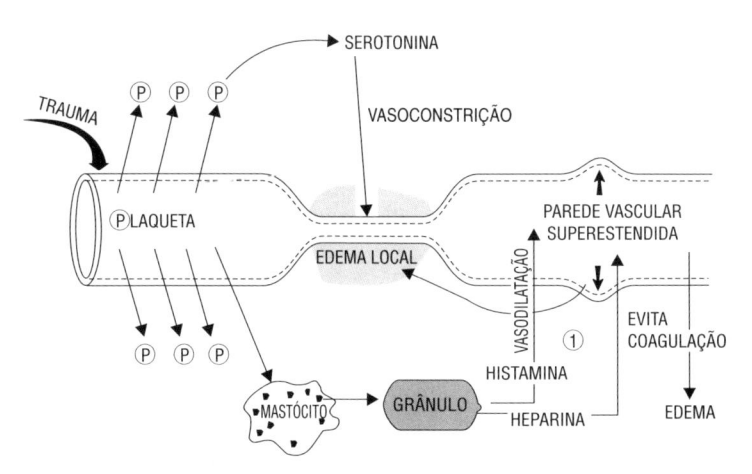

Figura 10.10 Conceito esquemático das seqüelas vasoquímicas do trauma. A micro-hemorragia e a macro-hemorragia liberam serotonina, que causa vasoconstrição e libera mastócitos. Os grânulos dessas células liberam histamina, que causa ainda mais vasodilatação, com formação de edema.

As alterações neuropáticas no pé diabético são uma mistura heterogênea de distúrbios, incluindo neuropatia distal, geralmente progressiva, neuropatia isquêmica, amiotrofia diabética e neuroartropatia. A progressão consiste em perda da sensibilidade de contato, vibração, dor e sensibilidade térmica. Inicialmente a perda motora atinge os músculos intrínsecos, fazendo com que o dedo em garra exponha as articulações dorsais e altere as forças de sustentação de peso no pé. Tudo deve ser monitorizado.

Tratamento da neuropatia diabética. A abordagem mais satisfatória seria prevenir o desenvolvimento da neuropatia. Isso porque o manejo das suas seqüelas é difícil. O manejo adequado do diabete, com o controle do nível de glicose no sangue, deve constituir a preocupação primária. A neuropatia parece ocorrer logo após o início da doença e diminui com o manejo adequado.[87] Se o paciente pode sobreviver por vários anos com uma neuropatia apenas moderada, é improvável que a neuropatia mostre subseqüentemente qualquer deterioração acentuada.

Enfatiza-se evitar a pressão direta sobre o nervo. Permanece obscuro o valor da terapia com vitaminas, incluindo a B_{12}. Também permanece sem provas a redução do conteúdo lipídico do corpo.

A paresia neurológica motora é detectada clinicamente, e os problemas motores resultantes são então abordados. Isso já foi discutido em outra parte deste livro (ver Capítulo 9).

Manejo de úlceras neuropáticas

As úlceras neuropáticas são tipicamente margeadas por calos e são indolores. Este segundo fato leva muitos pacientes a adiarem a busca por ajuda médica.

A avaliação da úlcera neuropática deve determinar a presença e o tipo de infecção. Se suspeitada, a presença de corpos estranhos deve ser determinada por palpação e exames radiológicos ou até por ressonância magnética. Deve-se sempre suspeitar de corpos estranhos, já que a sensibilidade geralmente é falha e a inoculação inicial pode não ter sido sentida.

A perda da sudorese e dos pulsos reflete a presença de neuropatia autonômica.[89] A avaliação dessa deficiência vasomotora indica o valor do teste de ultra-som por Doppler.

Inicialmente o tratamento consiste em aparar o calo excessivo e na aplicação tópica de curativos úmidos de ácido acético a 0,25%. É importante evitar pressão excessiva e direta, porque este é um fator que inibe a cicatrização. O repouso completo no leito é irrealista e, na verdade, indesejável, pois diminui a necessária estimulação metabólica do exercício e o alongamento repetido dos tecidos colágenos nos tendões e nos ligamentos. Muletas e bengalas são parcialmente efetivas. Se a úlcera for pequena, proteções de esponja podem ser suficientes. Um solado rígido diminui os efeitos mecânicos da extensão do dedo no levantamento do calcanhar durante a marcha. Uma abertura para os dedos elimina as pressões lateral e dorsal. Na presença de queda do pé, uma órtese é valiosa (Fig. 10.12).

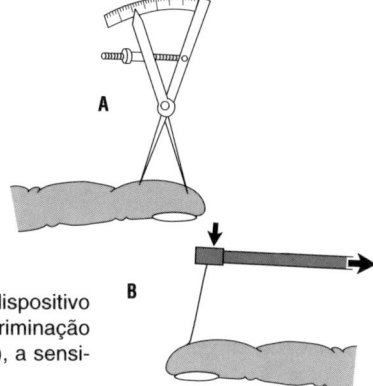

Figura 10.11 Teste do toque. Usando um dispositivo de dois pontos (A) e/ou um teste de discriminação monofilamentar de Semmes-Weinstein (B), a sensibilidade pode ser testada.

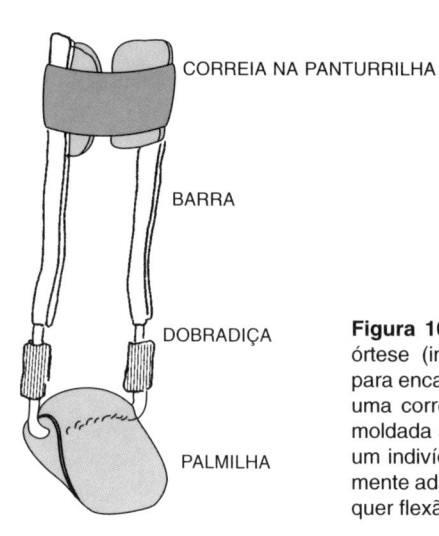

Figura 10.12 Órtese pé-tornozelo para eqüinismo. Uma órtese (imobilizador) curta com duas barras moldadas para encaixar na perna é presa ao redor da panturrilha por uma correia. A órtese é uma palmilha de fibra de vidro moldada ao pé, para que caiba em qualquer calçado. Em um indivíduo diabético, é obrigatório calçado apropriadamente adaptado. As dobradiças no tornozelo limitam qualquer flexão plantar significativa ou dorsiflexão.

O imobilizador de contato total é o mais adequado se a deambulação for permitida.[90-93] A transição lenta e gradual do imobilizador para um sapato deve ser iniciada com calçado ou sandália intermediária, de solado grosso e flexível.

O desbridamento de uma ferida deve ser seguido de aplicação de curativos esterilizados. Se o pé estiver engessado, o curativo deve ser seco. Recomenda-se curativo de gaze úmida em soro estéril, aplicado três vezes ao dia. O uso preciso de antibióticos sistêmicos deve ser iniciado e monitorizado. Não há provas conclusivas de que seja efetiva a aplicação de antibióticos tópicos.[94-96] Descobriu-se que os preparados de peróxido de hidrogênio, adstringentes, e de iodo aplicados no local interferem na cicatrização da ferida.

A correção cirúrgica das deformidades articulares ósseas dos dedos pode ser necessária. Ela inclui osteotomias, pinos e/ou fusões. As amputações podem ser necessárias.[97-99] Quando houver problemas nos dedos, o mediopé e o retropé também devem ser avaliados pelo seu papel na deformidade mecânica.

Dor

Os diabéticos apresentam uma alta incidência de mononeuropatias. Tem sido relatado o envolvimento de cada nervo do corpo. Muitas são síndromes compressivas resultantes de pressão local. Mesmo assim, a descompressão, tanto motora quanto da sensibilidade, não parece beneficiar os pacientes, já que muitos continuam referindo dor após a descompressão.[100] Os diabéticos relatam uma enorme lista de sintomas de dor, desde dolorimento local, latejante, em queimação, até dores lancinantes. A dor é mais grave em repouso ou à noite, sem relação com qualquer atividade específica.

A amiotrofia diabética é provavelmente uma neuropatia das raízes nervosas espinais. Ela leva a uma atrofia e à fraqueza motora, assim como à dor e à hipersensibilidade. A amiotrofia diabética encontra-se geralmente em paciente diabético de meia-idade. Ela é manifestada por fraqueza assimétrica e por atrofia muscular nos membros inferiores, predominantemente nos quadris e nos músculos do quadríceps. Por fim, afetam o aspecto inferior das extremidades. A recuperação é esperada com controle médico apropriado do diabete.

Muito da dor na neuropatia diabética é de natureza simpática e deve ser levada em consideração.[8] A área de manejo mais difícil do paciente diabético é o tratamento da dor e não há nenhum regime comprovadamente efetivo.[101] Os anticonvulsivantes (fenitoína ou carbamazepina) ajudam alguns pacientes. A fenotiazina combinada com um antidepressivo tricíclico é ocasionalmente benéfica. No envolvimento localizado de um nervo, o tratamento por estimulação elétrica transcutânea do nervo (TENS) mostra-se efetivo.[102]

Mais recentemente, propõe-se a administração de agentes bloqueadores dos canais de sódio (sistêmicos ou locais)[103] como terapia eficaz.

REFERÊNCIAS BIBLIOGRÁFICAS

1. Bonica, JJ: Causalgia and other reflex sympathetic dystrophies. In Bonica, JJ, Liebeskind, JC, and Albe-Ferrard, D (eds): Research and Therapy, vol 3. Raven Press, New York, 1979, pp 141-166.
2. Paré, A: Lês oeuvres d'Ambrose Paré. 2:115, 1840.
3. Mitchell, SW, Morehouse, GR, and Keen, WW: Gunshot Wounds and Other Injuries of Nerves. JB Lippincott, Philadelphia, 1864.
4. Letievant, E: Traite de Section Nerveuses. JB Bailliere et fils, Paris, 1873.
5. Sudeck, P: Uber die akute entzundlike knockenatrophie. Arch Clin Chir 62:147, 1900.
6. Leriche, R; De la causalgie envisagee comme une nevrite du sympathique et son traitment par la denudation et l'excision des plexus nerveux periarteriels. Presse Med 24:178, 1916.
7. Roberts, WJ: A hypothesis on the physiological basis for causalgia and related pains. Pain 23:297, 1986.
8. deTakata, G, and Miller, DS: Posttraumatic dystrophy of the extremities. Arch Surg 46:469, 1943.
9. Miller, DS, and deTakata, G: Post-traumatic dystrophy of the extremities (Sudeck's atrophy). Surg Gynecol Obstet 75:538, 1943.
10. Merskey, H: Classification of chronic pain: Description of chronic pain syndromes and definitions of pain terms. Pain 3 (suppl):285, 1986.
11. Tahmouth, AJ: Causalgia: Redefinition as a clinical pain syndrome. Pain 10:187, 1981.

12. Devor, M: Nerve pathophysiology and mechanism of pain in causalgia. J Autonom Nerv Sys 7:371, 1983.
13. Ochs, S: Axoplasmic transport: A basis for neural pathology. In Dyke, PJ, Thomas, PK, and Lambert, EH (eds): Peripheral Neuropathy. WB Saunders, Philadelphia, 1975, pp 213-230.
14. Perroncito, A: La rigenerazione delle fibre nervose. Boll Soc Med Chir Pavia 4:434, 1905.
15. Garfin, SR, et al: Compressive neuropathy of spinal nerve roots: A mechanical or biological problem? Spine 16:26, 1991.
16. Shawe, GDH: On the number of branches formed by regenerating nerve fibers. Br J Surg 42:474-488, 1955.
17. Wirth, FP, and Rutherford, RB: A civilian experience with causalgia. Arch Surg 100:633-638, 1970.
18. Doupe, J, et al: Post-traumatic pain and the causalgia syndrome. J Neurol Neurosurg Psychiatry 7:33-48, 1944.
19. Rizzi, R, Visentin, M, and Mazzetti, G: Reflex sympathetic dystrophy. In Benedetti, C, et al (eds): Advances in Pain Research and Therapy, vol 7. Raven Press, New York, 1984.
20. Ecker, A: Norepinephrine in reflex sympathetic dystrophy: An hypothesis. Clin J Pain 5:313, 1980.
21. Sawehenko, PE, and Swanson, LW: The organization of noradrenergic pathways from the brain stem to the paraventricular and supraoptic nuclei in the rat. Brain Res Rev 4:275-325, 1982.
22. Kalin, NH, and Dawson, G: Neuroendocrine dysfunction in depression: Hypothalamic-anterior pituitary systems. Trends Neurosci 9:261-266, 1986.
23. Ganong, W: The stress response: A dynamic overview. Hosp Pract 23(6):155-190, 1988.
24. Stokes, PE, and Sikes, CR: The hypothalamic-pituitary-adrenocortical axis in major depression. Endo Metabol Clin North Am 17:1-19, 1988.
25. Oachoa, JL, Torebjork, E, Marchettini, P, and Sivak, M: Mechanisms of neuropathic pain: Cumulative observations, new experiments and further speculations. In Fields, HL, et al (eds): Advances in Pain Research and Therapy, vol 9. Raven Press, New York, 1985, pp 431-450.
26. Talbot, JD, et al: Multiple representations of pain in the human cortex. Science 251: 1355-1358,1991.
27. Devor, M: Nerve pathophysiological and mechanisms of pain in causalgia. J Autonom Nerv Sys 7:371, 1983.
28. Cheu, J, and Findley, T: Pathophysiology of the Chronic Fatigue Syndrome (CFS). Personal correspondence, UMDNJ Kessler Institute, 1990.
29. Rubin, E, and Farber, JL: The gastrointestinal tract. In Rubin, E, and Farber, JL (eds): Pathology. JB Lippincott, Philadelphia, 1988, pp 628-721.
30. Chahl, LA: Pain induced by inflammatory mediators In Beers, RF, and Bassett, EG (eds); Mechanisms of Pain and Analgesic Compounds. Raven Press, New York, 1979.
31. Pratt, RB, and Balter, K: Posttraumatic reflex sympathetic dystrophy: Mechanisms and medical management. J Occup Rehab 1(1):57-70, 1991.
32. Perl, ER: Pain and nociception. In Darian-Smith, I (ed): Handbook of Physiology, section I. The Nervous System, Vol III. The Sensory Processes. American Physiological Society, Bethesda, MD, 1984, pp 915-975.
33. Christensen, K, and Henricksen, O: The reflex sympathetic syndrome and experimental study of sympathetic reflex control of subcutaneous blood flow in the hand. Scand J Rheum 12:263, 1983.
34. Sylvest, J, et al: Reflex dystrophy: Resting blood flow and muscle temperature as diagnostic criteria. Scand J Rehab Med 9:25, 1977.
35. Ficat, T, et al: Trans M-A. Algodystrophies reflexes post-traumatique. Rev Chir Orthop 59:401, 1973.
36. White, JC, and Sweet, WH: Pain and the Neurosurgeon. A Forty Year Experience. Chas C. Thomas, Springfield, IL, 1969, p 87.
37. Fink, BR: History of local anesthesia. In Cousins, MJ, and Bridenbaugh, PO (eds): Neural Blockade. JB Lippincott, Philadelphia, 1980, pp 3-18.
38. Ladd, AL, et al: Reflex sympathetic imbalance: Response to epidural blockade. Am J Sports Med 17:660-667, 1989.
39. Dirksen, R, Rutgers, MJ, and Coolen, JMW: Cervical epidural steroids in reflex sympathetic dystrophy. Anaesthesiology 66:71-73, 1987.
40. Payne, R: Neuropathic pain syndromes with special reference to causalgia and reflex sympathetic dystrophy. Clin J Pain 2:59-73, 1986.
41. Max, MB, et al: Amitriptyline relieves diabetic neuropathy in patients with normal or depressed mood. Neurology 37:589-596, 1987.
42. Taylor, JC, Brauer, S, and Espir, MLE: Long-term treatment of trigeminal neuralgia with carbamazepine. Postgrad Med J 57:8-16, 1981.
43. Abram, SE, and Lightfoot, RW: Treatment of long-standing causalgia with prazosin. Reg Anaesth 6:79-81, 1981.

44. Simone, DA, and Ochoa, J: Early and late effects of prolonged topical capsaicin on cutaneous sensibility in neurogenic vasodilitation in humans. Pain 47:285-294, 1991.
45. Sluka, KA, Willis, WD, and Westlund, KN: The role of dorsal root reflexes in neurogenic inflammation. Pain Forum 4(3):141-149, 1995.
46. Lerner-Natoli M, et al: Chronic NO synthase inhibition fails to protect hippocampal neurons against NMDA toxicity. Neuroreport 3:1109-1112, 1992.
47. Levine, JD, Moskowitz, MA, and Basbaum, AL: The contribution of neurogenic inflammation in experimental arthritis. J Immunol 135:843s-847s, 1985.
48. Ferrell, WR, and Russell, JW: Extravasation in the knee induced by antidromic stimulation of articular C fiber afferents of the anaesthetized cat. J Physiol 379:407-416, 1986.
49. Kenins, P: Identification of the unmyelinated sensory nerves which evoke plasma extravasation in response to antidromic stimulation. Neurosci Lett 25:137-141, 1981.
50. Lewin, GR, Lisney, SJW, and Mendell, LM: Neonatal anti-NGF treatment reduces the A delta and C fiber evoked vasodilator responses in rat skin: Evidence that nociceptor afferents mediate antidromic dilatation. Eur J Neurosci 4:1213-1218, 1992.
51. Gamse, R, Holzer, P, and Lembeck, F: Decrease in substance P in primary afferent neurons and impairment of neurogenic plasma extravasation by capsaicin. Br J Pharmacol 68:207-213,1980.
52. Wheat, LJ, et al: Diabetic foot infections, bacteriological analysis. Arch Int Med 146:1935, 1986.
53. Bohannon, N: Oral hypoglycemic agents. Audio Digest—Family Practice (audiotape) 35:26, 1987.
54. Bild, ED, et al; Lower extremity amputations in people with diabetes: Epidemiology and prevention. Diabetes Care 12:1, 1989.
55. Dyck, PJ, et al (eds): Diabetic Neuropathy. WB Saunders, Philadelphia, 1984.
56. Kosak, GP, et al: Management of Diabetic Foot Problems. WB Saunders, Philadelphia, 1984.
57. Nelson, RG, et al: Lower extremity amputations in NIDDM: 12 year follow-up study in Pima Indians. Diab Care 11:8, 1988.
58. Brand, PW: Ischemic foot ulcerations. Audio Digest— Orthopedics (audio tape) 10:7, 1987.
59. Gibbons, GW, and Bothe, A (eds); Diabetic Foot Management. Harvard Medical School, Cambridge, MA, 1988.
60. Sussman, KE, Reiber, G, and Albert, SF: The diabetic foot problem: A failed system of health care. Diabetes Res Clin Pract 17:1-8, 1992.
61. Wagner, FW, Jr: Amputations at the foot and ankle: Current status. Clin Orthop 122:62-69, 1977.
62. Boulton, AJM: The diabetic foot. Med Clin North Am 72:1513-1530, 1988.
63. Levin, ME, and O'Neil, FW: The Diabetic Foot. CV Mosby, St Louis, MO, 1988.
64. Brenner, MA: Management of the Diabetic Foot. Williams & Wilkins, Baltimore, MD, 1987.
65. Kozak, GP: Diabetic foot disease: A major problem. In Kozak, CP, et al (eds): Management of Diabetic Foot Problems. WB Saunders, Philadelphia, 1984, pp 1-8.
66. Cohen, SJ: Potential barriers to diabetic care. Diabetes Care 6:499-500, 1983.
67. Bailey, TS, Yu, HM, and Rayfield, E; Patterns of foot examination in a diabetic clinic. Am J Med 78:371-374,1985.
68. Payne, TH, et al: Preventive care in diabetes mellitus: Current practice in urban health care system. Diabetes Care 12:745-747, 1989.
69. Walsh, CH, Soler, MG, and Fitzgerald, MG: Association of foot lesions with retinopathy in patients with newly diagnosed diabetes. Lancet 1:878-880, 1975.
70. Young, RJ: Identification of the subject "at risk" of foot ulcerations. In Connor, H, Boulton, AJM, and Ward, JD (eds): The Foot in Diabetes. John Wiley & Sons, Chichester, 1987, pp 1-10.
71. Tooke, JE: Blood flow abnormalities in the diabetic foot: Diagnostic aid or research tool? In Connor, H, Boulton, AJM, and Ward, JD (eds): The Foot in Diabetes. John Wiley & Sons, Chichester, 1987, pp 23-31.
72. Logerfo, FW, and Coffman, JD: Vascular and microvascular disease of the foot in diabetes. N Engl J Med 311:1615-1619, 1984.
73. Barlett, FF, Gibbons, GW, and Wheelock, FC, Jr: Aortic reconstruction for occlusive disease: Comparable results in diabetics. Arch Surg 121:1150-1153, 1986.
74. Janku, HU, Standl, E, and Mehnert, H; Peripheral vascular disease in diabetes mellitus and its relationship to cardiovascular risk factors: Screening with Doppler's ultrasound technique. Diabetes Care 3:207-212, 1980.
75. Wheelock, FC, Jr, and Gibbons, GW: Arterial reconstruction—femoral-popliteal-tibial. In Kozak, CP, Campbell, D, and Hoar, CS (eds): Management of Diabetic Foot Problems. WB Saunders, Philadelphia, 1984, pp 173-187.

76. Keenan, AM, Tindel, NL, and Alavi, A: Diagnosis of pedal osteomyelitis in diabetic patients using current scintigraphic techniques. Arch Intern Med 149:2262-2266, 1989.
77. Pecoraro, KE: Diabetic skin ulcer classification for clinical investigations. Clin Mat 8:257-262, 1991.
78. Pecoraro, RE, Reiber, GE, and Burgess, EM: Pathways to diabetic limb amputation: Basis for prevention. Diabetic Care 13:513-521, 1990.
79. Fernando, DJS, Connor, H, and Boulton, AJM: The diabetic foot—1990. Diabetic Med 8:82-85, 1991.
80. Fernando, DJS, et al: Limited joint mobility: Relationship to abnormal foot pressures and diabetic foot ulceration. Diabetic Care 14:8-11, 1991.
81. Duckwort, T, et al: Plantar-foot pressure measurements and the prevention of ulceration in the diabetic foot. Bone Joint Surg 67B:79-85, 1985.
82. Boulton, AJM: The importance of abnormal foot pressures and gait in the causation of foot ulcers. In Connor, H, Boulton, AJM, and Ward, JD (eds): The Foot in Diabetes. John Wiley & Sons, Chichester, 1987, pp 11-21.
83. Apelqvist, J, et al: Prognostic value of systolic ankle and toe blood pressure levels in outcome of diabetic foot ulcer. Diabetic Care 12:373-378, 1989.
84. Veves, A, et al: Use of experimental padded hosiery to reduce abnormal foot pressures in diabetic neuropathy. Diabetic Care 12:653-655, 1989.
85. Veves, A, et al: The risk of foot ulceration in diabetic patients with high foot pressure; A prospective study. Diabetologia (Springer-Verlag) 35:660-663, 1992.
86. Caputo, GM, et al: Assessment and management of foot disease in patients with diabetes. N Engl J Med 331(13):854-860, 1994.
87. Thomas, PK, and Eliasson, SG: Diabetic neuropathy, Chap 47. In Dyck, PJ, Thomas, PK, and Lambert, EH (eds): Peripheral Neuropathy, Vol II. WB Saunders, Philadelphia, 1975, pp 956-981.
88. Pryce, TD: On diabetic neuritis, with clinical and pathological description of three cases of diabetic pseudotabes. Brain 16:416, 1993.
89. Archer, AG, Roberts, VC, and Watkins, PJ: Blood flowpatterns in painful diabetic neuropathy. Diabetologia 27:563-567, 1984.
90. Cailliet, R: Pain: Mechanism and Management. FA Davis, Philadelphia, 1993.
91. Burden, AC, Jones, GR, and Blandford, RI: Use ofthe "Scotchcast boot" in treating diabetic foot ulcers. Br Med J 386:1555-1557, 1983.
92. Novick, A, et al: Effect of a walking splint and contact casts on plantar forces. J Prosthet Orthot 3:168-178,1991.
93. Mueller, MJ et al: Total contact casting in treatment of diabetic plantar ulcers: Controlled clinical trial. Diabetes Gare 12:384-388, 1989.
94. Steed, D, et al: Randomized prospective double-blind trial in healing chronic diabetic foot ulcers: GT-102 activated platelet supernatant, topical versus placebo. Diabetes Gare 15:1598-1604, 1992.
95. McGrath, MH: Peptide growth factors and wound healing. Clin Plast Surg 17:421-432, 1990.
96. Knighton, DR, and Fiegel, VD: Growth factors and repair of diabetic wounds. In Levin, ME, O'Neil, LW, and Bowker, JH (eds): The Diabetic Foot, 5th ed. Mosby-Year Book, St Louis, MO, 1993, pp 247-257.
97. Harris, WB, and Silverstein, EA: Partial amputations of the foot: A follow-up study. Can J Surg 7:6-11,1964.
98. Wagner, FW, Jr: Amputations at the foot and ankle: Current status. Clin Orthop 122:62-69, 1977.
99. Wagner, FW, Jr: The diabetic foot and amputations of the foot. In Mann, RA (ed): Surgery of the Foot, ed 5. CV Mosby, Chicago, 1986, pp 421-455.
100. Loeser, JD: Peripheral Nerve Disorders (Peripheral Neuropathies), Sec A, Chap 10. In Bonica, JJ (ed): The Management of Pain, ed 2, Vol l. Lea & Febiger, Philadelphia, 1990.
101. Garland, H: Diabetic amyotrophy. Br Med J 2:1287, 1955.
102. Cailliet, R: Pain: Transcutaneous Electrical Nerve Stimulation. In Cailliet, R: Foot Pain; Mechanisms and Management. FA Davis, Philadelphia, 1993.
103. Tanelian, DL, and Victory, RA: Sodium channel-blocking agents. Pain Forum 4(2):75-80, 1995.

CAPÍTULO 11

Condições dermatológicas do pé

Há várias condições dermatológicas e dolorosas do pé que interferem com a mobilidade normal e a marcha. Essas condições podem ser o resultado de compressão mecânica e/ou irritação. Pode também haver evidências de condições fúngicas ou bacteriológicas, além de constituir manifestação de uma condição sistêmica, como o diabete. Assim, as condições dermatológicas são um desafio de diagnóstico diferencial.

CALOSIDADES

As calosidades são um espessamento da pele como reação à irritação e à fricção persistentes com alguma tendência compressiva. As calosidades são proliferações dérmicas, em que a pele está adjacente a uma proeminência óssea e com pouca gordura subcutânea.

Há geralmente atividade mecânica anormal do pé envolvido. No dedo em garra, a flexão excessiva da articulação interfalângica e a protrusão dorsal expõem o dorso das falanges ao local da calosidade. No hálux valgo, a cabeça aumentada do primeiro metatarsal é também um local de calosidades. Na metatarsalgia, as cabeças do segundo, terceiro e possivelmente quarto metatarsais estão proeminentes e, sem proteção adequada, sendo outro local de calosidades. A calosidade no calcanhar pode relacionar-se a calçados mal-adaptados.

Quando uma calosidade é confundida com um calo, o diagnóstico diferencial processa-se pela comparação e pelo estudo microscópico do tecido removido. Na calosidade, as linhas papilares que correm através da pele hiperceratósica são paralelas e não desviam; além disso, não há vasos sangüíneos no seu interior.

No tratamento de uma calosidade, deve-se remover a pressão pela modificação do calçado, pelo acolchoamento ou pela colocação de coxins de desvio. As proteções sobre o calo devem ter o centro removido. Os coxins de desvio, como os usados na metatarsalgia, transferem a pressão para outro local, diferente do local em que o calo se formou. Pode ser necessário o desbastamento periódico da calosidade. Banhos com água quente a amaciam, sendo efetiva a aplicação direta de uma solução de ácido salicílico a 40%.

CALOS

Os calos são a maneira natural de se responder à pressão externa da pele contra a pressão mecânica de uma proeminência óssea adjacente. Eles são similares às calosidades. Os calos *duros* desenvolvem-se no dorso de um dedo, por pressão direta, e os *moles* entre os dedos, onde há pressão e umidade. Os calos moles geralmente ocorrem entre o quarto e o quinto dedo, nos espaços interdigitais.

O calo duro é tratado ao evitar-se a pressão e ao utilizar-se as modalidades aconselhadas para as calosidades. O calo mole é tratado com proteção de lã entre os dedos e pelo uso de calçado com caixa alargada. Os adesivos com ácido salicílico são efetivos. Pode ser necessária a remoção cirúrgica do calo e/ou da proeminência óssea.[1,2]

CALOS NEUROVASCULARES

Os calos neurovasculares constituem um problema diagnóstico. Eles também aparecem sobre uma proeminência óssea e são bem-demarcados. Quando retirados, revelam vasos sangüíneos "paralelos" à superfície (Fig. 11.1), em vez de serem verticais, como nos calos comuns. São habitualmente muito sensíveis e doloridos. A verruga neurovascular é convenientemente tratada com cirurgia, seguida de aplicações semanais de solução de nitrato de prata de 50 a 100%. Entre as aplicações de nitrato, deve ser usado também curativo plástico com salicilato.

VERRUGAS PLANTARES

As verrugas plantares diferem dos calos e das verrugas neurovasculares porque não são encontradas sobre proeminências ósseas. Elas são bem-circunscritas, com suas bordas claramente demarcadas pela pele circundante. Seu centro é mais escuro que a pele que está em torno, podendo ter o aspecto de um mosaico. A pele circundante habitualmente se retrai a partir do centro, apresentando uma fenda visível. Enquanto as verrugas são sensíveis, especialmente as neurovasculares, os calos e as verrugas plantares não o são.

As verrugas plantares não desenvolvem hiperceratose pela pressão. Em vez disso, são papilomas considerados de origem viral. Há diferentes tipos de verrugas plantares.

Uma verruga plantar *única* que aparece sobre uma proeminência óssea pode ser difícil de diferenciar de um calo, exceto se for examinada por biópsia. A margem então fica aparente, e a superfície é pontilhada com pequenas orlas capilares (ver Fig. 11.1).

Um segundo tipo, *mãe-filha*, é uma condição em que uma verruga maior é circundada por pequenas verrugas-satélite. Essas têm o mesmo aspecto, mas no seu estágio inicial são mais vesiculares que a verruga-mãe. Essas verrugas plantares são extremamente sensíveis e dolorosas. Um terceiro tipo, chamado de *mosaico*, tem o aspecto de um calo granular, mas está agrupado em um padrão mosaico que se estende sobre toda a superfície metatarsal, diferentemente do calo, que fica sobre uma proeminência. O centro de cada mosaico lembra uma verruga única.[3]

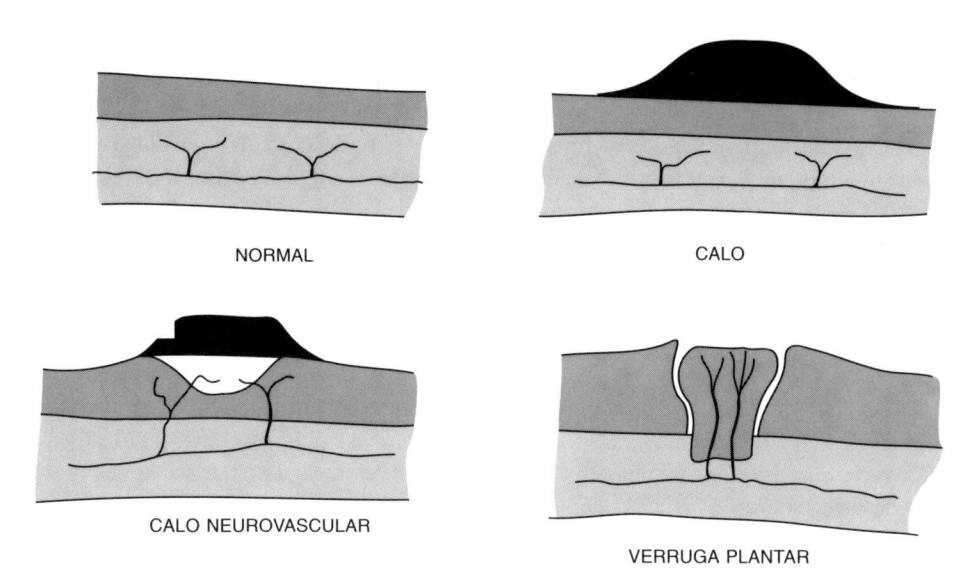

Figura 11.1 Condições dermatológicas do pé. O *calo* é uma área hiperceratósica do nível cutâneo sem envolvimento subcutâneo ou vascular. O calo *neurovascular* é também uma lesão hiperceratósica com base avascular, perto de vasos sangüíneos paralelos. A *verruga plantar* é um papiloma em forma de cone, com fenda entre ele e a pele circundante. Os vasos sangüíneos da verruga são verticais, e as extremidades são visíveis quando a verruga é cortada.

O tratamento varia, mas a *cirurgia está contra-indicada* para verrugas plantares. Isso porque a cicatriz resultante previsível é mais dolorosa que a verruga; além disso, novas verrugas crescem ao longo da cicatriz cirúrgica. As aplicações diárias de adesivo com salicilato sobre a verruga aliviam a sensibilidade e promovem o seu desaparecimento em algumas semanas. Alternativamente a verruga pode ser curetada, e sua base exposta cauterizada com gelo seco, dióxido de carbono ou nitrogênio líquido. O eletrocautério na base é também efetivo.

O melhor tratamento para as verrugas em mosaico é a abrasão com nitrato de prata a 100% diretamente sobre as pontas capilares expostas. A seguir, aplica-se solução saturada de ácido tricloroacético. Após o cuidado inicial, um adesivo plástico com ácido salicílico a 40% é aplicado diretamente, sendo mantido por uma semana. Esse protocolo de tratamento é repetido semanalmente, até que pele normal esteja evidente.

JOANETES

O joanete é uma bolsa dolorosa que se torna inflamada e tem suas paredes espessadas pela pressão e pela fricção repetidas. A condição subjacente é tratada com medidas locais focalizadas na bolsa inflamada, como banhos quentes, curativos com ácido salicílico e até excisão cirúrgica. É obrigatório o uso de calçados com antepé largo.

JOANETE DO QUINTO DEDO

O joanete do quinto dedo[4-6] é uma deformidade da posição do quinto metatarsal que produz uma proeminência anormal da cabeça do mesmo. Os joanetes dorsal e lateral resultam do atrito dessa proeminência com o calçado e com a cabeça do metatarsal adjacente em posição lateral. O problema subjacente do pé deve ser tratado.

CERATODERMA PLANTAR

A pele de toda a sola do pé pode sofrer espessamento difuso, com fissuras dolorosas. Tal condição é chamada de *ceratoderma plantar*. As inúmeras causas dessa condição variam da psoríase atípica até a pele avascular no idoso. O excesso de deambulação descalça sobre superfícies quentes, permitindo o ressecamento da pele.

O tratamento requer banhos quentes seguidos por massagens com um ungüento à base de lanolina. Se a pele cornificada for excessivamente espessa, pode ser reduzida com pedra-pome ou lixa. As fissuras profundas podem ser tratadas pela aplicação de nitrato de prata. Os antibióticos locais são ineficazes porque não há essencialmente absorção pela pele.

PÉ-DE-ATLETA

O pé-de-atleta é uma infecção fúngica que se espalha de um indivíduo para outro ou pelo contato, por exemplo, com tapete ou toalha contaminados. A umidade é necessária para a infecção, indicando o porquê dessa infecção fúngica se instalar entre os dedos.

O tratamento para pé-de-atleta é o seguinte:[7-9]
1. Manter os pés secos.
2. Evitar calçados oclusivos, meias sintéticas, calçados com solado de borracha ou solado interno de plástico.
3. Usar meias de algodão ou de lã e trocá-las diariamente ou até mais freqüentemente se o pé for hiperidrótico. Lavar e secar bem e com freqüência as meias.
4. Usar chinelos para o banho.
5. Usar *spray* ou talco fungicida diariamente.
6. Alternar os calçados.
7. Desinfetar o vestiário.

TUMORES DE PARTES MOLES

A maioria dos tumores de partes moles representa gânglios formados nas bainhas dos tendões.[10] A contratura de Dupuytren, tal como ocorre na palma da mão, também ocorre na fáscia do pé. O tratamento é conservador até que o gânglio alcance tal gravidade que seja necessária a ressecção cirúrgica. Os gânglios representam alteração mecânica e não são dolorosos.

REFERÊNCIAS BIBLIOGRÁFICAS

1. Fitzgibbons, TC: Foot problems in athletes, Chap. 71. In Mellion, MB (ed): Sports Medicine Secrets. Hanley & Belfus, Philadelphia, 1994.
2. Giannestras, NJ: Plantar keratosis: Treatment by metatarsal shortening. J Bone Joint Surg 48A:727, 1966.
3. Montgomery, RM: Dermatological care of the painful foot. J Am Geriatr Soe 12:1045, 1964.
4. Root, ML, Orien, WP, and Weed, JH: Normal and abnormal function of the foot. Clinical Biomechanics Corp., Los Angeles, 1977, pp 435-136.
5. Dickson, FD, and Diveley, RL: Functional Disorders of the Foot, ed 3. JP Lippincott, Philadelphia, 1953.
6. Du Vries, HL: Surgery of the Foot, ed 3. CV Mosby, St. Louis, MO, 1973.
7. Levandowski, R, Keogh, G, and Mullane, JP: Sports dermatology, Chap. 45. In Mellion, MB (ed): Sports Medicine Secrets. Hanley & Belfus, Philadelphia, 1994, pp 189-193.
8. Lillegard, WA: Dermatological problems in the athlete. Sports Med Rev. Kansas City MO, Acad Family Phys., 1993, p. 89.
9. Fitzpatrick, TB, et al: Color Atlas and Synopsis of Clinical Dermatology. McGraw-Hill, New York, 1990.
10. Cailliet, R: Soft Tissue Pain and Impairment, ed 3, Chaps. 10 and 13. FA Davis, Philadelphia, 1996.

ÍNDICE

Um t indica uma tabela. Um número em itálico indica uma figura.

Abdução, definição da, 27, 112
Abdutor, do hálux, músculo
 anatomia do, 41
 no hálux valgo, 174-175, 177, *176*, 179
Abdutor, do hálux, tendão, no hálux valgo, *177*
Abdutor, músculo, do quinto dedo
 anatomia do, 41
 nervos do, 195-196, *195*
Acessórios, ossos. Ver Sesamóides, ossos
Aço, reforço de, 168, 186, *186*
Adquirido, pé plano, 117-118
Adrenogênico, fator, 251-253
Adução, definição da, 27, 112
Adução, teste da, antepé, 89
Aduto. Ver Metatarso, varo
Adutor, do hálux, músculo, 41, *104*
Alça, em T, *239*, 244
Alto, salto, 179, *180*, 181
Amiotrofia, diabética, 270
Ampla, neurônio de amplitude dinâmica, *138*, 256, 257
Amputação, 264-265
Analgésica/anestésica, injeção
 na fasciite plantar, 195, *194*
 na peritendinite do Aquiles, 198
Ângulo, de anteversão, 107, *108*
Ângulo, de inclinação, 107, *108*
Antepé, teste de adução do, *92*
Antepé, teste de eversão do, *90*
Antepé, teste de inversão do, *88*

Anterior, arco metatarsal, 29-30, *30*, *91*
Anterior, artéria tibial
 anatomia da, 55, *54*, 98-101, *100-101*
 exame da, 101
Anterior, compartimento, da perna, *101*, 101
Anterior, corno, células do, 57, 256
Anterior, gaveta, teste da, *215*, 217
Anterior, giro cingulado, 256
Anterior, ligamento colateral, na dorsiflexão, 25
Anterior, ligamento longitudinal, no apoio com ambas as pernas, 40, 47
Anterior, ligamento talofibular
 anatomia do, 20-21, 210
 cirurgia para instabilidade lateral do tornozelo, 222
 exame do, *89*, 93, *93*
 lesão do, 213-216, 222
  no dançarino de balé, *214*, 213
Anterior, ligamento talotibial, 20-21, *211*
Anterior, músculo crural, 19
Anterior, nervo tibial, *50-51*, 52-53, *102*, 105, 235-236, *237*
Anterior, síndrome de compressão, *101*
Anterior, síndrome, do túnel do tarso, 235-236
Anterior, tibial, músculo. Ver Tibial, anterior, músculo
Apofisite, do calcâneo, 201-202
Apoio
 bilateral, 40
 flexão do joelho durante a, 67 *68*
 unilateral, 43
Apoio, do pé, durante a deambulação, 75-73, *73*, 155

Apoio, fase de, do ciclo da marcha, 63, *63-66*, 73, 244
Apoio, pé de, 75
Apoio, perna de, 64
Arco, suporte do, para pé pronado, 122
Arcos, do pé, 29-30, *30-31*
Arqueada, perna. Ver joelho, varo
Arrasto, 57, 198, 218
Arterial, pulso, 101
Articular, força de reação, 63
Articular, momento, 63
Artrite, 156
  degenerativa, 137
  do tornozelo, 222
Artrose, 137, *150*
Atleta, pé-de-, 279
Axonal, crescimento, 251-253
Axonal, transporte, 250-253, *251*
Axonotmese, 227t

Balanceio, fase do, do ciclo da marcha, 63-64, *63-64*, 71, 73, 244
Balé, dançarino, 213
Bilateral, apoio, 40
  centro da gravidade no, 44
  músculos no, 47
Bursite
  do hálux valgo, *153*
  posterior do calcâneo, 201-202

Caído, pé, 80, 235
  órtese tornozelo-pé para, 270
Calçado
  adaptação de, 163-164, *164-165*
  avaliação do, 85, *84-86*
  componentes do, *84, 165-166*
  corretivo, *161*
  invertendo o direito e o esquerdo, 125
  modificado
    no tratamento de calosidades, 167-168, *168*
    palmilhas na entorse crônica, *162*, 164
    para fasciite plantar, 193
    para hálux valgo, 183-184, *183*
    para metatarsalgia, 164-165, *167*
    para pé pronado, 119-122, 119-124
  padrão de desgaste do, 25, *84-86*, 163-164, *164-165*
  salto alto, 179, *180*, 181
  solado do, 85, *84-86*
Calcâneo, 24-25, *26-28*, 80, 89, 112, *113*
  fratura do, 206
  palpação do tubérculo medial do, 143-145, *146*
Calcâneo, apofisite do, 201-202
Calcâneo, bursite posterior do, 201-202
Calcâneo, esporão do, almofada para, *162*
Calcâneo, esporão do. Ver Plantar, fasciite
Calcâneo, osso, fratura do, 206
Calcâneo, tendão do
  anatomia do, 25, 35-36, 44, 45
  estiramento do, *205*
  exame da bolsa do, 145-146, *149*
  exame do, 145-146, *148*
  imobilizador noturno, para alongamento, 242
  peritendinite do, 198, *197-199*
  ruptura do, 198-200
    cicatrização sem sutura, 200, *200*
Calcaneocubóidea, articulação
  anatomia da, 27, 29-30
  exame da, 160, *159*
Calcaneofibular, ligamento
  anatomia do, 20-21, *24*, 210
  exame do, *159*, 160
  lesão do, 213, 216, 221
Calcaneonavicular, ligamento, torção do, *143*
Calcaneotalar, ângulo, 222
Calcaneotibial, ângulo, 221
Calcaneotibial, ligamento, 20-21, *211*
Calcaneovalgo, pé, 116-117
Calcanhar
  apofisite do calcâneo, 201-202
  artrite subtalar, 202, *203-204*
  bursite posterior do calcâneo, 201-202
  contratura de Dupuytren, 196-198
  coxim calcâneo doloroso, 196, *197*
  fasciite plantar, 190-196
  fratura de calcâneo, 206
  pé do corredor, 202-205, *205*
  ruptura do músculo gastrocnêmio, 201
  condições dolorosas do, 235-236
  peritendinite de Aquiles, 198, *197-199*
  ruptura do tendão do calcâneo, 198-200, *199, 200*
Calcanhar, batida do, 63, *64-66*, 67-70, 71, 77
Calcanhar, coxim do
  anatomia do, *197*
  doloroso, 196, *197*
  inflamado, *205*
Calcanhar, levantamento do, 65, *68, 174*
Calcanhar, pressão no, 77
Calcanhar, tendão do, exercício de alongamento, 162-163, *163*, 204, 220-221
Calcanhar-dedo, marcha, 122-124
Calo, 276-277
  no dedo em gatilho, 189
  tratamento do, 165-168, *168*, 276-277

Calos
  duros, 277
  moles, 277
  neurovasculares, 277, 278
Canal, 226-227
Canela, dores na, 204, *205*
Cartilagem, *56*
  alterações degenerativas da, 137-141
  colágeno na, *199*
  função mecânica da, *139*
  nutrição da, *139*
Caudal, bloqueio, na distrofia simpático-reflexa, 263
Causalgia, 248-258. Ver também Reflexa, distrofia simpático-
Centro, de gravidade, 45, 63, *65-66*
  relação da articulação do tornozelo ao, *69*
  no apoio com as duas pernas, 40, *40*
Centro, de pressão, 63
Ceratoderma, plantar, 279
Cerebral, paralisia, pé varo na, 242
Cervical, ligamento, 25, *26*, 141, 202, 222
Chaplin, Charlie, marcha de, 105
Choque, absorção de, 75, 196
Cicatriz, formação de, 57, 198, 218
Cinemática, 63
Cinética, 63
Circulação. Ver também vasos sanguíneos específicos
  condições vasculares do pé, 264-270
  do pé, 54-64, *54-55*
  exame da, 98-101, *100-102*
  na extremidade inferior, 258
Cirurgia
  na fasciite plantar, 195
  na instabilidade lateral do tornozelo, 222
  na ruptura do tendão do calcâneo, 200
  na torção de tornozelo, 216-218
  no hálux valgo, 183
  no pé eqüinovaro, 130
Claudicação, 101
Clínico, exame, do pé, 85-98
Colágeno, 57, 218
  lesão às estruturas do colágeno, 57
Colágeno, fibra de, 55, *55-56*, 137-140, 198, *198-199*
Colaterais, ligamentos, 20-21, *24*
Colateral, artéria, 54
Compartimental, síndrome, da perna, 202-204, 205
Compressão, do nervo, 230-228, *230*
Comum, nervo fibular
  anatomia do, 50-52, *51*, *102*, 105, 233-235, 234
  neuropatia do, 235

Concavidade, da sola do pé, 98, 99
Congênito, pé plano, 116
Congênito, pé torto. Ver Pé, eqüinovaro
Congênito, tálus vertical, 130
  tratamento do, 130
Contato, teste do, *269*
Contratura, 57
  de Dupuytren, 196-198, 279
Correção, reflexo de, 134
Corredor, pé do, 202-205, *205*
Coxa, valga, 107
Coxa, vara, 107
Criança. Ver também Recém-nascido, pé
  apofisite do calcâneo na, 201-202
  centros de ossificação do pé na, 115, *116*
  coalizão tarsal na, 130
  com "articulação dupla", 117-118
  deformidades do pé na
    classificação das, 112-113, *113*
    etiologia das, 113-115
    metatarso primo varo na, 127, *128*
    metatarso varo na, 122-127, *123-126*
  pé da, 112-130
  pé eqüinovaro na, 127-130
  pé pronado da, 116-124, *123*
    correções no calçado no, 119-122, *121-122*
    tratamento do, 118-119
    treinamento de marcha no, 122-124, *123*
  tálus vertical congênito na, 130
Crônica, síndrome compartimental, por exercício, 205
Crônica, síndrome de fadiga, 256, 257
Cubóide, 89
Cubóide-quinto metatarsal, articulação exame da, 160, *159-161*
Cuneiforme, exame do, 149
Cuneiforme-metatarsal, articulação, exame da, 148, *150-151*
Curto, ligamento, plantar, 29-30

Dedo
  em garra, 268, 276
  em martelo, 186-189
  hiperextensão do, 168
  maior. Ver, Maior, dedo
  segundo, luxação no hálux valgo, 179, *180*
Dedos, flexores, exame dos, 98, *99*
Dedos, levantamento, 63, *64-65*
Dedos, para dentro, 107, 118
Dedos, para fora, 117-118
  normal, 71, *72*

Degenerativa, artrite, 137
Degenerativa, doença articular, 137-141, *139-141*
Deltóide, ligamento
  anatomia do, 20-21, 25, *25*
  exame do, 93
  lesão do, 221
Denis, Browne, imobilizador de, 125, 127
Denso, tecido conjuntivo, 55-56
Dermatológicas, condições, do pé, 276-279
Desuso, atrofia de, 160
Diabética, amiotrofia, 270
Diabética, neuropatia, 265, 267-269
  dor na, 270
  mecanismo da, 267-268, *269*
  tratamento da, 268-269
Diabético, pé, 264-270
  prevenção dos problemas do pé, 266
  ulceração do, 265-266, 268
    manejo da, 268-270
Disco, hérnia de, 228
Distrofia, 249
Dor. Ver também Nocicepção
  local da, 84
  vias de transmissão da, 254-256
  vias neuronais da, 254
Dorsais, músculos interósseos, 41
Dorsal, artéria digital, 55, 101
Dorsal, artéria metatarsal, 55, 101
Dorsal, artéria pediosa
  anatomia da, 55, *55*, 98, 101
  exame da, 101
Dorsal, células do corno, 251-253
Dorsal, gânglio de raiz, *136-138*, 256-257
Dorsal, reflexo da raiz, 263
Dorsiflexão, 19-20, *22*, 21, 25, 48, 112-113, 209
Dupla, articulação, criança com, 117-118
Duplo, imobilizador longo, 244
Dupuytren, contratura de, 196-198, 279
Duro, calo, 277

Elastina, 40
Eletromiográfica, análise, no hálux valgo, 184-185
Emocional, estresse, distrofia simpático-reflexa e, 253
Enfaixamento
  na sobrecarga crônica do pé, 162-163
  na torção do tornozelo, 217
Epidural, bloqueio
  na distrofia simpático-reflexa, 263
  técnica de injeção epidural, 263
Eqüinismo, 80, 112, 113

Eretor, da espinha, na marcha, 74
Escadas, subir e descer, 77, *79-80*
Espástica, paralisia, 242
  tratamento da, 242, *242*
Espinal, nervo, 229
Espinal, paresia, 230-228, *230*
Espondilolistese, 228
Estilóide, processo, 97

Estrelado, gânglio, bloqueio, na distrofia simpático-reflexa, 263
Eversão, 25, 27, *28*, 40, 89, 112, *113*, 141, 142
Eversão, entorse em, do tornozelo, 221
Eversão, teste em, do antepé, 90
Eversor, 77
Excessivo, lesão por uso, 57
Excitatória-inibitória, via antidrômica, 263, 264
Exercícios
  na peritendinite de Aquiles, 198
  na entorse crônica do pé, 162-163
  para o pé pronado, 122-124, *123*
Exostectomia, 183-184, *183*
Extensão, definição da, 48
Extensor, curto dos dedos, músculo
  anatomia do, 43
  exame do, 98
Extensor, longo do hálux, músculo
  anatomia do, 40-41, *101*, 204
  na marcha, 74, 77
  no hálux valgo, 174-175
Extensor, longo do hálux, tendão, 43
  anatomia do, 42
  no hálux valgo, 179
Extensor, longo dos dedos, músculo
  anatomia do, 40-43, 98
  exame do, 98
  na marcha, 77
Extensor, longo dos dedos, tendão, 42-43
Extensor, retináculo, 42-43
Extrafusal, fibra, 57
Extrínsecos, músculos, 35-36, *36*, 43
  anteriores, 40-41
  laterais, 39-40, 105
  mediais, 40
  posteriores, 43-45

Falanges, 33
  padrões de comprimento das, *33*
Fantasma, membro, 249
Femoral, artéria
Femoral, rotação, interna, 107

Fêmur, exame do, 105-111
Fetal, posição, 112-115, *114*
   rotação retardada na, 113
Fíbula, 19-20, 21
   exame da, 105-111
Fibular, acessório, músculo, 40-41
Fibular, acessório, tendão, 43, 42
Fibular, curto, músculo
   anatomia do, 39-40, *36*, 42, 48
   na marcha, 77
Fibular, curto, tendão
   anatomia do, 39-40, *36*, 42-43, 48
   na marcha, *74*, 77
Fibular, longo, tendão
   anatomia do, 32-33, *32*, 42
   exame do, 98, *97*
Fibular, maléolo, avulsão do, *215*
Fibular, retináculo, 42
Flácida, paresia, 241, *239-241*
Flexão, definição de, 48
Flexor, curto do hálux, músculo, 39-40, *38*, 48
Flexor, curto do hálux, tendão, 174-175
   anatomia do, 32-33, *47*
   no hálux valgo, 177
Flexor, curto dos dedos, músculo, *35, 37*
Flexor, do quinto dedo, músculo, *38*
Flexor, longo do hálux, músculo
   anatomia do, 39-40, 45, 47-48, *46-47, 49,* 204
   na marcha, *74*, 77
   no hálux valgo, 174-175
Flexor, longo do hálux, tendão
   anatomia do, 48
   exame do, 98
   no hálux valgo, 177
Flexor, longo dos dedos, músculo
   anatomia do, 39-40, *35, 38*, 47-48
   na marcha, 77
Flexor, longo dos dedos, tendão, exame do, 98
Flexor, tendão, *35*
Foraminal, estenose, 228
Fratura
   de marcha, 157-160, *158*
      tratamento da, 168-169
   do osso do calcanhar, 206
   do tornozelo, 222
Fusal, sistema, *58*, 57

GABA, *263*
Garra, dedo em, 268
   calos no, 276
Garra, pé em. Ver Pé, cavo

Gastrocnêmio, músculo
   anatomia do, 35-36, 39-40, 44, *44*, 49, *206*
   exame do, 85-89, *87*, 137, *148*
   fortalecimento do, 122
   imobilizador noturno, para alongar, 242
   lesão do, 44, 204
   na marcha, 75, *72, 74*
   no apoio bilateral, 40, 47
   ruptura do, 200-201, *200*
Gastrocnêmio, tendão, sobrecarga no, 141
Gatilho, área-, 193
Glutamato, receptor de, 263
Glúteo, máximo, músculo, na marcha, *74*
Glúteo, mínimo, músculo, na marcha, *74*
Guindaste, mecanismo
   da fáscia plantar, *174*, 190, *193*
   do dedo maior, 173, *172*

Hálux
   anatomia do, 33
   curto, 156-157, *157*
   distúrbios do, 173-189
      tratamento dos, 167-168
   efeito de guindaste do, 173, *172*
   exame do, 93-94, *93*
   no ciclo da marcha, *174*
   tendões do, 39-40
Hálux, longo do, músculo, exame, 98
Hálux, rígido, 185-186
   diagnóstico do, 185-186
   tratamento do, 186-186, *186*
Hálux, valgo, 148, 149, 173-185, *174*. Ver também Joanete
   ação muscular no, 178-179, *180*
   análise eletromiográfica no, 184-185
   avaliação da mobilidade no, *152-153*
   bursite no, *153*
   calos no, 276
   etiologia do, 174-175, 177, *176-177*
   exame do, 179, *180*
   exames radiológicos, 179-181, *181*
   joanetes no, 178, *178*
   tratamento, 181-184, *182*
Hálux, valgo, ângulo, 179-181, *181*
Hiperflexibilidade, 117-118
Hipermobilidade, do primeiro raio, 185
Hipoflexibilidade, 117-118
Hipotalâmico-hipofisário-supra-renal, eixo, 253
Hipotalâmicos, núcleos, 253
Histamina, 268
História, do paciente, 84-85

Iliofemoral, ligamento, no apoio com as duas pernas, 40
Iliopsoas, músculo, na marcha, *74*
Imobilização
　na peritendinite de Aquiles, 198
　na entorse crônica do tornozelo, 160
　no metatarso varo, 125-126, *126*
　no pé eqüinovaro, 130
Imobilização, 57
Imobilização, na instabilidade do tornozelo, 220, *219*
Imobilizador
　com mola para dorsiflexão, 242
　curto, da perna, *239-240*, 244
　de Knight, com espiral, 244
　longo, da perna, 244
　moldado em plástico para a perna, *241*
Imobilizador, curto, 240, 242
Inclinado, plano, 220, 221-222
Inferior, retináculo extensor, 43
Inferior, retináculo, 42
Inflamatória, reação, 57
Injeção, técnica de, na fasciíte plantar, 195, *194*
Interdigitais, compartimentos, 238
Interdigitais, nervos
　anatomia dos, 238, *237*
　compressão dos, *238*
Interdigital, neuroma. Ver Morton, neuroma de
Interdigital, neuropatia, 238, *237-238*
Interfalângica, articulação, dedos em malho, 186-189
Intermetatarsal, ângulo, 175, 179-181, *181*
Interna, cunha no calcanhar, 164, *166*
Interna, cunha, palmilha, 119, *121*
Interno, solado, cunha no, *162*
Interóssea, membrana, 98
　efeito da dorsiflexão na, *212*
Interósseo, ligamento
　anatomia do, *22*, 25
　lesão no, 216, *223*
Interósseo, ligamento talocalcâneo, 25-27, *142, 204*, 222
Interósseos, músculos
　anatomia dos, *106*
　dorsais, 41, *106*
　plantares, 41, *106*
Intervertebral, forame, 230
Intraneural, fibra, *137*
Intra-uterina, posição. Ver Fetal, posição
Intrínsecos, músculos, 35, 41
Inversão, 25-27, *28*, 40, 89, 112-113, *113*
Inversão, teste de esforço em, do tornozelo, *216*

Inversão, teste, do antepé, 89
Inversor, 77
Isométrica, contração muscular, 58
Isquiática, incisura, *232*
Isquiático, nervo
　anatomia do, 49-50, *50-51*, 101-104, *102*, 228-231, *231-232*
　dor neuropática do, 231
Isquiotibial, na marcha, *74*

Joanete, 155, *153*, 173, 178, *178*, 185, 204, 279. Ver também Hálux, valgo
　do quinto dedo, 279
　formação do, *178*
Joelho
　exame do, *108*, 111
　flexão durante o apoio, 67, *68*
　influência da amplitude de movimento do tornozelo, *87*
Joelhos, juntos. Ver Joelho, valgo
Joelho, recurvado, 106, *108*, 111
Joelho, valgo, 106, *108*, 111
Joelho, varo, 106, *108*, 111
Joelho-tornozelo, relação, durante a marcha, 69, *69-71*

Keller, procedimento de, *183*
Knight, imobilizador de, 244-245

Laciniado, ligamento, *31*
Largas, botinas, 167-168
Lateral, arco longitudinal, 29-30, *31*
Lateral, artéria calcânea, 53, 55
Lateral, artéria plantar, *55*, 99
Lateral, células do corno, 137, 256-257
Lateral, ligamento colateral, 20
　anatomia do, 25, 47, 209, *211*
　exame do, 216
　lesão no, *215*
　movimento do tornozelo e, 211, *212, 214*
Lateral, ligamento talocalcâneo
　anatomia do, 25-27
　lesão do, 221
Lateral, menisco, 47
Lateral, nervo calcâneo, 50
Lateral, nervo plantar
　anatomia do, 53, *52-53*, 105, *103-104*, 190
　compressão do, 195, *195*
Lateral, plataforma, 221
Lateral, trato espinotalâmico, *138, 255*
Levantamento, *70*, 73
Ligamento muscular, reflexo protetor, 58

Ligamentos. Ver ligamentos específicos
  cicatrização dos, 218
  curva tensão-deformação dos, 137
  estrutura dos, 55-57
  exame dos, 93-94, *94-96*
  função dos, 55-57
  mecanismos sensoriais dos, 57, *58*
  regiões de lesão, 137
Lombares, raízes nervosas, mapeamento dermatômico das, 230, *228*
Lombossacra, coluna, 224, *228*
Longitudinal, arco, 13, *31, 172*
Longo, ligamento plantar, 29, *29*
Lumbrical, músculo, 41, *104*

Marcha, 63-80
  absorção de choques na, 75
  análise da
    mapeamento da pressão, 80-81
    plataforma de força triaxial, 80
  atividade muscular na, 73-75, *73-75*, 77, *78-80*
  carga no pé, na, 75, *73*
  complexo pé-tornozelo na, 73-77, 244
  na paralisia cerebral, 242-244
  no hálux rígido, 185
  patológica, desvios do tornozelo-pé na, 79-80
Marcha, ciclo da
  apoio médio, 65, *71*, 71, *174*, 244
  batida do calcanhar, 63, 65, 67-70, *71*, 77
  contato com o solo, 64, 77-79
  fase de apoio, 63-64, *63-66*, *73*
  fase de balanceio, 63-64, *63-64*, 71, *73*
  impulsão, *71, 73*
  levantamento do calcanhar, 65, 67-70, *174*, 244
  levantamento dos dedos, *64-66*
Marcha, determinantes, 63-65
  desvio pélvico, *54*, 68
  determinantes rotacionais, 71, 72
  flexão do joelho no apoio, 67-70
  inclinação pélvica, 65-67, *67-68*
  marcha sem determinantes, 65
  relação joelho-tornozelo, 67-70, *69-71*
  rotação pélvica, 65, *66-68*
Marcha, fratura da, 157-160, *158*
  tratamento da, 168-169
Marcha, treinamento
  no pé cronicamente torcido, 162-163
  para o pé pronado, 122-124, *123*
Martelo, dedo em, 186-189
Mata-borrão, pé em, 130
Mata-borrão, solado em, 168, 186, *186*

McBride, procedimento de, *183*
Mecânico, estresse, 63
Mecanorreceptores, 254-256, 257
Medial, arco longitudinal, 29-30, *31*
Medial, artéria plantar, 98
Medial, cunha, no calcâneo, 164
Medial, ligamento deltóide, sobrecarga do *142*
Medial, menisco, 47
Medial, nervo calcâneo, 20-21
  anatomia do, *23*, 209, 210
  lesão no, *223*
  movimento do tornozelo e, 209-210, *214*
Medial, nervo plantar, 53, *52-53*, 101-105, *103-104*, 196
Medial, núcleo mamilar, 254-256
Medial, síndrome de tensão tibial, 204
Médio, apoio, 65, *71*, 71, *174*, 244
Mediotarsal, articulação
  anatomia da, 75
  na marcha, 75-77
Membro, posição do, 57
Metatarsal(is)
  anatomia dos, 29-30, 33
  comprimento de projeção anterior dos, 33, *33*
  inserções tendíneas nos, 32-33, *32*
  movimento dos, 32-33
  pontos de carga na cabeça dos, 155
  primeiro curto, 33
  quinto, processo estilóide do, *161*
Metatarsal, articulação, exame da, 89, 93-94, *91-93*
Metatarsal, barra, *162*
Metatarsal, coxim, *162*
Metatarsal, pressão na cabeça do, 79
Metatarsalgia, 152-156, *205*
  artrite, 156
  base mecânica para, 152
  calos na, 276
  dor sesamóide, 156
  dor sob os metatarsais menores, 152, *153-155*
  joanete, 155
  local de pressão diagnóstica da, *154*
  tratamento da, 164-165, *167*
Metatarso, primo varo, 127, *128*, 175
Metatarso, varo, 122-127, *123-126*, 184
  diagnóstico de, 124, *124*
  tratamento do, 125-127, *125-126*
Metatarsocuneiforme, ângulo, 181, *181*
Metatarsofalângica, articulação
  anatomia da, 33-35, *34*
  do quinto dedo, exame da, *161*
  do primeiro dedo

anatomia da, 173-175, *175*
artralgia da, *205*
exame da, 149, *151, 153*, 156
hálux rígido, 185-186
hálux valgo, 173-185
na marcha, 77
Mialgia, 140
Mola, ligamento
  anatomia do 25, *27, 29, 48*, 49-50
  exame do, 144-146, *147*
Mole, calo, 277
Mole, tecidos, tumores de, 279
Momento, de inércia, 63-64
Morton, neuroma de, 156, *156*, 238, *239*
  local de pressão diagnóstica do, 157
Morton, síndrome de, 156-157, *157*
  tratamento da, 168
Motora, perda, 227, 226t
Motores, raízes de nervos, na extremidade inferior, 230
Muscular, ação, na marcha, *74-75*, 77, *78-80*
Muscular, fadiga, 140, 145
Musculoesquelético, sistema, forças excessivas no, 136-137, *135*
Músculos, 35-43. Ver também músculos específicos
Musculotendíneo, mecanismo, 57

Navicular, osso, 25, *27*
Nervosa, compressão, 227, 227t
Nervosa, raiz, 228-230, *230*
Nervosas, lesões, 226, 227t
Nervoso, suprimento. Ver também nervos específicos
  ao abdutor do quinto dedo, 195-196, *195*
  da perna e pé, *102*
  do pé, 49-53, *50-52*
Neurológica, avaliação, 101-105, *102-104*
Neurológicos, distúrbios, do pé, 226-244
Neuroma
  de Morton, 156, *156*, 238, *239*
  formação do, 251-253
Neuronal, estrutura, 57
Neuropraxia, 227t
Neurotmese, 227t
Neurovascular, calo, 277
NMDA, 264
Nocicepção, 136-137, *135-137*, 253, 256
Nociceptora, fibra tipo C, 256, 257
Nodo, de Ranvier, *269*
Noradrenalina, 253, 257
Normal, pé, 84, 134
Noturna, órtese, para alongar o complexo tendão do calcâneo-gastrocnêmio-sóleo, *240*

Noturno, imobilizador, no hálux valgo, *182*
Núcleo, hipotalâmico, *254*
Núcleo, hipotalâmico, dorsomedial, *254*
Núcleo, hipotalâmico, retromedial, *254*
Núcleo, paraventricular, 253, *254*
Núcleo, pré-óptico, *254*
Núcleo, reticular paragigantocelular, 253
Núcleo, supra-óptico, *254*
Oco, pé. Ver Pé, cavo
Órtese
  para o pé pronado, 119-122, *121-122*
  para sobrecarga crônica do pé, 164-165
Oscilação, 105-107
Oscilante, membro, 63-64
Ossificação, centros de, do pé, 115, *116*
Osteoartrite, do tornozelo, 222
Paciente, história do, 85
Pano, 140
Panturrilha, dor, *205*
Paralisia, espástica. Ver Espástica, paralisia
Paraneurônio, 256
Paratendão, 198
Passada, comprimento da, *72*
Pé
  adulto, distúrbios dolorosos do, 134-169
  na infância, 112-130
  condições dermatológicas do, 276
  exame do, 84-111, 143-152, *144-153*
  no recém-nascido, 115
  movimentos do, 27
  distúrbios neurológicos do, 226-245
  normal, 84, 134
  condições vasculares do, 264-270
  deambulação e, 63-81
  anatomia do, 19-57
  segmentos funcionais do, 19, 20
Pé, cavo, 160-160, *158-159-161*
  anterior, *159*
  posterior, *159*
  tratamento do, 169
Pé, eqüinovaro, 113, 127-130, *126*
  aspectos anatomopatológicos do, 129-130
  diagnóstico de, 127
  etiologia do, 129
  tratamento e manejo do, 130
Pé, na deambulação, 63-80. Ver também Marcha
Pé, plano
  adquirido, 117-118
  congênito, 116
  rígido, 116-118
Pélvica, inclinação, 65, *67-68*

Pélvica, rotação, 65, *66-68*
Pélvico, desvio, 66, *68*
Perfurante, artéria, 56
Periférico, nervo, formação do, 227
Periostite, 190
Perna
  compartimento anterior da, 202, *206*
  compartimento lateral da, 202
  compartimento posterior profundo da, 202
  compartimento posterior superficial da, 202
Perna, deslocamento para a frente sobre o pé e tornozelo, 25, *26*
Perna-tornozelo-pé, síndrome, 258-264
  diagnóstico da, 258-260
  estágios da, 260-262
  mecanismo da, 258
Piano, corda de, órtese de dorsiflexão tipo, *240*
Plano, pé, 152, *153-154*
Plantar, aponeurose, 173
Plantar, artérias, 55
Plantar, fáscia
  anatomia da, 49-50, *48-49*
  efeito de guindaste na, *174*, 190, 193
  efeito dos dedos na, *193*
  exame da, 133, *145-146*
  pressão na, 142
  tensão da, *205*
Plantar, fasciite, 190-196
  mecanismo de, 190-190, *191-193*
  tratamento da, 193-196, *194-195*
Plantar, flexão, 19, *22*, 21, 25, 48, 112, 209
Plantar, ligamento, 29, *29*
Plantar, músculo interósseo, 41, 107
Plantar, músculo, 45-47, *44, 46*
Plantar, nervo
  anatomia do, 53, *52-53*
  distribuição dermatômica do, 105
  exame do, 98, *99*
  músculos inervados pelo, 105
Plantar, verruga, 277-278, *277*
  mãe-filha, 278
  mosaico, 278
  única, 278
Plástica, órtese moldada, *241*
Pomba, pé-de-, 105-107
Poplítea, artéria, 53-55, *54*, 98
Pósitrons, tomografia por emissão de, 256
Posterior, arco metatarsal, 29-30, *30*, 89, *91*
Posterior, artéria tibial, 98
  anatomia da, 55, 98
  exame da, *100*, 101

Posterior, bursite calcânea, 200
Posterior, ligamento colateral, na flexão plantar, 25
Posterior, ligamento poplíteo, no apoio bilateral, 40, *45*
Posterior, ligamento talofibular
  anatomia do, 20-21, *211*
  exame do, 93, *94*
  lesão do, 213, 222
Posterior, ligamento talotibial, 20-21, *211*
Posterior, músculos crurais, 43-45, *44*
Posterior, nervo tibial
  anatomia do, 50, *51*, 55, 105, 235-236, *236*
  distúrbios do, 235-236
Posterior, tibial, músculo. Ver Tibial, posterior, músculo
Preponderância, de liberação simpática, 253
Pressão, mapeamento da, durante a marcha, 80
Primeiro, dedo. Ver Dedo, maior
Profundo, nervo fibular. Ver Anterior, nervo tibial
Profundos, músculos, 45-48
Pronação, 27, 112-113, 140, 143
Pronado, pé
  da criança, 116-124, *123*
  graus de pronação, 115
  tratamento do, 118-119
    correção manual, *120*
Propriocepção, 57, 218
Proprioceptivo, treinamento, 220, *219-222*
Propulsor, pé, 75
Psicológico, estresse. Ver Emocional, estresse
Psiconeuroendocrinologia, 256

Quadrado, da planta, músculo, 41
Quadríceps, músculo
  desaceleração, 68, *70*
  na marcha, *74*
Quadril
  exame do, 107
  limitação da flexibilidade do, 118
  recurvado, 113-115
Queimação, dor em, 249
Quinto dedo, joanete, 279

Radiológico, exame
  na síndrome perna-tornozelo-pé, 261-262
  no hálux valgo, 179-181, *181*
Recém-nascido, pé do, 112-115
  exame do, 115
  radiografia do, *114*
Recém-nascido, posição de dormir do, *114*
Recorrente, nervo, 226

Recuperação, de um tendão, 57, 218
Recurvados, quadris, 113-115
Referida, dor, 134
Reflexa, distrofia, simpático-, 248-258
  diagnóstico da, 249
  maior, 249
  manifestações clínicas da, 249
  mecanismos envolvidos na, 250-251, 253, *254*, 256-257, 263
  menor, 249
  na extremidade inferior, 258
  síndrome perna-tornozelo-pé, 258-264
  tratamento da, 261-264
Regulação, para cima, 257
Repetitivo, distúrbio do trauma, 249
Retículo, 55
Retináculo, *142, 204, 222*
Rígido, pé plano, 116-117-118
Rotacionais, determinantes, da marcha, 71, *72*
Rotadores, 122, *123*

Sacrais, raízes nervosas, mapeamento dermatômico das, 230, *228*
Safeno, nervo
  anatomia do, 231, *232*
  lesão do, 232, 233
Sangüíneo, suprimento. Ver Circulação
Schwann, células de, *269*
Semimembranáceo, músculo, 44
Sensitiva, alteração, 226, 226t
  no diabete, 265, 267-268, *269*
  teste da extremidade para, 230
Sensitivas, fibras, *253*
Sensorial, mecanismo, dos tendões e ligamentos, 57
Sensorial, padrão, dos nervos periféricos da extremidade inferior, 107
Sensorial, receptor, 57
Sentada, posição, da criança, *114*, 118
Serotonina, *269*
Sesamóide, dor no, 156
Sesamóide, osso
  anatomia do, 32-33, *35*
  exame do, 148, 149
  no hálux rígido, 185
  no hálux valgo, *174*, 174-175
  tratamento dos problemas com, 168
  vias ao longo da cabeça do metatarsal, 174-175, *176*
Sever, doença de. Ver Calcânea, apofisite
Simmond, teste de, 198
Simpática, interrupção, na distrofia simpático-reflexa, 261-263
Simpaticamente independente, dor, 249

Simpaticamente mediada, dor, 249, 257
Simpático, gânglio, 226
Sinovite, *139*
Sobrecarga, no pé, 134-152
  aguda, 134
  tratamento da, 160
  áreas sensíveis na, 140, *140*, 193
  crônica, 134-140, *135-139*
  tratamento da, 160-169
  diagnóstico da, 142-143
  estágios da, 143
  exame do pé, 143-152, *144-153*
  mecanismos de, 140-141, *142*
Solado, do calçado, 85, *84-86*
Sóleo, músculo
  anatomia do, 35-36, 39-40, 44, 45, *44*, 47, 48, 204
  estiramento do, 204
  exame do, 85-89
  fortalecimento do, 122-124
  na marcha, *74*, 77
  no apoio bilateral, *37, 45*
  órtese noturna para alongamento, *240*
Sóleo, tendão, sobrecarga no, 140-141
Solo, contato com o, durante a marcha, *62*, 76-79
Solo, força de reação do, 63
Somatossensitivo, córtex, exame de tomografia por emissão de pósitrons, 256
Substância gelatinosa, *137*
Subtalar, articulação, 49. Ver também Talocalcânea, articulação
  anatomia da, 25
  artrítica, *203-204*
  exame da, 89, *88-90*
  instabilidade da, 221, *222*
  instabilidade ligamentar da, 202, *204*
  movimento durante a deambulação, 71, *72*
Subtalar, inclinação, 221
Superficial, nervo fibular
  anatomia do, *50-51*, 52, 101-104, 105, 235, *234*
  distúrbios do, 235
Superior, retináculo extensor, 43, *42*
Superior, retináculo fibular, 43, *42*
Supinação, 27, 112-113
Sural, nervo, 50, *51-51*
Sustentáculo do tálus, 27

Talâmica, síndrome, 249
Talamocortical, via, *254*
Talar, inclinação, *215*, 221, 222
Talocalcânea, articulação. Ver também Subtalar, articulação
  anatomia da, 24-25, 27, 141, *203*, 222

exame da, 145, 221
   na marcha, 73
Talocalcânea, instabilidade, teste da, *146*
Talocalcâneo, ligamento
   anatomia do, 25-27, *26, 142, 203-204, 211*
   exame do, 143-146, *144-146*, 216
   sobrecarga do, *143*
Talocalcâneo, movimento, avaliação, *90*
Talocalcaneonavicular, articulação, 25
Talofibular, articulação, na dorsiflexão, 22
Talofibular, ligamento
   anatomia do, 25
   na dorsiflexão, 21
Talonavicular, articulação, 27-29
Talotibial, ligamento, sobrecarga do, *205*
Tálus, 19-20, *21*, 24-25, *23, 26, 28, 91*
   deformidade do, 129-130
   movimentos dentro do encaixe do tornozelo, 22
   vertical congênito. Ver Congênito, tálus vertical
Tarsal, arco, 29-30, *30*, 89
Tarsal, coalizão, 130
   diagnóstico da, 130
   tratamento da, 130
Tarsal, seio, 25, *142*, 143-145, *144*, 196
   anatomia do, 25-27
   exame do, 93, 95, 135
Tarsal, túnel. Ver Tarsal, seio
Tendão
   arrasto do, 57, 198, 218
   curva tensão-deformação, 218
      falha maior, 56, 137
      falha progressiva, 56, 137
      região de ruptura, 56, 137
      região dos dedos, 56, 137
      região linear, 56, 137
   estrutura do, 55-56
   exame do, 93-98, *96-99*
   mecanismos sensoriais do, 57
   recuperação do, 57, 218
   regiões da lesão, 137
Tendão, bainha do, *34*, 56
Tendão, fibra do, *58*
Tendíneo, órgão, *58*
Tensão, 56, 137
Tensão-deformação, curva de, do tendão ou ligamento, 218
   região de falha progressiva da, 56, 137
   região de principal falha na, 56, 137
   região de ruptura completa de, 56, 137
   região dos dedos na, 56, 137
   região linear de, 56, 137

Terminologia, 48-49
Thomas, salto de, 119, *121, 162*, 164, *167*
Thompson, teste de, 201
Tíbia, 19-20, 20-21
   exame da, 105-111
Tibial, anterior, músculo
   anatomia do, 39-40, *36*, 40-41, *42-43, 101*, 204
   desaceleração, *69, 70*
   miosite do, *205*
   na marcha, *74*, 77
Tibial, anterior, tendão
   anatomia do, 32-33, *32*, 47
   exame do, 98, *96*
Tibial, nervo, 50, *50-51*, 101-104, *102*
Tibial, posterior, músculo, 143-145
   anatomia do, 39-40, *36, 43*, 47, 48
   na marcha, 77
Tibial, posterior, tendão
   anatomia do, *31-32*, 47, 47
   exame do, 95, *96*, 145-146, *147*
   inflamado, 143-145
   no arco longitudinal medial, 29-30
   sobrecarga do, 140-141
Tibial, torção, 105-107
   externa, 105
   interna, 105
   na criança, 117-118
   normal, 107
Tibial, tuberosidade, 105
Tibiofibular, ligamento, 20, 209
   movimento do tornozelo e, *212*
Tibionavicular, ligamento, 20-21, *211*
Tibiotalar, ângulo, *222*
Tibiotalar, articulação, 49
Tornozelo
   amplitude de movimento do, 85-86, *86-87*
      dorsiflexão, *87*
      flexão plantar, *87*
      translação, *88-89*
   anatomia do, 19-21, *21-22*, 209-211, *211-212*
   artrite do, 222
   entorse de eversão do, 221
   estabilidade do, 209, 218-220
   exame do, 85-89, *86-89*
   fratura e fratura-luxação do, 222
   lesão do, instabilidade da articulação subtalar na, 221, *222*
   lesão ligamentar do, 211-213
      cicatrização da, 218
      classificação da, 216
      mecanismo de lesão, 213-216

reabilitação na, 220-221, *219-222*
tratamento da, 216-218
terminologia do movimento do tornozelo, 48-49
torção do, 20-21
Tornozelo, encaixe do, 19
　eixo de rotação da, *21*, 21, 24-25
　relação talar, 25
Tornozelo-pé, complexo, na marcha, 73-77
　desvios, na marcha patológica, 79-81
Tornozelo-pé, órtese, para o pé caído, 270, *266*
Torto, congênito, pé. Ver Pé eqüinovaro
Transcondilar, eixo, 107, *108*
Transversa, articulação tarsal, 27, *28*
Transversa, articulação, articulações distais à, 32-33
Transverso, arco, 29, *30, 155*
Trauma, 57
　seqüelas vasoquímicas do, *269*

Triaxial, placa de força, 80
Tríceps, sural, músculo, 19
Tricíclico, antidepressivo, 257
Tropocolágeno, 54-55, *197*
Túnel, 226
UCBL, palmilha tipo, 122, *122*
Ulceração, do pé diabético, 265-266, 268
　manejo da, 268-269, 273
Unilateral, perna, apoio, 43

Valgo, 112, *113*
　cunha posterior interna para corrigir, 164, *166*
Varo, 112-113, *113*
　na paralisia cerebral, 242-245, *243*
　cunha posterior interna para corrigir, 164, *166*
Vasculares, condições, do pé, 264-273
Verruga. Ver Plantar, verruga

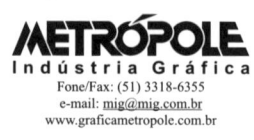

METRÓPOLE
Indústria Gráfica
Fone/Fax: (51) 3318-6355
e-mail: mig@mig.com.br
www.graficametropole.com.br